高等学校专业教材

中国轻工业"十四五"规划教材

食品营养与健康

(第三版)

陶宁萍　赵月亮　主编

中国轻工业出版社

图书在版编目（CIP）数据

食品营养与健康/陶宁萍，赵月亮主编. —3版. —北京：中国轻工业出版社，2025.5
ISBN 978-7-5184-4727-5

Ⅰ.①食… Ⅱ.①陶…②赵… Ⅲ.①食品营养—关系—健康—高等学校—教材 Ⅳ.①R151.4

中国国家版本馆CIP数据核字（2024）第061172号

责任编辑：张　靓
文字编辑：王　婕　　　责任终审：李建华　　　封面设计：锋尚设计
版式设计：砚祥志远　　　责任校对：晋　洁　　　责任监印：张　可

出版发行：中国轻工业出版社（北京鲁谷东街5号，邮编：100040）
印　　刷：北京君升印刷有限公司
经　　销：各地新华书店
版　　次：2025年5月第3版第3次印刷
开　　本：787×1092　1/16　印张：16
字　　数：363千字
书　　号：ISBN 978-7-5184-4727-5　定价：42.00元
邮购电话：010-85119873
发行电话：010-85119832　010-85119912
网　　址：http://www.chlip.com.cn
Email：club@chlip.com.cn
版权所有　侵权必究
如发现图书残缺请与我社邮购联系调换
250799J1C303ZBW

本书编写人员

主　　编　陶宁萍（上海海洋大学）
　　　　　赵月亮（上海交通大学）

副 主 编　曲　敏（大连海洋大学）

参　　编　陈丽花（上海应用技术大学）
　　　　　白　晨（上海商学院）
　　　　　黄进宝（安徽农业大学）
　　　　　陈嘉莉（暨南大学）

第三版前言 | Preface

《食品营养与健康》旨在普及营养健康知识，培养学生的健康素养和职业能力。2015年编写的《食品营养与健康（第二版）》已经使用了9年，虽深受读者喜爱，但近年来营养新政策和国家健康战略的出台和实施对营养学人才培养及教材建设提出了更新、更高的要求。为了适应新的教学需要，我们参考国内外有关资料，对教材进行了比较全面的修订和更新。

本教材在前两版教材的基础上，主要做了以下改动：①各章节增加了学习目标、课后练习和思维导图。②新增第三章食物中的生物活性成分、第七章食品营养标签和第九章特殊医学用途配方食品。③原第一章营养学基础知识部分拆分成"能量、宏量营养素和其他膳食成分"和"微量营养素"两个章节，增加了各大类营养素功效研究进展、与人体健康的关系等。④其他章节内容也进行了相应更新和调整，营养与疾病调整到第十章，增加了营养与免疫、营养与阿尔兹海默病等时下关注热点；原第五章和第六章内容合并为第八章保健食品；原第三章中的科学烹调合并到第四章各类食物的营养价值；原第七章饮食与美容取消。⑤新增第十一章综合性实训，包括食谱编制、营养标签解读等，训练学生的综合实践应用能力。

本书各章节的编写分工如下：绪论、第十一章和附录由陶宁萍编写；第一章和第九章由曲敏编写；第二章和第五章由陈丽花编写；第三章和第十章由赵月亮编写；第四章由白晨编写；第六章和第七章由黄进宝编写；第八章由赵月亮、黄进宝和陈嘉莉编写。全书由陶宁萍和赵月亮统稿。

本教材的使用面较广，可作为高等院校食品类专业的教材，也可供开设营养学公选课以及营养师培训之用，还可作为从事食品科学相关的生产、管理工作者以及广大食品营养学知识爱好者的参考书。

由于本书涉及内容广泛，加之编者水平有限，书中疏漏和错误之处在所难免，敬请读者批评指正。

编 者

第一版前言 | Preface

"食品营养与健康"是一门面向高校本科生开设的普及营养学基础知识的健康系列讲座课。结合世界各国的膳食指南、中国居民的平衡膳食宝塔和食谱编制等,介绍营养缺乏症、营养过剩导致的"现代社会文明病"、饮食宜忌、饮食与美容等现代营养学热门话题,力争对人们健康、文明、积极的生活方式有所帮助。

本教材编写的主旨是普及营养学基础知识,力争做到浅显易懂,并能贴近生活实际。全书共分八章,首先将营养学基础知识合并为一章,并增加了大学生合理膳食的构成、食谱的编制、饮食宜忌、饮食与美容等内容,此外,对保健食品、强化食品和方便食品等也做了系统的介绍。本教材具有较强的科学性、趣味性、知识性和实用性,因此可作为高职食品专业学生的材料以及本科参考教材使用。

作者在参阅了有关书刊的基础上,编写整理成这本教材。本教材在编写过程中,尹军利、惠心怡、鲍丹、杨晋、江健、陈俊卿、倪晔等参与了收集资料、编排等工作。在此,我们向支持、帮助本教材编写和出版工作的领导和其他同志致以深切的谢意!限于作者的水平,书中错误在所难免,敬请读者批评指正。

编 者

第二版前言 | Preface

《食品营养与健康》重点关注食品营养与人体健康之间的关系。第一版编写的主旨是普及营养学基础知识，强调具有较强的科学性和知识性的同时，兼具趣味性和实用性。

十年来营养学科迅速发展，人们关注的慢性疾病等热点问题也在变化，国家在宏观政策调控上做了相应的改动。比如2013版《中国居民膳食营养素参考摄入量》的发布，在2007年再版的《中国居民膳食指南》的基础上，新版《中国居民膳食指南》也在修订中。

由于"食品营养学"这门学科的特点与人们的日常生活密切相关，本科教育的宗旨是培养"通用性"人才，要求理论结合实际，"食品营养学"关注的主要问题也是食品营养与人体健康之间的关系。

本教材修订时主要做了以下改动：

第一章营养学基础知识部分对矿物质和维生素做了较详尽地介绍，增加了功能性低聚果糖、食物的血糖生成指数等，对三大产能营养物质代谢之间以及与人体健康之间的关系进行了概括和总结。其他章节的内容也做了相应调整。膳食结构中增加了人们新近关注的地中海膳食结构模式。营养相关概念中增加了营养标签和食物交换份等内容，对食谱编制的方法等做了较详尽的介绍。此外，对保健食品、强化食品和方便食品新的标准和发展动态等也做了概括和总结。

本教材的可使用面较广，可作为高等院校食品类专业的教材，也可作为公选课教材，同时可供对营养健康知识感兴趣的大众参考。

作者在参阅了有关文献的基础上，整理编写成此教材。本教材第一、二、三、七章由陶宁萍编写，第五章和第六章由王锡昌编写，第四章由卢瑛编写，第八章由张晶晶编写，感谢他们的工作。

限于作者的水平，书中错误在所难免，敬请读者批评指正。

编 者

目录 Contents

| 绪 论 | 1 |

第一章 能量、宏量营养素和其他膳食成分 ··· 7
第一节 能量 ··· 7
第二节 宏量营养素 ··· 11
第三节 其他膳食成分 ··· 30

第二章 微量营养素 ··· 34
第一节 维生素 ··· 34
第二节 矿物质 ··· 47

第三章 食物中的生物活性成分 ··· 56
第一节 概述 ··· 56
第二节 多酚 ··· 57
第三节 类胡萝卜素 ··· 67
第四节 皂苷 ··· 69
第五节 异硫氰酸酯 ··· 70
第六节 有机硫化物 ··· 71
第七节 植物雌激素 ··· 72
第八节 其他动物来源的生物活性成分 ··· 73

第四章 各类食物的营养价值 ··· 77
第一节 各类食物的营养价值 ··· 77
第二节 科学烹调 ··· 82

第五章 不同生理状况下人群的合理营养 ··· 86
第一节 备孕妇女、孕妇及乳母的营养与膳食 ··· 86
第二节 婴幼儿的营养与膳食 ··· 91

| | 第三节 儿童、青少年及大学生的营养与膳食 | 95 |
| | 第四节 中老年人群的营养与膳食 | 102 |

第六章 合理营养与食谱编制 ... 107
　　第一节 膳食营养素参考摄入量 ... 107
　　第二节 膳食结构和膳食指南 ... 113
　　第三节 膳食类型与合理膳食的构成 ... 123
　　第四节 食谱编制 ... 125

第七章 食品营养标签 ... 131
　　第一节 中国食品营养标签管理规范 ... 131
　　第二节 美国营养标签与我国营养标签的区别 ... 140

第八章 保健食品 ... 145
　　第一节 保健食品概述 ... 145
　　第二节 保健食品的功能与功能因子 ... 149
　　第三节 保健食品的剂型和使用原料 ... 150
　　第四节 保健食品的分类和标签 ... 152
　　第五节 保健食品的发展现状与展望 ... 154

第九章 特殊医学用途配方食品 ... 161
　　第一节 特殊医学用途配方食品概述 ... 161
　　第二节 特殊医学用途配方食品的质量标准 ... 166
　　第三节 特殊医学用途配方食品生产及管理 ... 176

第十章 营养与疾病 ... 181
　　第一节 营养不良 ... 181
　　第二节 营养与肥胖 ... 184
　　第三节 营养与心血管疾病 ... 188
　　第四节 营养与糖尿病 ... 193
　　第五节 营养与骨质疏松症 ... 196
　　第六节 营养与肿瘤 ... 199
　　第七节 营养与免疫 ... 202
　　第八节 营养与阿尔茨海默病 ... 204

第十一章 综合性实训 ... 207
　　实训一 食物营养价值评价 ... 207
　　实训二 膳食调查 ... 208

实训三　食谱编制 ……………………………………………………………………… 211
　　实训四　食品标签和配料解读 …………………………………………………………… 219
　　实训五　营养标签解读 …………………………………………………………………… 221

附　录

　　附录一　食品交换份表 …………………………………………………………………… 223
　　附录二　常见食物的份量 ………………………………………………………………… 228
　　附录三　中国居民膳食营养素参考摄入量（DRIs，2023）相关表格 ………………… 229
　　附录四　常见身体活动强度和能量消耗表 ……………………………………………… 236
　　附录五　中国成人 BMI 与健康体重对应关系表 ……………………………………… 238

参考文献

………………………………………………………………………………………… 239

绪 论

> **学习目标**
>
> 1. 掌握食品、营养和健康的相关概念以及营养素的分类。
> 2. 明确食品、营养和健康之间的关系。
> 3. 了解健康的生活方式。

一、食品、营养和健康的概念

1. 食品（Foods）

食品有时也称食物。我国 2021 年 4 月修正的《中华人民共和国食品安全法》规定："食品，指各种供人食用或者饮用的成品和原料以及按照传统既是食品又是中药材的物品，但是不包括以治疗为目的的物品。"从食品的定义可以看出，广义的食品概念既包括食物原料（食料），又包括经加工、制造后的食物（食品）。食品应与中药材相区别，比如人参属于中药材，而红枣和枸杞既可以入药，又是食品。食品是人类赖以生存和发展的物质基础，其最重要的功能是营养，不但能为人体生长发育和维持健康提供所需的能量和营养物质，而且在预防人体疾病方面起着重要作用，甚至会对人的思想方法和行为举止产生一定的影响，对于居民营养的改善、疾病的预防、体质的增强、健康水平的提高等方面有重要意义。

2. 食品的本质要素

（1）第一功能　保护和修补机体处于正常状态下的营养素补给源和维护机体必要运动的能量补给源，为食品的营养功能。

（2）第二功能　满足人们对色、香、味、形和质构的享受，从而引起食欲上的满足，为食品的感官功能。

（3）第三功能　强调具有增强机体免疫能力、调节机体生理节律、预防疾病、促进康复或阻抗衰老等功能，为食品的补充功能或调节功能。

3. 营养（Nutrition）

Nutrition 起源于拉丁文，拉丁文的原义为"给奶"。按字面理解营养的意思为用食物中的营养成分来谋求养生。指机体通过摄取食物，经过体内消化、吸收和代谢，利用食物中对身体有益的物质作为构建机体组织器官、满足生理功能和体力活动需要的过程。营养素（Nutrients）是一些能维持人体正常生长发育、新陈代谢所必需的营养物质，主要分为人体需求量较大的宏量营养素和需求量较小的微量营养素。其中宏量营养素包括蛋白质、碳水化合物和脂肪；微量营养素包括矿物质和维生素。非营养素（Non-nutrients）是指存在于植物类草药、食物中，具有与营养素不一致的化学结构，溶于水或酒精等媒介中，对人体产生综合性、系统性、整体性、协调性调节健康的活性成分。

4. 健康（Health）

对任何生物体，健康是一种动态平衡。这是一种平衡的状态，表示均衡地输入和输出能量和物质（甚至允许生长）。健康也意味着有继续生存的期望。亚健康（Inferior health/Sub-health）是指身体存在某种或多种不适，但无身体器质性病变的状态。亚健康是介于健康和疾病之间的连续过程中的一个特殊阶段，过往亦称为"第三状态"，意思指健康是"第一状态"，疾病是"第二状态"，而"第三状态"则介于健康与疾病之间，既非疾病也非健康。

世界卫生组织（World Health Organization，WHO）于1990年将健康定义为："健康不仅仅是没有疾病和身体虚弱，而且是生理、心理及社会适应能力的完好状态。"评价一个完全健康的人包括四个维度方面的健康：生理健康、心理健康、良好社会适应性及道德完美。这个概念与中华人民共和国教育部强调的人的综合素质"德智体美劳"的培养完全相适应。

二、营养学科的发展

1. 营养学

营养学是研究食物和人体健康关系的一门学科，即研究食物中的营养素及其他生物活性物质对人体健康的生理作用和有益影响。营养学的研究内容主要包括食物营养、人体营养和公共营养三大部分，人体营养还可进一步细分为基础营养、特殊人群营养、临床营养等。

公共营养是以特定社会区域范围内的各种或某种人群为对象，从宏观上研究其合理营养与膳食的理论、方法及相关制约因素。特殊人群营养以环境、饮食营养与机体的关系为对象，主要研究特殊环境、特殊作业对人体生理和代谢作用的规律和机制，饮食营养与机体对环境因素反应、适应及耐受能力的关系，并根据特殊情况下机体对饮食营养的需求，制定合理营养的原则和膳食营养素供给量标准，从饮食营养方面保障这些特殊人群的健康。

2. 食品营养学（Food Nutriology）

食品营养学主要涵盖营养学基础知识、各类食物的营养价值及加工贮藏对食物营养价值的影响、不同生理状况下的人群以及特殊环境条件下人群的食品营养要求、人群的适宜食物结构模式与平衡膳食、保健食品、营养与疾病等内容。其研究方法主要有食品分析技术和生物学实验方法、营养调查方法、生物化学、食品化学和食品微生物学方法、食品毒理学方法以及新营养食品设计研究方法等。

3. 发展历史

营养学的形成和发展历史悠久。早在两千多年前我国中医经典著作《黄帝内经·素问》中就提出"五谷为养，五果为助，五畜为益，五菜为充。气味合而服之，以补精益气"的饮食原则，这是"平衡膳食"理念的早期雏形。唐代的名医孙思邈，首次提出了"食疗"的概念。在中国的经典医学宝典《本草纲目》中也记载了数百种食物的性质及其对人类健康的影响。西方营养学发展也经历从古代营养学发展到近代营养学阶段。现代营养学奠基于18世纪中叶,有"营养学之父"之称的法国化学家拉瓦锡首先阐明了生命过程是呼吸过程,并提出呼吸时氧化燃烧的理论。整个19世纪到20世纪可以称得上营养科学发展的鼎盛时期。1842年德国化学家李比希(Liebig)用动物生理实验将不同食物对动物的功能进行分类,后来他的学生阿特沃特(Voit)、鲁伯纳(Rubner)分别创建氮平衡学说,确定了碳水化合物、蛋白质、脂肪的能量系数,提出了物质代谢理论。李比希的另一名学生卢斯克(Lusk)在研究基础代谢和食物热效应基础上出版了经典著作 The Science of Nutrition。20世纪70年代,膳食纤维与植物化学物对健康的保护作用及机制研究成为营养学研究的新热点。分子营养学是应用分子生物学技术和方法从分子水平上研究营养学的一个领域,研究热点主要有营养与基因表达、营养与遗传、营养与基因组的稳定性等。基因营养(Gene nutriology)是在人体所必需营养的基础上根据个人基因情况来确定特定的不同营养。肿瘤、动脉粥样硬化、糖尿病、肥胖及老年痴呆等与基因和营养密切相关。基因组学研究例如基因突变的内在逆转能力为癌症的治疗提供了一些可作用位点。

另外营养学还有很多交叉学科,如药膳学、运动营养学、美容营养学等。"医食同源,药食同根",对于疾病,俗话说"三分治七分养",表明营养饮食和药物对于治疗疾病有异曲同工之处。药膳学是在中医学、烹饪学和营养学理论指导下,严格按药膳配方,将中药与某些具有药用价值的食物相配伍,采用我国独特的饮食烹调技术和现代科学方法制作而成的具有一定色、香、味、形的美味食品,是中国传统的医学知识与烹调经验相结合的产物。既将药物作为食物,又将食物赋以药用,药借食力,食助药威,二者相辅相成,相得益彰;既具有较高的营养价值,又可防病治病、保健强身、延年益寿。运动营养学是指人体根据不同的运动项目特点从外界摄入各种营养素,以满足由于运动而对各种营养素的需求,其主要研究内容包括营养与运动、运动生理学基础、膳食中的碳水化合物、运动中糖的补充、胃肠功能与运动等。美容营养学是美容医学领域的一个研究方向,是以营养学和美容医学为基础,以人体美容为目的,通过合理营养和特定膳食来防治营养失衡及其所导致的美容相关疾病,从而达到延缓衰老、促进健康的一门应用科学。

4. 现代营养观念

2005年,《吉森宣言》提出了新营养学(New nutrition science)定义:研究食品体系、食品和饮品及其营养成分与其他组分,以及它们在生物体系、社会体系和环境体系之中/之间的相互作用的一门科学。新营养学特别强调营养学是集生物学、社会学和环境科学"三位一体"的综合学科,研究内容不仅包括食物与人体健康,还包括社会政治、经济、文化、环境与生态系统等的变化对食物供给进而对人类生存、健康的影响。

营养学科的发展

《中国居民膳食指南科学研究报告(2021)》显示,我国居民超重肥胖及膳食相关慢性疾病问题日趋严重,超重肥胖是心血管疾病、糖尿病、高血压、癌症等重要的危险因素,而不合理的膳食是导致中国居民患病和死亡的最主要因素。

对此,中华人民共和国国务院先后发布《国民营养计划(2017—2030年)》和《健康中国行动(2019—2030年)》将"合理膳食行动"列为重大行动之一;农业农村部和国家卫生健康委员会开展了《中国食物与营养发展纲要(2021—2035年)》研究编制工作,这也是优化居民膳食结构、推进实施健康中国战略的重要抓手。

精准营养(Precision nutrition)指人们在选择食物或进行营养干预时,应将自己视作人和微生物的超级共生体,通过基于个性化的营养支持来优化健康或预防、管理、治疗疾病。精准营养又被称为个体化营养(Personalized nutrition),近年来的研究表明,肠道菌群是精准营养的关键特征之一。

近年来，人们对营养的观念不断转变。食育，即良好饮食习惯的培养教育，在家庭及幼儿教育机构中迅速推广；我国居民面临从"粮食观"向"大食物观"的转变，树立大农业观、大食物观，全方位多途径开发食物资源。

三、合理营养与健康的关系

世界卫生组织（WHO）提出人体健康受到多种因素的影响，包括饮食行为、生活习惯、遗传、社会因素、医疗条件、环境因素等，其中良好的习惯和行为是主要因素，而膳食营养状况是保证身心健康的物质基础，也是人体康复的重要条件。

1. 促进生长发育

生长是指细胞的繁殖、增大和细胞数目的增加，表现为全身各部分、各器官和各组织的大小、长短和质量的增加；发育指身体各系统、各器官和各组织功能的完善。影响生长发育的主要因素有营养、运动、疾病、气候、社会环境和遗传因素等，其中营养占有重要地位。人体细胞的主要成分是蛋白质，新的组织细胞的构成、繁殖和增大都离不开蛋白质，所以蛋白质是儿童生长发育的重要物质。此外，碳水化合物、脂肪和钙、磷、锌、碘、维生素 D 等营养素也是影响生长发育的重要物质基础。身高是反映长期膳食营养质量的指标，也是整体国民体质提升的重要表现。近 30 年来，我国儿童青少年生长发育水平持续改善，6~17 岁男孩和女孩各年龄组身高均有增加，平均每 10 年身高增加 3cm。

2. 防治疾病

衡量营养状况的另一标准是压力对人的影响。当一个人与疾病作斗争、从事繁重的工作或受到精神上的痛苦时，即可看出压力的影响。营养充足的人通常都能承受这些压力，因为营养过程可以帮助机体处于最佳状态。合理营养可以增进健康，保持人体的精力旺盛，健康的膳食模式可降低心血管疾病、高血压、部分癌症和 2 型糖尿病的发病风险，而营养不良（营养不足或营养过剩）可引起疾病。营养不良一方面与营养摄取不当有关，另一方面也与缺乏正确的营养知识有关，普及营养知识、合理摄取营养，对于防治疾病具有重要意义。

3. 增进智力

营养状况对早期儿童的智力影响极大。儿童时期是大脑发育最快的时期，需要有足够的营养物质，如 DHA（二十二碳六烯酸）、卵磷脂和蛋白质等，特别是蛋白质的供应，如果蛋白质摄入不足，就会影响大脑的发育，阻碍大脑的智力开发。系列研究表明，葡萄糖可增强老年受试者的短期记忆力；在食物中补充维生素 B_6、维生素 B_{12} 和叶酸可显著增强老年人的认知功能和智力测试评分；胆碱可改善成年受试者的记忆力。

4. 促进优生

优生是利用遗传学原理，保证子代有正常生存能力的科学。营养供给也是影响优生的一个不容忽视的因素。在怀孕初期，孕妇就应注意到先天营养对婴儿体质的重要性，如果母亲的饮食缺乏营养，结果会导致胎儿畸形、流产、死产，以及分娩时的各种问题发生率很高，营养不良胎儿在学龄期容易发生精神和智力上的缺陷。母亲如每日摄入适量的营养物质，就能使胎儿正常生长，后天发育良好。同时，注意膳食营养也能预防孕妇贫血、缺钙等症状。

5. 增强机体免疫功能

免疫是机体的一种保护反应，是维护机体生理平衡和稳定的一种功能，营养与机体免疫系统的功能状态有密切的关系。营养不良者的免疫功能常低于正常人，从而导致人体特别容易受各种疾病的侵犯。因为营养不良患者的吞噬细胞对细菌攻击的应答能力降低,虽然对细菌的吞噬功能可能正常,但对已吞噬的细菌的杀伤力却降低。单种营养素缺乏或过多都会对机体的免疫功能产生影响,应注意营养素全面均衡的摄取,如优质蛋白质、硒、锌、铁、维生素 A、维生素 B_6、维生素 E 和维生素 C 等都有提高机体免疫功能的作用。

6. 促进健康长寿

人体的衰老是自然界的必然过程,只有注意摄取均衡营养才能延缓衰老,达到健康长寿的目的。机体代谢机能随年龄生长而失调,人在 45 岁以后进入初老期,若 45 岁以前就出现两鬓斑白、耳聋眼花和记忆力减退等现象为早衰。老年人特别需要有针对性地补充营养,避免能量和动物脂肪的过多摄入,防止高血压、脑血管病、冠心病、糖尿病等疾病的产生和复发。多吃蔬菜、水果等清淡食物,注意营养的合理搭配,以达到延年益寿的目的。

7. 食物营养对心理和行为的影响

心理学家及营养学家研究发现,人的心理状态和情绪受到食物因素的影响。如食物中碳水化合物与蛋白质和含量会影响脑神经递质 5-羟色胺的合成和活性,5-羟色胺对情绪、睡眠、行为等具有调节作用。高碳水化合物低蛋白质的食物有利于大脑对色氨酸的摄取并转化为 5-羟色胺,对忧郁、紧张和易怒行为有缓解作用,并有短时促进睡眠的效应。饱和脂肪酸的摄入量和焦虑症、抑郁症患病率呈正相关,B 族维生素和维生素 D 的缺乏或不足与抑郁症的发病有关。如维生素 D 长期缺乏所引起的佝偻病,其早期常出现神经精神症状,患儿睡眠时惊跳、烦躁不安、易激怒等;铁长期摄入不足可引起贫血,出现食欲不振、精神萎靡或烦躁不安、记忆力下降等症状;锌缺乏严重的小儿智能发育可能受到影响,甚至有精神障碍,还可能出现异食癖,喜欢吃泥土、墙纸、煤渣或其他异物。

营养学简介

四、文明健康的生活方式

健康是人类最宝贵的财富,健康不能靠高科技和药物。懂得自我保健,知足常乐,健康享受每一天的生活、工作和学习。

1. 合理膳食

这是健康的一大基石,与主要健康疾病风险降低相关联的膳食因素有:全谷物、蔬菜、水果、大豆及其制品、奶类及其制品、鱼肉、坚果、饮水(饮茶)等。

2. 适量运动

医学之父西波克拉底认为"阳光、空气、水和运动,是生命和健康的源泉"。有充足的证据表明,身体活动不足可导致体重过度增加,多进行身体活动不仅有利于维持健康体重,还能降低肥胖、2 型糖尿病、心血管疾病和某些癌症等疾病的发生风险和全死因死亡风险,改善脑健康。走路是最好的运动方式,是使动脉硬化变软化的一种最有效的方法,经过步行运动锻炼,对血压、胆固醇和体重等能进行较好的控制。打太极拳也是较好的运动方式,柔中有刚,阴阳调和,可改善神经系统,协调身体平衡能力。每个人都能找到最适合自己的运动方式,但要注意运动一定要适度,过量运动有时会造成猝死,特别对老年人很危险。

3. 戒烟限酒

吸烟对身体没有任何益处,所以一定要戒烟。酒精摄入能够增加肝损伤、胎儿酒精综合征、痛风、结直肠癌、乳腺癌和心血管疾病的风险,因此尽可能少饮酒或不饮酒。儿童、青少年、孕妇、乳母以及慢性病患者不应饮酒；成年人如饮酒，一天饮用的酒精量不超过15g。

4. 减少添加糖摄入

过量摄入添加糖、含糖饮料可增加龋齿、2型糖尿病、超重肥胖等风险，建议添加糖摄入量不超过50g/d，最好控制在25g以下。

5. 心理平衡

心理平衡是维持身心健康最主要的措施，其作用超过一切保障作用的总和，它掌握了健康的金钥匙。良好的心理状态是最好的抗癌措施，一个人心理平衡，就不容易生病，即使生了病，好得也快。人的幸福没有一个绝对的标准，因此做到心态平衡最重要。

课后练习

1. 简述营养与健康的概念。
2. 简述营养素的概念及分类。
3. 概述食品、营养与健康之间的关系。
4. 简述如何维护健康。

思维导图

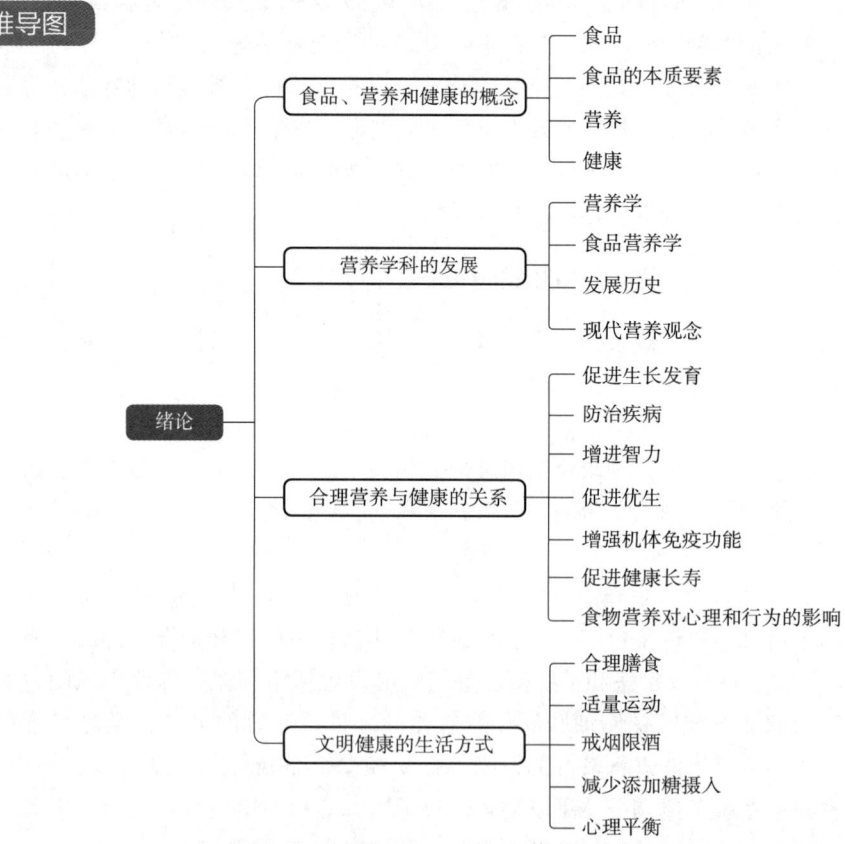

第一章 能量、宏量营养素和其他膳食成分

学习目标

1. 掌握人体能量消耗的构成，了解能量不平衡对人体的影响。
2. 掌握必需氨基酸和必需脂肪酸的基本概念。
3. 掌握蛋白质营养学评价、蛋白质营养不良以及蛋白质食物来源。
4. 掌握碳水化合物功能、分类及食物来源。
5. 掌握膳食纤维的概念、组成及对人体健康的作用。
6. 了解水的生理功能及其在人体营养中的作用。

在营养学著作中，国内外作者使用的膳食中营养素分类方法和名词不尽相同。中国居民膳食营养素参考摄入量（Dietary reference intakes，DRIs）专家委员会采用以下分类和词汇：

能量；

宏量营养素：蛋白质、脂类、碳水化合物（糖类）；

其他膳食成分：膳食纤维、水等。

第一节 能量

人和其他任何动物一样，每天都要摄取一定量的食物以供生长、代谢、维持体温以及从事各种体力劳动等的需要。能量（Energy）是人类赖以生存的物质基础，没有能量就没有生命活动，也就没有人类。

人类的能量来自食物，食物的能量最终来自太阳能。绿色植物吸收太阳能，通过光合作用将二氧化碳、水和其他无机化合物转变成有机碳水化合物、蛋白质和脂肪等，并将能量储存在这些化合物中。人食用含这些化合物的食物后，在体内经过一系列的氧化反应，这些化合物被分解，能量逐渐释放出来，一部分以热能形式散失以维持体温，另一部分则以高能磷酸键储存，且可在细胞间运输，当组织需要时，再释放出来供机体利用。

如果人体摄入能量不足，机体会动用自身能量储备甚至消耗自身组织以满足生命活动对能量的需要，若长期处于能量不足状态，则可导致生长发育缓慢、消瘦、活力消失甚至生命活动

停止而死亡。反之，若能量摄入过剩，会以脂肪形式储存于体内，导致异常的脂肪堆积。

一、产能营养素和生理有效能量

在人摄取的所有营养素中，只有碳水化合物、脂肪和蛋白质在体内能产生能量，营养学上将这三种营养素称为"产能营养素"或"热源质"。

三种产能营养素在人体内氧化分解释放能量的数量各不相同。对碳水化合物和脂肪而言，在体内可以完全氧化成 CO_2 和 H_2O，其终产物及产生的能量与体外相同；但蛋白质在体内不能完全被氧化分解，其终产物除 CO_2 和 H_2O 外，还有含氮有机物（尿素、尿酸、肌酐等），它们随尿液排出体外。另外，三种产能营养素在人体内并不能被完全消化吸收，对一般混合膳食而言，正常人对碳水化合物、脂肪和蛋白质的消化吸收率分别为98%、95%和92%。此外，酒精在体内也可产生能量。

营养学中，将每克产能营养素在体内氧化分解后为机体供给的净能称为生理有效能量或能量系数，能量单位为千焦（kJ）或兆焦（MJ）。产能营养素的生理有效能量见表1-1。

表1-1 产能营养素的生理有效能量

产能营养素	生理有效能量/（kJ/g）	产能营养素	生理有效能量/（kJ/g）
碳水化合物	16.8	蛋白质	16.7
脂肪	37.6	纯酒精	29.3

二、决定人体能量消耗的因素

世界卫生组织（WHO）将能量需要定义为："个体在拥有维持长期良好健康状况相适应的体重、体成分和体力活动强度时，达到与能量消耗相平衡的能量摄入水平；该量应能够维持经济和社会生活所必需和合理的体力活动。在儿童、孕妇和乳母中，能量需要还包括与良好健康相适应的组织储备和分泌乳汁等有关生理活动的能量需要。"即：人体能量的消耗与能量的需要相一致，成年人的能量消耗主要用于维持基础代谢、体力活动和食物特殊动力作用三方面能量消耗的总和；儿童、孕妇、乳母能量消耗还应包括机体生长，乳汁分泌等消耗的能量。

1. 基础代谢（Basal metabolism，BM）

基础代谢指维持人体基本生命活动的能量。基本生命活动包括维持体温、呼吸、血液循环、腺体分泌、肌肉的一定紧张度等。基础代谢占总能耗的45%~70%。

测定基础代谢时，受试者应处于安静的松弛状态，即清醒、静卧、空腹（餐后10~12h）、周围环境安静和温度适宜（22~26℃）的情况下进行测定。

影响基础代谢的因素主要包括以下几方面。

（1）环境温度 在一定的体温基础上，人体散发出的热量与体内产生的能量相等。环境温度超过20℃，在安静的状态下，人体的能量产生是基本恒定的。环境温度下降，为了维持体温的稳定，机体会增加营养素的生物氧化产生能量，从而提高基础代谢水平。

（2）体型与机体构成 体型影响体表面积，体表面积越大，机体散发的热量越多，基础

注：本书按照 1kcal=4.1855kJ 进行换算，部分引自国家标准的数据保留原文。

代谢水平也越高。所以，体型瘦高的人基础代谢水平高于矮胖的人，主要由于前者体表面积大，去脂肌肉组织质量大且肌肉发达。

（3）年龄和生理状态　婴幼儿处于生长发育旺盛期，基础代谢水平高，随着年龄的增加基础水平逐渐下降。随着年龄的增长，基础代谢水平逐渐降低。处于特殊生理状态的孕妇，因合成新组织，基础代谢率会增高。

（4）性别　女性去脂肌肉组织含量少于男性，脂肪含量高于男性，故而同龄女性基础代谢率低于男性，一般低5%~10%。

（5）激素和应激状态　许多激素对细胞代谢起调节作用，当甲状腺激素、肾上腺激素等水平异常时，会影响机体的基础代谢水平。此外，交感神经活动和一切应激状态，如发热、创伤、心理应激等均会使基础代谢水平升高。

（6）季节与劳动强度　不同季节和不同劳动强度的人的基础代谢具有较大差异。一般而言，寒冷季节基础代谢高于暑季；劳动强度高的大于劳动强度低的。

2. 各种体力活动的能量消耗（Physical activity level，PAL）

除基础代谢外，体力活动消耗的能量是构成人体总能量消耗的重要部分。这部分能量消耗变化很大，是人体总能量消耗的第二大组成部分，能量消耗随个体体力活动的增加而增加。体力活动一般包括职业活动、社会活动、家务活动和休闲活动等。

影响活动能量消耗的因素：①肌肉发达，活动能量消耗越多；②体重越重，能量消耗越多；③劳动强度越大，持续时间越长，能量消耗越大；④与工作的熟练程度有关。

3. 食物特殊动力作用的能量消耗（Specific dynamic action，SDA）

指人体由于摄食、食物的消化、吸收、转运、储存有关的能量消耗，出现在摄食后的12~18h。出现这种现象的原因包括两方面。

（1）食物消化、吸收、代谢和储存过程中需要消耗额外的能量。

（2）各种食物中所含的能量，只有转变成ATP的部分才能被机体利用，其余作为热能向体外散发。

不同食物增加的能耗量不等，进食碳水化合物时可增加其本身所产能量的5%~6%，脂肪为0%~5%，蛋白质为20%~30%。一般认为进食普通混合膳食时，SDA相当于基础代谢的10%，每日约600kJ。

4. 生长发育的能量需要

生长期的婴幼儿、儿童的能量需要量，主要包括机体生长发育中新组织的形成、新生长组织进行代谢所需的能量。而孕妇体内胎儿的生长发育、乳母分泌乳汁等也需额外补充能量。

三、能量代谢失衡

人体可通过能量消耗以维持能量平衡，进而对体重进行调节。能量平衡是由许多外周激素和中枢神经系统内的靶系统错综复杂地相互作用，通过协调膳食摄取和能量消耗来实现的。正常成人可自动调节并能有效地从食物中摄取到自身消耗所需的能量，以维持人体能量代谢平衡。如果能量摄取量长期低于或高于消耗量，人体会处于能量失衡的状态，首先发生的是体质量的变化，进而影响健康。

1. 体质量评价方法

常用评价体质量的方法评价能量平衡。在一系列评价指数中，认为体重指数（Body mass

index，BMI）是评价超重与肥胖的较好指标，其公式为 BMI=体重（kg）／［身高（m）］^{2}。推荐对亚洲成年人使用不同的 BMI 范围（表 1-2）。

表 1-2　　　　　　　　　　　　　　　成人 BMI 参考范围

分类	BMI（体重/身高^2）	
	WHO（通用）	亚洲
体重过低	<18.5	<18.5
正常范围	18.5~23.9	18.5~22.9
超重	24.0~27.9	23.0~24.9
肥胖	≥28	≥25

注：引自中华人民共和国国家卫生健康委员会《中国成人超重和肥胖症预防与控制指南（2021）》。

2. 能量过剩

体重过度增加并堆积形成肥胖，其根本原因是在较长时间内，能量摄入超过能量消耗，有遗传方面的原因，也有环境因素的作用。超重或肥胖还会伴随一些疾病的发生，如糖尿病、高血压、胆结石和心脑血管疾病等。

随着经济发展和生活水平提高，能量摄入与体力活动的不平衡是造成饮食不良性肥胖及相关慢性疾病发病率增加的重要原因。控制饮食中能量的摄入及增加体力活动是预防饮食不良性肥胖的有效方法。

3. 能量不足

能量长期摄入不足，人体就会动用机体储存的糖原、脂肪、蛋白质参与供能，造成蛋白质缺乏，出现蛋白质-热能营养不良（Protein-energy malnutrition，PEM）。特别是在婴儿和儿童中易出现，主要临床表现为消瘦、贫血、神经衰弱、皮肤干燥、抵抗力低，甚至出现儿童生长停滞等。

营养缺乏常发生于发展中国家，因贫困及不合理喂养造成的儿童能量缺乏。研究表明，发育迟缓的儿童在脂质氧化和摄食调节方面受到损害，预示着肥胖发生的敏感性可能增加。儿童时期发育迟缓在成年后超重的风险增加。

四、能量在食物加工中的变化

1. 能量密度

能量密度是指每克食物所含的能量，与食品的水分和脂肪含量密切有关。食品的水分含量高则能量密度低，脂肪含量高则能量密度高。

与能量密度有关的另一特性是食品的黏度，它与食品的适口程度和是否满足能量需要有关。例如，玉米粥易呈黏稠状，若加水变稀则能量密度自然降低；添加少量植物油，可明显降低其黏度，同时也可增加其能量密度。但是，添加脂肪和糖以增加食品的能量密度和可口性时，必须注意保证蛋白质和其他营养素的浓度，以保证适口性。

2. 能量在食品加工中的变化

能量既不能创造也不能消灭，它只能由一种形式转变成另一种形式。但是，食物所含能量有可消化利用与不可消化利用的区别。植物的纤维素、木质素不能被人体消化。

动物的毛发、骨骼等虽也含有一定能量，但却不可食用。食品加工通常应尽量剔除不可食用的部分，增加可食性比例和提高其可利用的食物能量。谷类的碾磨加工，由于去除了不能食用的颗粒外壳，因此可以提高可利用的能量。此外，为了满足某些人群对高能量的需要，食品加工过程中可增加食品配方中油脂的比例以制成高能量食品等。

五、膳食能量推荐摄入量与食物来源

中国营养学会在2007年根据营养调查数据，并考虑消化吸收率等因素，提出了我国居民膳食能量推荐摄入量。能量的推荐摄入量与各类营养素的推荐摄入量不同，它是以平均需要量（Estimated average requirements，EAR）为基础，并未增加安全量。

能量需要量是指维持正常生理功能所需要的能量，即能长时间保持良好的健康状况，具有良好的体型、机体构成和活动水平的个体达到能量平衡，并能胜任必要的经济和社会活动所必需的能量摄入。对于孕妇、乳母、儿童等人群，还包括满足组织生长和分泌乳汁的能量需要。对于体重稳定的成人个体，能有效自我调节食量摄入到自身需要量，其能量需要量应等于消耗量。能量的推荐摄入量与各类营养素的推荐摄入量不同，它是以平均需要量为基础，不增加安全量。

在膳食能量摄入方面，碳水化合物、脂肪和蛋白质三大产能营养素应保持适当的比例，在一定程度上相互代替。能量代谢与氮平衡关系非常密切，即使蛋白质摄取量丰富，若能量摄入低于消耗，蛋白质的功能比例过高，机体仍可能出现负氮平衡。中国营养学会根据中国的经济现状、居民饮食习惯以及膳食和健康调查资料，提出了膳食能量营养素摄入比例的建议：65岁以下成年人膳食中碳水化合物、脂肪和蛋白质所提供的能量范围应分别为总能量的50%~65%、20%~30%和10%~20%。65岁及以上老年人膳食中碳水化合物、脂肪和蛋白质所提供的能量范围分别为50%~65%、20%~30%和15%~20%。

第二节　宏量营养素

蛋白质、脂类和碳水化合物这三种产能营养素普遍存在于动物性和植物性食物中，蔬菜和水果提供的能量较少。动物性食品及豆类中主要含有脂类和蛋白质；植物性食物，如谷类、根茎类含有大量的碳水化合物，它们是较经济的能量来源；坚果类如花生、核桃、葵花子、松子、榛子等含有很多脂类，可提供较多的能量。从能量合理摄入的角度，采用以植物性食物为主的膳食，并与动物性食物相平衡，避免经常性的高能量高脂肪膳食是必要的。在能量满足的前提下，保证三大产能营养素摄入的恰当比例。

宏量营养素和其他膳食成分

一、蛋白质

蛋白质（Proteins）是由20多种氨基酸通过肽键连接起来的具有生命活力的生物大分子，其相对分子质量可达到数万甚至百万，并具有复杂的立体结构。它是生物体细胞和组织的基本组成成分，是各种生命活动中起关键作用的物质，而且蛋白质在遗传信息的控制、高等动物的记忆及识别等方面都具有十分重要的作用。

> **拓展知识**
>
> 恩格斯在《反杜林论》中指出:"生命是蛋白体的存在方式,这个存在方式的基本因素在于和它周围的外部自然界的不断新陈代谢,而且这种新陈代谢一停止,生命就随之停止,结果便是蛋白质的分解。"不断新陈代谢,而不是一成不变的,此为辩证。这段话蕴含了辩证唯物主义思想。我们应该辩证地、以发展的眼光看问题,学会思考和跟踪营养学、行业及产业发展动态发展趋势。灵活运用辩证唯物主义的方法论,解决生活、学习及工作中的实际问题。

蛋白质是生命的物质基础,与人类的生长发育和健康有着密切的关系。人体的蛋白质含量一般占体重的16%~19%,处于不断合成与分解的动态变化之中,每天人体内约有3%的蛋白质被更新,主要用于构建和修复组织。不同蛋白质更新的周期不同,如免疫细胞和免疫蛋白7d更新一次,但是血红蛋白120h就失活了。

蛋白质主要含碳、氢、氧、氮四种元素,有的蛋白质还含有硫和磷,此外在少量蛋白质中含有铁、铜、锌、碘等微量元素。

1. 蛋白质的分类

食品营养学根据蛋白质营养价值的高低进行分类。

(1)完全蛋白质(Complete proteins) 这类蛋白质含有人体生长所必需的各种氨基酸,且氨基酸比例接近人体需要,当这类蛋白质为唯一蛋白质来源时,能促进机体健康生长。动物来源的蛋白质大多为完全蛋白质,如奶中的酪蛋白、乳清蛋白、蛋类中的卵白蛋白、卵黄磷蛋白,肉类中的肌肉蛋白和大豆中的大豆蛋白等。

(2)不完全蛋白质(Incomplete proteins) 这类蛋白质缺少一种或几种人体必需的氨基酸,当仅用这种蛋白质为唯一蛋白质来源时,它不能促进机体生长,甚至不能维持生命。如玉米胶蛋白、动物结缔组织(如蹄筋胶质)及由动物皮等制得的白明胶。

(3)半完全蛋白质(Partially complete proteins) 介于上述两种蛋白质之间,含有人体所必需的各种氨基酸,但氨基酸组成比例不平衡,作为唯一蛋白质来源时,能维持机体生命,但不能促进机体生长发育,如小麦、大麦中的麦胶蛋白。

2. 蛋白质的生理功能

蛋白质是组成一切器官和细胞的重要成分之一,没有蛋白质就没有生命,也不会有人类。正常人体内的蛋白质代谢概况详见图1-1。

(1)构成和修补人体组织 人的神经、肌肉、内脏、血液、骨骼等,甚至包括体外的头皮、指甲都含有蛋白质,这些组织细胞每天都在不断地更新。因此,人体必须每天摄入一定量的蛋白质,作为构成和修复组织的材料。过多地摄入蛋白质并不能促进这些身体成分的合成,但是长期摄入量过低则会阻止合成。多数机体蛋白质都处于不断地分解、重建和降解状态。例如,肠道黏膜细胞不断脱落,消化道就像对待食物颗粒一样对待脱落的细胞,消化它们并吸收它们的氨基酸。事实上,全身释放的大部分氨基酸都可以循环利用,构成氨基酸库用于合成所需的蛋白质。

不同年龄的人合成代谢速率不同,婴幼儿和儿童蛋白质的代谢速度最快。机体生长发育及补充新陈代谢所损失的氮,都需要从食物获得。

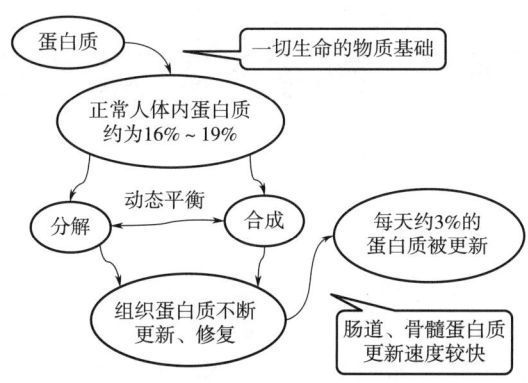

图1-1 正常人体内的蛋白质代谢概况

（2）调节体液和维持酸碱平衡　当人摄入蛋白质不足时，血浆蛋白浓度降低，渗透压下降，水无法全部返回血液循环系统而积蓄在细胞间隙内，出现水肿。同时，蛋白质是两性物质，能与酸或碱进行化学反应，维持血液酸碱平衡。

（3）合成生理活性物质　人体的新陈代谢实际上是通过化学反应来实现的。运输氧气的血红蛋白及参与一切生化反应的酶等其本质均为蛋白质。人体化学反应离不开酶的催化作用，如果没有酶，生命活动就无法进行，这些各具特殊功能的酶，均是由蛋白质构成。

机体新陈代谢必不可少的许多激素如胰岛素、肾上腺素、甲状腺素等都是含氮物质，这些物质的合成必须有足够的蛋白质供给；一些维生素是由氨基酸转变而来，如色氨酸可转化成烟酸。

（4）增强免疫力　人体的免疫物质主要由白细胞、抗体、补体等构成，合成它们需要充足的蛋白质。吞噬细胞的作用与摄入蛋白质数量有密切关系，大部分吞噬细胞来自骨髓、脾、肝、淋巴组织，体内缺乏蛋白质，这些组织显著萎缩，制造白细胞、抗体和补体的能力大为下降，使人体对疾病的免疫力降低，易于感染疾病。

（5）提供能量　在正常膳食情况下，机体可将完成主要功能而剩余的蛋白质氧化分解转化为能量。不过，从整个机体而言，提供能量并不是蛋白质的主要任务。在大多数情况下，细胞主要利用脂类和碳水化合物来满足机体能量需求。尽管蛋白质提供的热量与碳水化合物相当，但由于肝脏和肾脏必须进行大量加工才能利用这一能量来源，因此蛋白质是一种昂贵的能量来源。通常人体总能量的11%～15%由蛋白质提供。

3. 必需氨基酸和限制性氨基酸

（1）必需氨基酸（Essential amino acids，EAAs）　组成人体蛋白质的20多种氨基酸，已确定有9种为人体自身不能合成或合成速度远不能满足机体需要，必须从食物中获得，这一类氨基酸称为必需氨基酸，此外，组氨酸对婴幼儿也是必需的。必需氨基酸的种类详见表1-3。

表1-3　必需氨基酸的种类

名称	英文缩写	名称	英文缩写
赖氨酸	Lys	苏氨酸	Thr
亮氨酸	Leu	色氨酸	Try
异亮氨酸	Ile	缬氨酸	Val

续表

名称	英文缩写	名称	英文缩写
甲硫氨酸	Met	组氨酸	His
苯丙氨酸	Phe		

半胱氨酸（Cys）和酪氨酸（Tyr）可分别由甲硫氨酸和苯丙氨酸转化而来，当膳食中半胱氨酸和酪氨酸充足时，可减少甲硫氨酸和苯丙氨酸的消耗，因此有人将这两种氨基酸称为半必需氨基酸（Semi-essential amino acids）或条件必需氨基酸（Conditionally essential amino acids）。

构成人体组织蛋白质的各种氨基酸有一定的比例，膳食蛋白质所提供的必需氨基酸除数量充足外，其相互间的比例也应与人体比例相接近，食物蛋白质中的氨基酸才能被机体充分利用。2007年，FAO/WHO联合专家委员会提出了氨基酸需要量模式（Amino acid pattern），见表1-4。氨基酸需要量模式是指每克蛋白质中含有各种必需氨基酸的质量（mg），为方便起见，将其中含量最少的色氨酸作为1而计算出其他必需氨基酸的相应比值。

食物蛋白质氨基酸模式与人体蛋白质氨基酸越接近，人体对蛋白质的利用程度就越高，该种蛋白质的营养价值就越高。动物性蛋白质中蛋、奶、鱼、肉以及大豆的氨基酸模式能满足人体需要，称为优质蛋白质或完全蛋白质。其中鸡蛋蛋白质与人体蛋白质氨基酸模式最接近，在实验中常以它作为参考蛋白质（Reference protein）。

表1-4 几种食物和不同人群的氨基酸需要量模式

氨基酸	人群/（mg/g 蛋白质）						食物/（mg/g 蛋白质）	
	0.5岁	1~2岁	3~10岁	11~14岁	15~18岁	成人	鸡蛋	牛奶
组氨酸	22	15	12	12	11	10	22	27
异亮氨酸	36	27	23	22	21	20	54	47
亮氨酸	73	54	44	44	42	39	86	95
赖氨酸	64	45	35	35	33	30	70	78
甲硫氨酸+胱氨酸	31	22	18	17	16	15	57	33
苯丙氨酸+酪氨酸	59	40	30	30	28	25	93	102
苏氨酸	34	23	18	18	17	15	47	44
色氨酸	9.5	6.4	4.8	4.8	4.5	4.0	66	64
缬氨酸	49	36	29	29	28	26	17	14

注：引自 WHO *Protein and amino acid requirements in human nutrition*，2007。

（2）限制性氨基酸（Limiting amino acids，LAAs） 将食物蛋白质中各种必需氨基酸的数量与人体需要量模式进行比较，相对不足的氨基酸称为限制性氨基酸。粮谷类的限制性氨基酸是赖氨酸，豆类、花生、猪肉等为甲硫氨酸和胱氨酸，而鱼为色氨酸。

4. 蛋白质的消化、吸收和代谢

（1）蛋白质的消化 食物中的外源蛋白质需要分解为氨基酸或寡肽才能被吸收利用。蛋白质的消化包括胃中的初步消化和肠道的彻底消化。

①胃中的消化：胃酸可使蛋白质变性，有利于蛋白酶发挥作用。以胃蛋白酶原形式分泌，

在 H^+ 条件下被激活成为胃蛋白酶（图 1-2）。胃蛋白酶水解蛋白质，消化不完全；对奶中的酪蛋白有凝乳作用。

②小肠中的消化：经胰液和小肠黏膜细胞分泌多种蛋白酶和肽酶的共同作用，进一步水解氨基酸。小肠是蛋白质消化的主要部位。内肽酶（水解蛋白质内部肽键）包括胰蛋白酶、糜蛋白酶、弹性蛋白酶。外肽酶（从肽键两端开始水解）包括羧基肽酶 A 和羧基肽酶 B 以及氨基肽酶。

（2）蛋白质的吸收　蛋白质在小肠内被水解为氨基酸和小肽才能被吸收；而大分子蛋白质的吸收是微量的，不具营养学意义。蛋白质的腐败作用是肠道细菌对未被消化的蛋白质及未被吸收的消化产物进行的代谢过程。

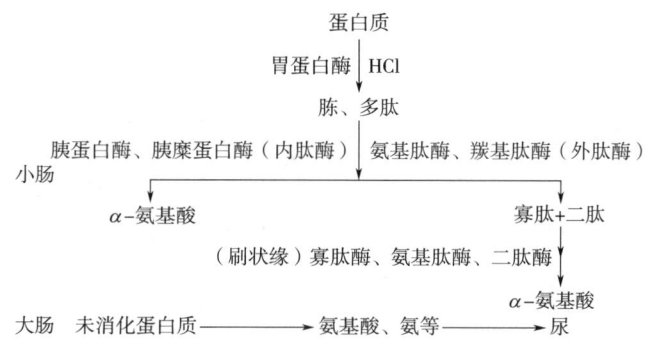

图 1-2　蛋白质的消化

注：引自耿越《食品营养学》，2013。

（3）蛋白质的代谢　蛋白质在分解的同时也不断在体内合成，以补偿分解。体内氨基酸的主要作用一是合成蛋白质和多肽；二是分解代谢。氨基酸脱氨基后生成的 α-酮酸，一是经氨基化生成非必需氨基酸；二是转变成碳水化合物及脂类；三是氧化供给能量。

氮平衡（nitrogen balance）：反映机体摄入氮（食物蛋白质含氮量约 16%）和排出氮的关系，即氮平衡＝摄入氮－（尿氮+粪氮+皮肤等氮损失）。

> **拓展知识**
>
> 　　飞行员、宇航员工作环境处于负氮平衡状态，长期会对身体造成不利影响。但是为了保卫祖国，为了国家安全，甚至不顾个人安危，勇敢地奋斗在一线。正是因为具有崇高的爱国主义精神。
>
> 　　杨利伟，国际宇航科学院院士、特级航天员。2003 年 10 月 15 日，杨利伟乘坐神舟五号载人飞船成功进入太空，成为中国首位进入太空的航天员。当火箭上升到离地面三四十公里的时候，火箭和飞船突然开始出现剧烈抖动的"共振"情况。后来他在自传《天地九重》中，描写了当时的场景："痛苦的感觉越来越强烈，五脏六腑似乎都要碎了，我几乎难以承受。心里就觉得自己快不行了，要承受不住了。在痛苦的极点，就在刚才短短一刹那，我真的以为自己要牺牲了。"惊魂的共振持续了 26 秒。等到杨利伟安全返回到地面后，将自己当时的感受详细地描述给了科研人员。研究人员根据这非常宝贵的、非常了不起的经验，做了详细的分析和测试后，改良了技术，在之后的所有飞船上，再也没有突发过这种"共振"状况。

5. 食物蛋白质营养学评价

不同食物蛋白质的组成、含量不同，人体对它们的消化、吸收和利用程度也不尽相同，这些都将影响其营养学作用的发挥。营养学上，主要从食物蛋白质的"量"和"质"两个方面来综合评价其营养价值，包括食物蛋白质的含量、被机体消化吸收的程度和被利用的程度三方面。

（1）蛋白质含量　蛋白质含量高不一定质量就好，但如没有一定数量，再好的蛋白质其营养价值也有限。含量是营养价值的基础，一般以微量凯氏（Kjeldahl）定氮法测定。

食物粗蛋白含量（g/100g）= 食物含氮量（g/100g）×氮折算系数

对于原料复杂的加工或配方食物，统一使用折算系数6.25。若要准确计算则可以用不同的系数求得（表1-5）。

表1-5　　　　　　　　　　　不同食物氮折算系数

食物	折算系数	食物	折算系数	食物	折算系数
全麦粉	5.83	巴西果	5.46	动物明胶	5.55
麦糠麸皮	6.31	花生	5.46	奶及奶制品	6.38
麦胚芽	5.80	杏仁	5.18	酪蛋白	6.40
燕麦	5.83	其他坚果	5.30	母乳	6.37
大麦	5.83	鸡蛋	6.25	大豆（黄）	5.71
小米	6.31	蛋黄	6.12	其他豆类	6.25
玉米	6.25	蛋白	6.32		
大米及米粉	5.95	肉类和鱼类	6.25		

注：引自 WHO *Technical Report series*，2004。

食物的粗蛋白含量：大豆30%~40%为最高，畜、禽、鱼、蛋类10%~20%，粮谷类8%~10%，鲜奶类1.5%~3.8%。

（2）蛋白质消化率　是指食物蛋白质被消化酶分解、吸收的程度。蛋白质的消化率反映蛋白质在消化道内被分解、吸收程度。分为真消化率（True/Net digestibility）和表观消化率（Apparent digestibility）。真消化率大于表观消化率。在实际应用中往往用表观消化率，以简化实验，并使所得消化率具有一定的安全性。

蛋白质的消化率受人体和食物等多种因素的影响。由于动物性食物中的蛋白质消化吸收影响因素较植物性的要少，动物性蛋白质消化吸收率一般高于植物性蛋白质。如鸡蛋和牛奶蛋白质的消化率分别为97%和95%，而玉米和大米蛋白质的消化率分别为85%和88%。这是因为植物蛋白质被纤维素包围而不易受消化酶作用。经过加工烹调后，包裹植物蛋白质的纤维素可被去除、破坏或软化，可以提高其蛋白质的消化率。例如食用整粒大豆时，其蛋白质消化率仅约60%，若将其加工成豆腐，则可提高到90%。

（3）蛋白质的利用率　指食物蛋白质（氨基酸）被消化、吸收后在体内被利用的程度。测定食物蛋白质利用率的指标和方法很多，各指标分别从不同角度反映蛋白质被利用的程度。

①蛋白质生物价（Biological value，BV）：表示蛋白质经消化吸收后，进入机体可以储留利

用的部分。BV 值越高，表明其利用率也越高，最大值为 100。几种常见食物蛋白质的生物价见表 1-6。

表 1-6　　　　　　　　　　几种常见食物蛋白质的生物价

蛋白质	生物价	蛋白质	生物价	蛋白质	生物价
鸡蛋	94	大米	77	玉米	60
鸡蛋蛋黄	96	小麦	67	白菜	76
鸡蛋蛋白	83	生大豆	57	红薯	72
牛奶	87	熟大豆	64	马铃薯	67
鱼	83	扁豆	72	花生	59
猪肉	74	蚕豆	58		
牛肉	76	小米	57		

注：引自葛可佑．《中国营养科学全书》，2004。

②蛋白质净利用率（Net protein utilization，NPU）：是机体的氮储留量与氮摄入量之比，表示蛋白质实际被利用的程度。考虑了蛋白质消化、利用两个方面的因素，所以更为全面。

③蛋白质功效比值（Protein efficiency ratio，PER）：用幼小动物体重的增加与所摄食的蛋白质之比来评估蛋白质用于生长的作用效率。该指标被广泛用作婴儿食品中蛋白质的营养学评价。

④氨基酸评分（Amino acid score，AAS）：蛋白质营养价值的高低也可根据其必需氨基酸的含量以及它们之间的相互关系来评价。AAS 因其简便易行而被广泛采用，不同年龄的人群，其氨基酸评分模式不同；不同的食物其氨基酸评分模式也不相同。

氨基酸评分也可称为蛋白质化学评分（Chemical score，CS），即被测食物蛋白质的必需氨基酸组成与推荐的理想蛋白质或参考蛋白质氨基酸模式进行比较，并计算各氨基酸比值。氨基酸评分不仅适用于单一食物蛋白质的评价，还可用于混合食物蛋白质的评价。该法的基本步骤是将被测食物蛋白质的必需氨基酸组成与推荐的理想蛋白质或参考蛋白质氨基酸模式进行比较。

$$AAS = \frac{被测蛋白质每克氮（或蛋白质）中氨基酸量（mg）}{理想模式或参考蛋白质中每克氮（或蛋白质）中氨基酸量（mg）}$$

确定某一食物中 AAS 分两步：首先要计算被测蛋白质每种必需氨基酸的评分值；在上述计算结果中，找出最低的 EAA（即第一限制性氨基酸）评分值，即为该蛋白质的氨基酸评分。

根据表 1-4 氨基酸评分可以看出鸡蛋、牛奶的蛋白质构成最接近人体蛋白质需要量模式，故其蛋白质的营养价值较高。植物性食物的蛋白质中往往缺少赖氨酸、甲硫氨酸、苏氨酸和色氨酸，其营养价值相对较低。从经济和营养价值方面考虑，使用大豆分离蛋白或大豆浓缩蛋白来替代或补充动物蛋白质，或者将其与其他植物蛋白质混合食用可有效提高植物性蛋白质的质量。

⑤蛋白质互补作用（Protein complementary action）：是指两种或两种以上食物蛋白质混合食用，其中所含有的必需氨基酸取长补短，相互补充，达到较好的比例，从而提高蛋白质利用率的作用。例如将富含某种必需氨基酸的食物与缺乏该种必需氨基酸的食物互相搭配混合食

用。蛋白质互补作用原则包括食物的生物学种属越远越好,搭配的食物种类越多越好,不同种类食物的食用时间越近越好。蛋白质互补意义在于:不同食物蛋白质中的必需氨基酸含量和比例不同,通过将不同种类的食物相互搭配,可提高限制氨基酸的模式,由此提高食物蛋白质的营养价值。

6. 蛋白质的推荐摄入量及食物来源

按能量计算,蛋白质供能占总能量的 10%~20%,其中成人为 10%~12%,老年人为 15% 可防止出现负氮平衡。

优质蛋白质主要存在于动物性食品(蛋、奶、肉、鱼)和大豆及其制品中。每日膳食中优质蛋白质应占摄入蛋白质总量的 30%~50%。粮谷类蛋白质含量不高,但因是主食,仍是膳食蛋白质的主要来源。植物性食品所含蛋白质数量少,必需氨基酸的种类不全或某种必需氨基酸的比值过低,因此,注意蛋白质互补,多种食物适当搭配是非常重要的。

膳食营养素参考摄入量(Dietary reference intakes,DRIs)推荐蛋白质摄入占膳食总热能百分比成人为 10%~12%,儿童、青少年 10%~14% 为宜。

动物食品的蛋白质含量较高。其中畜、禽肉类和鱼类蛋白质含量为 16%~20%,鲜奶类为 2.7%~3.8%,蛋类为 11%~14%;豆类蛋白质含量为 20%~40%,除含硫氨基酸偏低外,其他几乎与动物蛋白相似;谷物中虽蛋白质含量仅为 7%~10%,其生理价值不如动物蛋白和豆类蛋白,但因我国人民每日摄入的谷类数量相对较大,因此谷物食品仍是我们重要的蛋白质来源,并应适当摄入动物性蛋白质。大豆可以提供丰富的优质蛋白质,牛奶富含多种营养素,应大力提倡中国各类人群对牛奶和大豆制品的消费。

人类在生产大量传统的动植物及其制品之外,开发出了许多非传统的新食品蛋白质资源。如对单细胞蛋白质(SCP)的开发利用,单细胞蛋白质多由微生物培养制成,其蛋白质含量一般在 50% 以上,并含有丰富的必需氨基酸。此外,还有对昆虫及昆虫蛋白质的研究,昆虫的蛋白质含量高,脂肪和胆固醇低,有的昆虫蛋白质还含有有益人体营养保健的成分。

7. 蛋白质-能量营养不良

蛋白质-能量营养不良是指因能量和蛋白质摄入不足或缺乏而引起的营养缺乏性疾病,是世界范围内最常见的营养缺乏病之一。蛋白质缺乏很少孤立存在,通常伴随着能量和其他营养物质的缺乏。蛋白质和能量的供给不能满足机体维持正常生理功能的需要时,就会发生蛋白质-能量营养缺乏症。造成人体出现蛋白质-能量营养缺乏的病因主要有摄入不足、消化吸收不良、蛋白质合成障碍、机体需要增加而供给不足。蛋白质-能量营养不良是一个重要的公共卫生问题,影响从婴儿到老年人的所有年龄段人群。在部分贫困的发展中国家,长期的低能量和/或低蛋白质的饮食将阻碍儿童的生长,使他们终生都更容易患病。

消瘦是由于膳食中长期缺乏能量、蛋白质以及其他营养素的结果,或因对食物的消化、吸收和利用有障碍所引起的。严重的蛋白质-能量营养缺乏症可直接造成死亡,轻型慢性蛋白质-能量营养缺乏症常被人所忽视,但对儿童的生长发育、免疫功能和病后康复都很有影响。

二、脂类

脂类(Lipids)是脂肪(Fats)和类脂(Lipoids)的总称,是人体不可缺少的营养物质,脂肪是膳食中产生能量最高的一种营养素。日常食用的植物油及动物脂肪其主要成分为甘油三酯,植物油含较多的不饱和脂肪酸,而动物脂肪多含长链饱和脂肪酸。健康饮食中不能缺少脂肪，但若摄入过多，可能会诱发肥胖、高血脂、糖尿病等一系列代谢紊乱性疾病。

类脂即类似脂肪或油的有机化合物的总称，包括磷脂、固醇及其酯。磷脂包括甘油磷脂和鞘磷脂。固醇类（Steroids）又称甾醇类，包括动物体内的胆固醇（Cholesterol）和植物体内的植物固醇（Phytosterol）。类脂在维持生物膜结构及功能、参与脑和神经组织构成、运输脂肪以及合成维生素、激素前体等方面发挥重要作用。

1. 脂类的生理功能

食物脂肪和人体脂肪各具有一些特殊功能，分别称为食物脂肪的营养学功能和体内脂肪的生理功能。脂肪酸的碳链长短、饱和程度和空间结构与脂肪的特性与功能有关，食物中脂肪酸以18C为主，饱和程度越高、碳链越长，脂肪熔点越高。动物脂肪含饱和脂肪酸多，常温下呈固态脂；植物脂肪含不饱和脂肪酸（Unsaturated fatty acid，UFA），常温下多呈液态油。

（1）提供能量　每克脂肪在体内氧化产生37.6kJ的能量，是蛋白质和碳水化合物供能的两倍多，正常情况下人体所需能量的20%~30%来自脂肪。

（2）构成机体组织　机体皮下储存一定量的脂肪，具有保温、隔热、滋润皮肤、支持周围组织的作用，可减轻外界环境对机体组织的影响，保护内脏器官不受损害。

（3）提供必需脂肪酸　必需脂肪酸多存在于植物油类中，动物脂肪含必需脂肪酸较少。

（4）提供脂溶性维生素并促进其消化吸收　脂溶性维生素只存在于食物脂肪中，也只有在脂肪存在的环境下才能被吸收。当饮食中缺乏脂肪时，体内的脂溶性维生素也会缺乏，常表现为干眼症，机体组织上皮干燥、角质化、增生等病症。

（5）改善食品感官性状，给人以饱腹感　食物中的各个成分消化速度不一样，碳水化合物在胃中迅速排空，蛋白质排空较慢，脂类在胃中停留时间较长。一次进食含50g脂肪的高脂膳食，需4~6h才能在胃中排空，因而使人有高度饱腹感。此外，脂肪还可改善食品的感官性状（色、香、味、型等），具有促进食欲的作用。

2. 脂类的消化吸收与代谢

（1）脂类的消化　脂肪的消化是从口腔开始的。唾液腺分泌的脂肪酶可水解部分食物脂肪，这种作用主要发生在婴儿口腔中。成年人脂类的主要消化场所在小肠上段。在小肠蠕动及胆汁的作用下，脂类分散成细小的乳胶体，胰腺分泌脂肪酶催化脂质水解。甘油三酯中的酯键可被脂肪酶水解，产生两分子游离脂肪酸和甘油单酯，甘油单酯可进一步水解成甘油和游离氨基酸。胆固醇酯酶作用于胆固醇，使其水解成脂肪酸和游离胆固醇（图1-3）。

（2）脂类的吸收　脂类的吸收部位主要在十二指肠的下部和空肠上部，且与消化过程同时进行。长链脂肪酸及甘油单酯被吸收后，大部分重新能够合成为甘油三酯。中、短链甘油三酯水解产生的脂肪酸和甘油单酯。

大部分食用脂肪均可被完全消化吸收、利用；如果大量摄入消化吸收慢的脂肪，很容易产生饱腹感；那些易被消化吸收的脂肪，则不易产生饱腹感并很快就会被机体吸收利用。脂肪的消化率约为95%，奶油、椰子油、豆油、玉米油与猪油等都能全部被人体在6~8h内消化，摄入2h后可吸收24%~41%，4h可吸收53%~71%，6h达68%~86%。婴儿与老年人对脂肪的吸收速度较慢。

（3）脂类的代谢

①脂肪酸合成：脂肪酸的重新合成是由乙酰辅酶A在线粒体外空间通过一组脂肪酸合成酶完成的。由于人类不具有在ω-7碳以下位点插入不饱和键的酶类，因此6C和3C脂肪酸对人

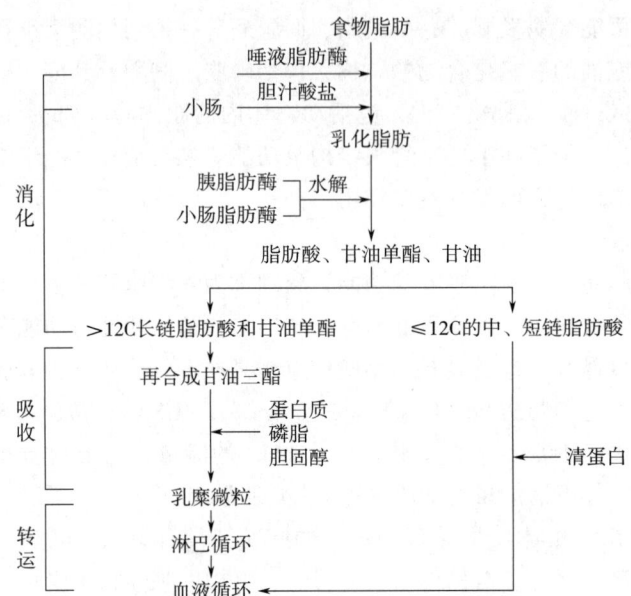

图1-3 脂肪的消化、吸收、转运

注：引自孙远明《食品营养学》，2010。

体是必需的。细胞内也存在延长和去饱和的逆过程。

②胆固醇合成：胆固醇几乎在人体内所有组织内都能合成，其合成涉及20多个反应。当经膳食摄入胆固醇和脂肪量增加时，机体对内源性胆固醇的依赖将减少。人体内大部分胆固醇是在肝外组织合成的。已发现适当控制能量摄入和适度减肥可以明显抑制胆固醇的合成。

③脂肪动员：储存在脂肪组织中的脂肪，被脂肪酶逐步水解为游离脂肪酸和甘油并释放到血液中以供其他组织氧化释放能量的过程，称为脂肪动员。正常情况下，机体并不发生脂肪动员，只有在饥饿、禁食等造成血糖降低或交感神经兴奋时，才会发生脂肪动员。

④脂肪酸的氧化：通过线粒体内的β-氧化，脂肪酸氧化生成乙酰辅酶A。在此过程中，脂肪酰基通过4个步骤被循环降解，包括脱氢、水合、脱氢和裂解。含18C及18C以上的脂肪酸，通过肉碱的转运以酯酰辅酶A的形式进入线粒体。短链和中链脂肪酸不需要肉碱的转运就可以进入线粒体进行氧化。

饥饿和长期运动也可导致脂肪的分解和氧化速率增加。另一方面，底物和激素，如葡萄糖和胰岛素水平升高则可抑制脂肪酸的氧化。脂肪分解为脂肪酸和甘油后，会释放到血液中。血浆清蛋白可结合游离脂肪酸，结合后由血液输送到全身各组织。甘油溶于水后，可直接由血液输送到肝、肾、肠等组织，在糖代谢途径进行代谢或转变为糖。

⑤酮体的生成：酮体主要包括乙酰乙酯、β-羟丁酸及丙酮等物质，是脂肪酸在肝脏氧化分解时，由乙酰辅酶A在肝线粒体中产生的中间代谢产物。酮体分子能直接通过脑血屏障和肌肉毛细管壁，可作为脑和肌肉的重要能源。

正常情况下，肝产生的酮体用于肝外组织的功能需要，血中的酮体含量很低。但在饥饿、高脂低糖膳食及糖代谢异常时，脂肪动员增强，酮体积累过多，会引起血中酮体升高，当血中酮体水平超过肾小管重吸收能力时，尿中也会出现酮体，造成酮症。由于酮体（如乙酰乙酸、β-羟丁酸）为较强的有机酸，可造成代谢性酸中毒，出现代谢紊乱。

3. 脂类的类型

（1）脂肪酸的分类　脂肪酸一般为直链的，具有偶数碳原子的饱和或不饱和脂肪族羧酸。脂肪酸可根据碳链数目、碳链之间双键个数或者空间构型进行分类。根据脂肪酸碳链的数目分为短链（4C~6C）、中链（8C~12C）及长链（14C~26C）脂肪酸；根据脂肪酸碳链之间是否有双键分为饱和脂肪酸和不饱和脂肪酸，其中不饱和脂肪酸又按其所含双键数目不同分为单不饱和脂肪酸及多不饱和脂肪酸。根据脂肪酸的空间构型分为顺式脂肪酸和反式脂肪酸。

①饱和脂肪酸：膳食中常见的饱和脂肪酸有丁酸、己酸、辛酸、癸酸和月桂酸，这些饱和脂肪酸主要存在于动物性食物中。植物油中的椰子油和棕榈油也含有较多饱和脂肪酸。碳原子数高于10个的饱和脂肪酸除硬脂酸外，被认为会增加血液中胆固醇的含量。

②单不饱和脂肪酸：碳链中含有1个双键的脂肪酸，为单不饱和脂肪酸。油酸是膳食中主要的单不饱和脂肪酸。人体摄入单不饱和脂肪酸只会降低低密度脂蛋白胆固醇，而不影响高密度脂蛋白胆固醇的水平。

③多不饱和脂肪酸：碳链结构上含有2个或2个以上双键的脂肪酸为多不饱和脂肪酸。按从脂肪酸的疏水端（CH_3）数起，第一个双键的位置即可将多不饱和脂肪酸分为 $\omega-3$、$\omega-6$ 和 $\omega-9$ 等系列。$\omega-6$ 多不饱和脂肪酸如亚油酸、γ-亚麻酸、花生四烯酸，它们具有降低血清中胆固醇的作用；$\omega-3$ 多不饱和脂肪酸如 α-亚麻酸、二十碳五烯酸（EPA）和二十二碳六烯酸（DHA）。$\omega-3$ 系列多不饱和脂肪酸能显著降低甘油三酯和极低密度脂蛋白-胆固醇的水平。

（2）必需脂肪酸及其生理功能　必需脂肪酸（Essential fatty acids，EFAs）指机体生命活动必不可少，但机体自身又不能合成、必须由食物供给的多不饱和脂肪酸（Poly-unsaturated fatty acids，PUFAs），如亚油酸（$\omega-6$）和 α-亚麻酸（$\omega-3$）。事实上，$\omega-3$、$\omega-6$ 系列中许多多不饱和脂肪酸例如花生四烯酸、二十碳五烯酸、二十二碳六烯酸等都是人体不可缺少的脂肪酸，但人体可以由亚油酸和 α-亚麻酸合成这些脂肪酸。不过，机体在用亚油酸合成 $\omega-6$ 系列和 α-亚麻酸合成 $\omega-3$ 系列其他多不饱和脂肪酸的过程中使用的是同一种酶。因此，若能从食物中直接获得所有这些脂肪酸是最有效的途径。目前已知 $\omega-6$ 系多不饱和脂肪酸与生长、发育和生殖等都有一定关系；而 $\omega-3$ 系多不饱和脂肪酸则对脑、视网膜、皮肤和肾功能健全等十分重要，如二十碳五烯酸和二十二碳六烯酸。

必需脂肪酸的生理功能如下。

①必需脂肪酸是细胞和线粒体膜的重要组成成分，参与磷脂的合成并以磷脂的形式出现在细胞和线粒体膜中。

②必需脂肪酸参与胆固醇的正常代谢。体内约有70%的胆固醇与脂肪酸结合成酯，然后被转运和代谢，如亚油酸和胆固醇结合而成的胆固醇酯由高密度脂蛋白（HDL）从人体各组织携带至肝脏分解代谢，从而具有降血脂作用。如果缺乏必需脂肪酸，胆固醇不能在体内正常运输，从而沉积在血管内壁。

③亚油酸是前列腺素合成的原料。其摄入量的多少直接影响前列腺素的合成，而前列腺素是否正常对机体有多方面的作用，主要表现为催产、抗早孕、改善心肺功能等。

④必需脂肪酸和生殖细胞的形成及妊娠、授乳、婴儿生长等有关。

⑤必需脂肪酸能保护皮肤免受射线的损害。必需脂肪酸缺乏会引起生长迟缓、生殖障碍、皮肤损伤（出现皮疹等）以及肾脏、肝脏、神经和视觉等方面的多种疾病。但多不饱和脂肪酸摄入过多，可使体内有害的氧化物、过氧化物等增加，同样对机体会产生多种慢性危害。

(3) 磷脂 磷脂与三酰甘油结构相似，1分子磷脂含有2个脂肪酸，第3个位置上是一个磷酸分子。磷酸极性较强，而脂肪酸非极性较强，这使得磷脂能够使脂肪分散于水中，进而充当乳化剂。磷脂结合在一起形成稳定的磷脂双分子层，这是细胞膜的重要结构。

(4) 固醇 固醇是一类含有多个环状结构的脂类化合物，因其环外基团不同而不同。固醇类多作为类固醇激素的前体，如7-脱氢胆固醇是维生素D_3的前体。固醇类广泛存在于动植物食品中，主要包括胆固醇和植物固醇。

①胆固醇：是人体许多重要的活性物质的合成材料，如性激素、肾上腺素等。动物性食品中富含胆固醇，且有一部分发生了酯化形成胆固醇酯。膳食是胆固醇和胆固醇酯的混合物。肝脏和肠壁细胞是体内合成胆固醇的主要组织。糖和脂肪等分解产生的乙酰辅酶是各组织合成胆固醇的主要原料。机体可从食物中获得也可利用内源性胆固醇，长期过多摄入动物性食品有可能导致血液中的胆固醇水平升高。研究表明，饱和脂肪酸可使中低密度脂蛋白胆固醇水平升高，所以，为了降低血液胆固醇，限制饱和脂肪酸的摄入量要比仅限制胆固醇的摄入更为有效。

②植物固醇：又称为植物甾醇，分子结构与胆固醇相似，存在于植物性食品中。常见的植物固醇有β-谷固醇、菜固醇、豆固醇和菜籽固醇。机体对植物固醇的吸收能力较低。植物固醇具有降低人体血清胆固醇的作用，可干扰肠道对膳食中胆固醇和胆汁中胆固醇的吸收。主要植物来源的固醇包括植物油、种子和坚果等。

(5) 反式脂肪酸 反式脂肪酸（Trans fatty acid，TFA）是一类不饱和脂肪酸，其分子结构的特点是双键上相连的两个氢原子分别在碳链的两侧。若双键上两个碳原子相连的两个氢原子分别在碳链的同侧，则为顺式脂肪酸。反式脂肪酸与顺式脂肪酸的生物学作用相差很大。

①反式脂肪酸对健康的影响。对生长发育的影响：反式脂肪酸会干扰必需脂肪酸的代谢，抑制必需脂肪酸的功能。新生儿生长发育迅速，而体内不饱和脂肪酸的储备数量有限，易受干扰脂肪酸代谢因素的影响，从而影响生长发育。反式脂肪酸可干扰婴儿的生长发育。

对心血管疾病的影响：反式脂肪酸对血小板聚集的抑制程度比顺式脂肪酸小得多，可为机体提供一个更利于血栓形成的环境。

反式脂肪酸能升高血清总胆固醇和低密度脂蛋白胆固醇水平，降低高密度脂蛋白胆固醇的水平，且甘油三酯水平也有所升高。血浆总胆固醇和甘油三酯水平升高是动脉硬化、冠心病和血栓形成的重要因素。膳食脂肪酸对血脂和脂蛋白的不良影响将导致心血管疾病的发生与发展。

②反式脂肪酸的食物来源。膳食中反式脂肪酸的来源主要包括：反刍动物（如牛、羊）脂肪组织及奶中；食用油脂的氢化产品，如人造黄油、豆油和色拉油等。不同油脂中反式脂肪酸的种类和含量差异很大，一般来说液体植物性油脂含反式脂肪酸较少，固化油脂含反式脂肪酸较多。

③反式脂肪酸的摄入量及控制措施。由于饮食习惯和食物结构差异，反式脂肪酸的摄入量变化较大。欧美地区反式脂肪酸人均摄入量一般为2~13g/d。美国居民的膳食反式脂肪酸主要来自氢化植物油。近年来，随着快餐行业的发展，快餐食品中的反式脂肪酸引起了人们的注意。如炸鸡和法式油炸土豆的反式脂肪酸占总脂肪酸的36%，薯条反式脂肪酸为总脂肪酸的35%。鉴于反式脂肪酸对人体的不利影响，我国1岁以上儿童及成人反式脂肪酸的宏量营养素可接受范围（AMDR）上限为1%E（%E即脂肪或脂肪酸供能占总能量的百分比）。控制反式

脂肪酸可通过以下途径实现：减少富含人造黄油等食品的摄入；改进食用油脂的氢化工艺，减少油脂食品中的反式脂肪酸含量；使用不饱和度低的植物油为原料油，减少其中反式脂肪酸的形成。

4. 脂类的适宜摄入量及其食物来源

中国营养学会制订的《中国居民膳食营养素参考摄入量（2023版）》，根据人体能量需要和我国的实际情况，提出每日膳食中由脂类供给的能量占总能量的比例（详见表1-7）。在合理膳食中，人体所需要热量的20%~30%由脂肪供给。必需脂肪酸的摄入量，推荐我国成人ω-6多不饱和脂肪酸的AMDR为2.5%E~9.0%E，成人ω-3多不饱和脂肪酸亚麻酸的适宜摄入量（AI）为0.60%E。

膳食中脂类的主要来源为植物油和动物脂肪，我国广大居民常食用的植物油是菜籽油、豆油、花生油、芝麻油，有些地区食用棉籽油等，这些植物油含有丰富的不饱和脂肪酸和必需脂肪酸，经常食用，基本可满足人体对必需脂肪酸的需要，不会造成必需脂肪酸的缺乏。此外，坚果类也是亚油酸的重要食物来源。动物类食品依来源和部位不同，脂类的含量和种类差异很大，脂肪组织含有大量的饱和脂肪酸；动物的脑、心、肝、和肺等部位含较多的磷脂；奶及蛋黄是婴幼儿脂类的良好来源；水产品多不饱和脂肪酸含量高，深海鱼如鲱鱼、鲑鱼的油富含EPA和DHA，它们属ω-3系的多不饱和脂肪酸，具有降低血脂和预防血栓形成的作用；粮谷类、蔬菜、水果脂肪含量很少，不作为油脂的来源。

由于脂肪在食品加工、烹调中可提高产品的感官性状和适口感，而且良好的风味可刺激人的食欲，使人们易产生对脂肪的嗜好和依赖；而过多摄入脂肪会对人体产生多种危害。为解决这一矛盾，人们开发生产出具有脂肪性状而又不能被人体吸收的脂肪替代品（Fat substitutes），脂肪替代品一般是以碳水化合物、脂肪或蛋白质为原料生产。典型的产品有蔗糖聚酯（Sucrose polyester）和燕麦素。蔗糖聚酯是由蔗糖和脂肪酸为主要原料合成的脂肪替代品。燕麦素是从燕麦中提取的脂类物质，该物质对热稳定，有脂肪的细腻口感，主要用于冷冻食品如冰淇淋，以及色拉调料、汤料的加工；由于在生产中保留有大量的燕麦纤维素，它不仅可作为饱和脂肪酸的代用品，而且有一定的降胆固醇作用。

脂类

表1-7　　　　　　　　　　中国居民膳食脂肪参考摄入量

年龄	总脂肪/%E	饱和脂肪酸/%E	ω-6多不饱和脂肪酸/%E	ω-3多不饱和脂肪酸/%E	EPA+DHA/(mg/d)
0岁~	—	—	—	—	—
0.5岁~	—	—	—	—	—
1岁~	—	—	—	—	—
3岁~	—	—	—	—	—
4岁~	20~30	<8	—	—	—
7岁~	20~30	<8	—	—	—
11岁~	20~30	<8	—	—	—
12岁~	20~30	<8	—	—	—

续表

年龄	总脂肪/%E	饱和脂肪酸/%E	ω-6多不饱和脂肪酸/%E	ω-3多不饱和脂肪酸/%E	EPA+DHA/（mg/d）
18岁~	20~30	<10	2.5~9	0.5~2.0	250~2000
30岁~	20~30	<10	2.5~9	0.5~2.0	250~2000
50岁~	20~30	<10	2.5~9	0.5~2.0	250~2000
65岁~	20~30	<10	2.5~9	0.5~2.0	250~2000
75岁~	20~30	<10	2.5~9	0.5~2.0	250~2000
孕妇（早）	20~30	<10	2.5~9	0.5~2.0	250~2000
孕妇（中）	20~30	<10	2.5~9	0.5~2.0	—
孕妇（晚）	20~30	<10	2.5~9	0.5~2.0	—
乳母	20~30	<10	2.5~9	0.5~2.0	—

注：引自中国营养学会《中国居民膳食营养素参考摄入量（2023版）》。

未制定参考值用"—"表示；%E为占能量的百分比。

三、碳水化合物

1. 碳水化合物（Carbohydrates，CHO）的分类

碳水化合物也称为糖类，由碳、氢、氧三种元素构成。碳水化合物是一切生物体维持生命活动所需能量的主要来源，是自然界存在最多、具有广谱化学结构和生物功能的有机化合物。1998年，联合国粮食及农业组织和世界卫生组织根据其化学结构及生理作用的分类模式，将碳水化合物分为糖（1~2个单糖）、寡糖（3~9个单糖）、多糖（≥10个单糖）。

（1）单糖（Monosaccharide） 是碳水化合物结构的基本的糖单位。食物中最常见的单糖是葡萄糖、果糖和半乳糖。葡萄糖是重要的能量来源，是人体内主要的单糖。在大多数情况下，食物中的糖和其他碳水化合物最终在肝脏中转化为葡萄糖。

另一种常见的单糖是果糖。膳食中大部分游离果糖来自软饮料、糖果、果酱、果冻以及许多其他水果制品和甜点中使用的高果糖玉米糖浆。多数果糖会转化为葡萄糖，过量的果糖将会继续形成脂肪。

半乳糖的结构与葡萄糖几乎相同。自然界中不存在大量的纯半乳糖，通常与葡萄糖结合生成乳糖。

（2）双糖（Disaccharide） 由两个单糖结合而成。食物中的双糖主要有蔗糖、乳糖和麦芽糖，他们都含有葡萄糖。一分子葡萄糖和一分子果糖结合形成蔗糖。蔗糖天然存在于甘蔗、甜菜、蜂蜜和枫糖中。葡萄糖与半乳糖结合形成乳糖，乳糖主要存在于奶制品中。

麦芽糖由两个葡萄糖分子组成，淀粉水解产生麦芽糖。

人体小肠中缺乏分解乳糖的乳糖酶，当摄入牛奶等含乳糖的食物，乳糖只能被肠道微生物发酵，生成小分子的有机酸，并产生气体，出现腹胀、腹痛、腹泻等症状，称为乳糖不耐受症。出现乳糖不耐受症，建议食用硬奶酪、酸奶或者添加乳糖酶的奶制品。

（3）寡糖（Oligo-saccharides） 由3个以上10个以下的单糖分子通过糖苷键构成的聚合

物，也称低聚糖。功能性低聚糖（Functional oligosaccharides）的提出原是相对普通低聚糖而言的，是指不被肠道内消化酶所消化的低聚糖。

食品领域具有重要功能的低聚糖包括低聚异麦芽糖、大豆低聚糖、低聚果糖、低聚半乳糖、壳聚糖、壳寡糖、低聚木糖等，因在人体肠道内不具备分解消化的酶系统，不能在胃内进行消化吸收，而是直接进入小肠内被双歧杆菌等利用。

在某些蔬菜、水果中含有天然的低聚糖，如洋葱、大蒜、葡萄、香蕉等含低聚果糖，大豆及一些豆类含水苏糖，甜菜中含棉籽糖，多食用这类食物对各类人群都有益。低聚糖可以从天然物中提取，也可用微生物酶转化或水解法制造，作为功能性基料添加到食品中去，如饮料、糖果、糕点、奶制品、冰淇淋及调味料。用功能性低聚糖开发的食品已达500种，人体可从这些食品中额外补充低聚糖。功能性低聚糖虽较广泛存在于植物性食物中，但一般人日常膳食往往达不到有效的摄入量。与其他难消化糖一样，低聚糖过量摄入也会产生肠胃胀气和腹泻。

功能性低聚糖发挥如下生理功能。

①调节菌群结构、增殖有益菌群。功能性低聚糖是双歧杆菌、乳酸菌、肠球菌等有益菌群最直接、最有效的养料，促使双歧杆菌等快速生长和大量繁殖。

②降低龋齿发生率。功能性低聚糖属于难消化糖，很难被口腔龋齿菌所利用，所以不会产生形成齿垢，降低蛀牙发生率。当其与蔗糖同时使用时，能抑制齿垢形成，防止牙齿表面珐琅脱落，发挥抗龋齿作用。

③防治便秘。双歧杆菌发酵低聚糖时产生大量的短链脂肪酸，可刺激肠道蠕动，增加粪便的湿润度，从而防止便秘的发生。此外，低聚糖属于水溶性膳食纤维，可促进小肠蠕动，预防和减轻便秘。

④调节血脂和胆固醇代谢。功能性低聚糖不能被消化酶消化吸收，一般较少转化成脂肪。它被双歧杆菌分解可抑制肝脏胆固醇的生成及葡萄糖转化成脂肪。摄入功能性低聚糖后可以降低血清胆固醇的水平，从而有效地降低血脂。

⑤增强机体免疫能力。功能性低聚糖增殖的双歧杆菌细胞壁和分泌物可产生大量的免疫物质。双歧杆菌对肠道免疫细胞强烈的刺激，能够增加抗体细胞数量，激活巨噬细胞的吞噬能力，从而提高机体免疫能力。

⑥促进B族维生素的生成。功能性低聚糖可以促进双歧杆菌增殖，后者可在肠道内合成B族维生素。此外，由于双歧杆菌能抑制B族维生素的分解菌，随着肠道双歧杆菌的增殖，提高肠道内合成的维生素含量，可以间接提高人体内水溶性维生素的水平。

（4）多糖（Poly-saccharides） 是由10个或以上单糖分子通过1,4-糖苷键或1,6-糖苷键相连而成的聚合物。多糖在自然界中分布广泛、种类多，作用也不尽相同。有的多糖构成植物骨架结构，如纤维素；有的多糖作为动植物贮藏的养分，如糖原和淀粉；有的多糖具有特殊生理活性，如灵芝多糖、枸杞多糖等。食物中的多糖，一部分能够被人体消化吸收，如淀粉等；而另一部分不能被人体消化吸收，如纤维素、半纤维素、木质素、果胶等。

①淀粉：是最常见的多糖。淀粉由葡萄糖聚合而成，根据聚合方式不同，淀粉分为直链淀粉和支链淀粉。直链淀粉是由D-葡萄糖残基以α-1,4糖苷键连接而成的线性结构，约占蔬菜、豆类、面食和大米中可消化淀粉的20%。天然直链淀粉遇碘产生蓝色反应，且易"老化"，形成难消化的抗性淀粉。支链淀粉是枝杈状结构，占可消化淀粉的80%。因此，支链淀

粉比直链淀粉更容易被消化，进而更容易升高血糖。纤维素是植物中的另一种复合碳水化合物，虽然与直链淀粉相似，但不能完全分解被人类消化。

②糖原：是哺乳动物体内储存葡萄糖的形式，由一系列葡萄糖单元组成，结构上有许多分支，为酶提供更多分解的位点，因此是储存体内碳水化合物的一种理想形式。肝脏和肌肉是糖原的主要储存部位。体液中的葡萄糖量有限，仅能提供大约502.3kJ能量，肝糖原和肌糖原是机体在能量急需的情况下，碳水化合物供能的主要来源。肝糖原主要贡献在于升高血糖；肌糖原不能提高血糖，而是为肌肉提供葡萄糖，特别在高强度和耐力运动中发挥作用。

③纤维（Fiber）：是指存在于植物中不能被人体消化吸收的多糖（由于纤维中的葡萄糖分子以β键连接，不能被体内淀粉酶水解）。根据其水溶性不同将纤维分为两类，即可溶性纤维和不溶性纤维。

可溶性纤维（Soluble fiber）指既可溶解于水、又可以吸水膨胀并能被大肠中微生物酵解的一类纤维，存在于植物细胞液和细胞间质中，主要有果胶（Pectin）、树胶（Gum）和黏胶（Mucilage）等。果胶通常存在于水果和蔬菜中，尤其是橘类和苹果中含量较多。在食品加工中常用果胶作为增稠剂制作果冻、色拉调料、冰淇淋和果酱等。果胶分解后产生甲醇和果胶酸，这就是过熟或腐烂的水果中及各类果酒中甲醇含量较多的原因。树胶、黏胶、阿拉伯胶（Arabic gum）以及瓜尔胶（Guar gum）在食品加工中可作为稳定剂。

不溶性纤维（Insoluble fiber）包括纤维素、木质素和一些半纤维素。纤维素是植物细胞壁的主要成分，其构成成分和淀粉相同，而葡萄糖分子间的连接不同，一般不能被肠道微生物分解。半纤维素是谷类纤维的主要成分，包括戊聚糖、木聚糖、阿拉伯糖和半乳聚糖等，能被肠道微生物分解。木质素是植物木质化形成的非碳水化合物，不能被人体消化吸收。纤维的种类、食物来源和主要功能见表1-8。

表1-8　　　　　　　　　　纤维的种类、食物来源和主要功能

纤维类别		主要食物来源	主要功能
不溶性纤维	木质素	所有植物	
	纤维素	所有植物	增加粪便体积
	半纤维素	小麦、黑麦、大米、蔬菜	促进胃肠蠕动
可溶性纤维	果胶、树胶、少数半纤维素	柑橘类、燕麦制品和豆类	延缓胃排空时间、减缓葡萄糖吸收、降低血胆固醇

注：引自陈炳卿《营养与食品卫生学》，2000。

2. 碳水化合物的生理功能

（1）提供和储存能量　碳水化合物是人类获取能量最经济和最主要的来源。碳水化合物在体内消化后，主要是以葡萄糖的形式被吸收。葡萄糖可被所有的组织利用，例如蛋白质在肌肉中不能被直接氧化取得能量，脂肪在肌肉中的氧化能力很低，肌肉活动最有效的能量是糖原，而心脏、神经系统只能利用葡萄糖作为能源。

糖原是肌肉和肝脏中碳水化合物的储存形式。肌糖原约占总糖原的2/3，肝糖原约占1/3，其他大部分组织中，如心肌、肾脏、脑等也含有少量糖原。肌糖原分解后主要用于肌肉收缩，肝糖原可分解为葡萄糖以维持血糖浓度。

（2）构成机体组织　每个细胞内都含有碳水化合物，主要以糖脂、糖蛋白和蛋白多糖的形式存在，分布在细胞膜、细胞器膜、细胞质以及细胞间质中。糖脂是细胞膜与神经组织的组成部分，糖蛋白是许多重要功能物质，如酶、抗体、激素的一部分，核糖和脱氧核糖是遗传物质 RNA 和 DNA 的主要成分之一。

（3）保肝解毒作用　当碳水化合物摄入充足时，可增加体内肝糖原的贮备，机体抵抗外来有毒物质的能力增强。肝脏中的葡糖醛酸能与这些有毒物质结合并排出体外，起到解毒作用，可保护肝脏的功能。

（4）节约蛋白质　碳水化合物是机体最直接和经济的能量来源，当它摄入充足时，机体首先利用它提供能量，减少了蛋白质作为能量的消耗，使更多的蛋白质用于组织的建造和再生。

（5）抗酮体作用　葡萄糖在体内氧化可生成草酰乙酸，脂肪代谢生成的乙酰基彻底氧化必须要同草酰乙酸结合才能进入三羧酸循环。如果碳水化合物不足，动用过多的脂肪，其分解代谢的中间产物酮体因葡萄糖代谢产生的草酰乙酸不足而不能完全氧化，继而产生大量的酮体。酮体是一些酸性化合物，会引起血液酸度升高，引发酮血症。膳食中提供充足的碳水化合物可防止发生酮血症，即抗生酮作用。

（6）增强肠道功能　非淀粉多糖是一类不能被机体小肠消化利用的多糖类物质，但能刺激肠道蠕动，增加结肠发酵率，有利人体肠道的健康，具有重要的生理意义。

3. 碳水化合物的消化与吸收

（1）碳水化合物的消化　如图 1-4 所示，多糖是通过口腔、胰腺及小肠壁细胞消化液的作用（酶的作用），从而分解成短链的。当然食物必须加工、烹调、煮熟、破坏膜，使酶作用可分解。在口腔中，唾液淀粉酶水解小部分碳水化合物。在胃中，胃酸和胃蛋白酶极少消化碳水化合物。小肠是消化碳水化合物的主要场所，碳水化合物在小肠腔内被胰淀粉酶水解为双糖和寡糖，在小肠黏膜上皮细胞被彻底消化为单糖。

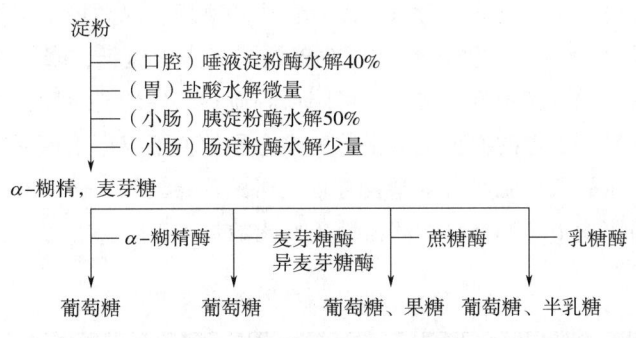

图 1-4　碳水化合物的消化

注：引自孙远明《食品营养学》（第 2 版），2010。

（2）碳水化合物的吸收　碳水化合物被消化成单糖后才能被吸收，主要吸收部位在空肠。单糖的吸收是一种耗能的主动吸收。葡萄糖和半乳糖存在竞争，但后者亲和力差。人类对单糖的吸收力很大，24h 可摄入 20lb（1b＝0.453kg）的糖，即 50000kcal。

单糖的作用：口服或注射果糖时，可使体内酒精分解加快，用于治疗酒精中毒。大脑完全依靠葡萄糖和氧，任何一种降低都会造成大脑的不可逆损伤。胎儿和新生儿同样需要葡萄糖，因为脂肪不能通过胎盘，新生儿的体脂是他自己通过葡萄糖或氨基酸合成的。母体中的血糖永远比胎儿多，以扩散方式便于胎儿获得，果糖不能通过胎盘。

4. 碳水化合物的适宜摄入量与食物来源

膳食中碳水化合物的摄入量主要根据民族饮食习惯、生活条件等而定，中国营养学会认为，现阶段我国居民碳水化合物所供能量约占全日总能的 50%~65% 为宜，成人碳水化合物的平均需要量为 120g。根据《中国居民膳食营养素参考摄入量（2023版）》第 1 部分：宏量营养素建议，应对碳水化合物的来源做出要求，即包括复合碳水化合物淀粉、不消化的抗性淀粉、非淀粉多糖和低聚糖等，以保障人体能量和营养素的需要及改善胃肠道环境和预防龋齿的需要。小孩食用过多蔗糖、糖果又不注意口腔卫生容易发生龋齿，中老年人也应控制精制糖的摄入量，因其营养密度低，易于以脂肪形式储存。因此应限制添加糖的摄入量，每日不超过 50g，最好限制在 25g 以内，一般认为摄入量应控制在占能量 10% 以下。

碳水化合物主要来自谷类、薯类和水果蔬菜类食物，纯碳水化合物食物还包括糖果、酒类、饮料等。某些坚果类虽碳水化合物含量较高，但人们平时食用量少。乳糖是哺乳动物乳腺分泌的一种特有的碳水化合物，一般仅存在于奶制品中。

5. 食物中的血糖生成指数与血糖负荷

（1）血糖生成指数（Glycemic index，GI） GI 是反映食物类型和碳水化合物消化水平的一个参数。一般定义为在一定时间内，人体食用含 50g 有价值的碳水化合物的食物与相当量的葡萄糖后，与 2h 后体内血糖曲线下面积的比值。相同量的碳水化合物，可产生不同的血糖反应和相应不同的 GI 值。

根据 GI 值，将食物分为高 GI 食物（GI>70）、中 GI 食物（55<GI≤70）和低 GI 食物（GI≤55）。高 GI 值的食物进入肠胃后，消化快、吸收完全，葡萄糖进入血液后峰值高，也就是血浆葡萄糖升高；GI 值低的食物在胃肠停留时间长，释放缓慢，葡萄糖进入血液后峰值低，简单说就是血浆葡萄糖比较低。食物血糖生成指数还受到很多因素的影响，如食物中碳水化合物的类型、结构，食物的化学成分和含量，以及食物的物理状况和加工制作过程的影响。

研究表明，以低 GI 食品为主要膳食，可改善糖尿病病人血糖，降低血浆总胆固醇、甘油三酯、低密度脂蛋白，增高高密度脂蛋白，可降低心血管疾病的危险性，不但具有短期效应而且还有长期的健康意义。食物的血糖生成指数的概念和数值不仅用于糖尿病人的膳食管理，而且被广泛应用于高血压病人和肥胖者的膳食管理、居民营养教育，甚至扩展到运动员的膳食管理、食欲研究等多项用途中。部分食物的血糖生成指数见表 1-9。

表 1-9　　部分食物的血糖生成指数

食物名称	血糖生成指数	食物名称	血糖生成指数	食物名称	血糖生成指数
馒头	88.1	玉米粉	68.0	葡萄	43.0
薯甘薯	76.7	玉米片	78.5	柚子	25.0
熟土豆	66.4	大麦粉	66.0	梨	36.0
面条	81.6	菠萝	66.0	苹果	36.0
大米	83.2	闲趣饼干	47.1	藕粉	32.6
烙饼	79.6	荞麦	54.0	鲜桃	28.0
苕粉	34.5	甘薯（生）	54.0	扁豆	38.0

续表

食物名称	血糖生成指数	食物名称	血糖生成指数	食物名称	血糖生成指数
香蕉	52.0	南瓜	75.0	绿豆	27.2
猕猴桃	52.0	油条	74.9	四季豆	27.0
山药	51.0	荞麦面条	59.3	面包	87.9
酸奶	48.0	西瓜	72.0	可乐	40.3
牛奶	27.6	小米	71.0	大豆	18.0
柑	43.0	胡萝卜	71.0	花生	14.0

注：引自杨月欣，王亚光，潘兴昌《中国食物成分表》，2002。

（2）血糖负荷（Glycemic load，GL） GL 是用来反映食物碳水化合物的量对血糖的影响的指标，指 100g 或 1 份食物中可利用碳水化合物质量（g）与 GI 值的乘积/100。餐后血糖水平除了受食物的 GI 值影响外，还与其所含的碳水化合物总量有着密切关系。GL<10 为低 GL 食物，10≤GL≤20 为中 GL 食物，GL>20 为高 GL 食物，提示食用相应质量的食物对血糖的影响明显。

GI 值反映了膳食中糖的"质"，GL 值则反映出实际摄入糖类的"量"，故 GI 与 GL 值结合使用，反映特定食品的一般食用量中所含可利用碳水化合物的数量，更接近实际饮食情况。对于糖尿病病人来说，合理地选择食物品种和数量，是至关重要的。

四、三大营养物质代谢的关系

1. 相互转化

从产物来看，三大营养物质之间可以相互转化。脂肪是由甘油及脂肪酸合成的酯。糖酵解作用产生的二羟丙酮磷酸经甘油磷酸脱氢酶的催化转变为甘油-α-磷酸。而糖酵解作用产生的丙酮酸经氧化脱羧作用生成乙酰 CoA，乙酰 CoA 经脂肪酸生物合成途径合成脂肪酸。由此可见，糖在生物体中可转化为脂肪。

生物体能够动用所储存的大量脂肪并将其转化为糖类。脂肪可分解成甘油和脂肪酸，甘油经激酶的作用磷酸化成甘油-α-磷酸，再脱氢生成二羟丙酮磷酸，然后逆酵解途径生成糖，脂肪酸经 β-氧化生成的乙酰 CoA，通常情况下，经过三羧酸循环氧化成 CO_2 和 H_2O。

2. 相互制约

它们之间除了相互转化，还相互制约。糖类是任何动物首先动用的能源物质。只有当糖类代谢发生困难时，才有脂肪和蛋白供给能量。当糖类和脂肪都不足，蛋白质的分解就会增加。大量摄取糖类和脂肪时，体内蛋白的分解就会减少。

脂类代谢与人体健康：脂肪来源太多时，肝脏就把多余的脂肪转变为脂蛋白运送出去。磷脂是合成脂蛋白的重要原料。

蛋白质代谢与人体健康：蛋白质在生命活动中具有多方面的生理作用。处于生长发育旺盛时期的儿童少年、孕妇以及大病初愈的人，食物中需要有更多的蛋白质。各种蛋白所含的氨基酸种类不同，要合理膳食。

第三节 其他膳食成分

一、膳食纤维

1. 膳食纤维的概念

膳食纤维（Dietary fiber，DF）是指不被肠道内消化酶消化吸收，但能被大肠内的某些微生物部分酵解和利用的一类非淀粉多糖类物质。

膳食纤维可分为水不溶性和水溶性两种，水不溶性膳食纤维的主要成分是纤维素（Cellulose）、半纤维素（Hemicellulose）、木质素（Xylogen）、果胶（Pectin）及少量树胶（Gums），它们是膳食纤维的主要部分；水溶性膳食纤维包括某些植物细胞的储存和分泌物及微生物多糖，主要成分是胶类物质，如黄原胶（Xanthan）、阿拉伯胶（Gum arabic）、瓜尔胶（Guar gum）、卡拉胶（Carrageenan）和琼脂（Agar）等。

近年有学者建议将抗性淀粉（Resistant starch）也归入膳食纤维。抗性淀粉包括改性淀粉（Modified starch）和淀粉经过加热后又经冷却的淀粉，即"老化淀粉"（Retrograded starch），它们在小肠内只有小部分被吸收，大部分进入结肠后被结肠细菌群发酵生成多种气体和短链脂肪酸被结肠缓慢吸收。此外，植物细胞壁的蜡、角质和不被消化的细胞壁蛋白质，美拉德反应产物及动物来源的抗消化物质（如氨基多糖）等都归入膳食纤维。

2. 膳食纤维与人体健康的关系

膳食纤维虽不供给机体能量，但它对人体正常的生理代谢是必不可少的，近年大量的研究表明，膳食纤维对防治许多疾病具有显著的效果。

（1）膳食纤维促进结肠运动，防治结肠癌　研究表明，膳食纤维对防治结肠癌有明显的效果。这有两方面的原因，一方面膳食纤维进入体内后，能刺激肠道的蠕动，加速粪便排出体外，减少了粪便中有毒物质与肠壁接触的机会；另一方面，膳食纤维可以吸收大量水分，增大粪便的体积，相对降低了有毒物的浓度，从而有利于防治结肠癌。

（2）膳食纤维能防治冠心病　血清胆固醇水平高是心血管疾病的诱发因子，膳食纤维能显著降低体内血清胆固醇的水平。果胶能结合胆固醇，木质素能结合胆汁液，增加它们从粪便中的排出量。因此，为减少心血管疾病（冠心病和脑卒中）的风险，提倡食用富含纤维的食物，如蔬菜、豆类、全麦面包和全谷物。

（3）膳食纤维和糖尿病的关系　糖尿病是近年来的一种高发病，有人认为糖尿病发病率高与膳食纤维摄入量有很大的关系。增加食物中膳食纤维的摄入量，可以改善末梢组织对胰岛素的感受性，降低对胰岛素的需求，调节糖尿病患者的血糖水平。多数研究者认为，可溶性膳食纤维在降低血糖水平方面是有效的。

（4）膳食纤维的其他作用　膳食纤维还可调节肠内微生物菌群组成，提高人体免疫力，增强抵抗疾病的能力。多食膳食纤维能增加饱腹感，可以减少产能营养素的摄入，控制肥胖，减少高血压发生的风险。另据报道，膳食纤维对妇女乳腺癌也有一定的防治作用。除此之外，膳食纤维摄入量不足或缺乏可能还与阑尾炎、胃食道逆流、痔疮、静脉血管曲张、肾结石和膀胱结石等疾病有关。

但是,摄入过多的膳食纤维也有一定的弊处,可因消化不良引起腹部胀气,呼出氢气,增加粪便中排出甲烷的量,并将有益的金属离子同时排出体外;还可降低血清中铁和叶酸的含量,导致贫血。

3. 膳食纤维的食物来源和摄入量

根据中国营养学会的建议,我国低能量摄入(7.5MJ)的成年人,其膳食纤维的适宜摄入量为25g/d,中等能量摄入(10MJ)的为30g/d,高能量摄入(12MJ)的成年人为35g/d。美国FDA推荐的成人总膳食纤维摄入量为20~35g/d;50岁以后,足够的摄入量下降到每天21g和30g。美国能量委员会推荐的总膳食纤维中,不溶性膳食纤维占70%~75%,可溶性膳食纤维占25%~30%。每天如摄入一定量的植物性食物如400~500g的蔬菜和水果,及一定的粗粮如杂豆、玉米和小米等,可满足机体对膳食纤维的需要。

膳食纤维的资源非常丰富,但多存在于植物的种皮和外表皮,如农产品加工下脚料小麦麸皮、豆渣、果渣、甘蔗渣和荞麦皮等都含有丰富的膳食纤维。由于加工方法、食入部位及品种的不同,膳食纤维的含量也不同。粗粮、豆类高于细粮;胡萝卜、芹菜、菠菜、韭菜等高于番茄、茄子等;菠萝、草莓高于香蕉、苹果等;同种蔬菜边皮含的纤维量高于中心部位,同种水果果皮纤维量高于果肉。如果食用时将蔬菜的边皮或水果的外皮去掉的话,就会损失部分膳食纤维。水果汁和渣应一起食用,柑橘的膳食纤维量约等于橘汁的6倍。

除天然食物所含膳食纤维外,近年来还有粉末状、单晶体等形式的从天然食物中提取的膳食纤维产品供食用。国内外目前已开发的膳食纤维包括:以小麦、燕麦、大麦、黑麦、玉米和米糠纤维为主的谷物纤维;以豌豆、大豆和蚕豆纤维为主的豆类种子与种皮纤维;水果、蔬菜纤维;甘蔗、甜菜和毛竹纤维及其他合成、半合成纤维等。同时,以膳食纤维作为添加剂制成的强化膳食纤维食品也应运而生。如高纤维面包、饼干、面条、糕点等。

二、水

1. 水在人体内的分布

水是所有营养素中最重要的一种,人若断水3d或失去体内水分的1/5将很快导致死亡。水占体重的百分比因年龄增大而减少,如胚胎98%左右,新生儿约75%,成人为65%,老年人体内水分仅占体重的50%。

水在体内主要分布于细胞内和细胞外,人体内不同组织含水量不一样,以血液中最多,脂肪组织中较少,详见表1-10。女性体内脂肪较多,水分含量不如男性高;成人中肌肉发达而体型消瘦的人其水分所占比例高于体脂多的胖体型者。

表1-10　　　　　　　各组织器官的含水量(以质量分数计)

组织器官	水分含量/%	组织器官	水分含量/%
血液	83.0	脑	74.8
肾	82.7	肠	74.5
心	79.2	皮肤	72.0
肺	79.0	肝	68.3

续表

组织器官	水分含量/%	组织器官	水分含量/%
脾	75.8	骨骼	22.0
肌肉	75.6	脂肪组织	10.0

注：引自中国营养学会《中国居民膳食营养素参考摄入量（2023 版）》。

2. 水的生理功能与水平衡

（1）水的生理功能

①细胞的重要组成成分：每种体液和组织都含有一定量的水。

②参与体内物质代谢：水参与体内各种生化反应，如水解、水合反应等；又参与一系列的生理活动，如消化、吸收、呼吸、血液循环和分泌排泄等。

③体内的重要溶剂：许多物质如单糖、氨基酸、磷脂、水溶性维生素、矿物质及体内分泌的许多激素均需溶于水形成水溶液后才能发挥其生理作用。

④运送物质：水具流动性，是体内运送养料和排泄废物的媒介。

⑤调节体温：人体在冷、热环境下体温的降低或升高变化不大，如在热环境或激烈活动下可通过出汗来调节体温。水又是血液的主要成分，人体通过血液循环把物质代谢产生的热迅速均匀地分布到全身各处。

⑥具有润滑功能：泪液可防止眼球干燥，唾液及消化液有利于咽部的润滑和食物的消化，人体的关节部位、内脏之间需要水来润滑保护。水还可以滋润皮肤，使其柔软并有伸缩性。

（2）水的摄入及来源　机体从以下两个来源获得水分。

①食物和饮料：通常每人每日饮水约 1200mL，食物中含水约 1000mL。摄入水的量受季节、饮茶或喝饮料的习惯、食物种类和数量、食物含盐量、活动强度等诸多因素的影响。

②物质氧化生成水：食物进入体内，某些营养成分在代谢过程中氧化生成水，不同成分在氧化过程中生成的水量、CO_2 的排出量及 O_2 的消耗量不同，酒精和脂肪氧化产生水量较大，蛋白质最少，内生水约 300 mL。

水通过尿、汗液、肺呼吸、粪便排出。水的摄入量和排出量每天维持在 2500mL 左右。

（3）不同年龄人的水需要量　水需要量随年龄、体重、环境温度及劳动强度而不同，正常情况下按每千克体重计，儿童每日水需要量高于成人，如一岁婴幼儿需水 0.41L/（kg 体重），10 岁儿童则需水 0.08L/（kg 体重），而成人仅需水 0.04L/（kg 体重）。

《中国居民膳食指南（2022）》明确提出足量饮水，少量多次。低身体活动水平成年男性每天饮水 1700mL，女性 1500mL，推荐喝白水或茶水，不喝或少喝含糖饮料，不用饮料代替白水。

食物水来自主食、菜和汤，包括食物本身含有的水分和烹调时加入的水。常见水分含量较高（≥80%）的食物包括液态奶、豆浆、果蔬等，以及汤类和粥类。每日从食物中获得的水分是膳食水摄入的重要来源。

（4）缺水和脱水　当人体摄入水分减少或因患病使水分排出量过多（呕吐、腹泻、大面积烧伤、大量出汗和过度呼吸等）使机体丢失大量水分称作缺水。当重度缺水时，细胞外液电解质浓度增加，形成高渗，细胞内水分外移形成"脱水"。体重减轻 8%～12%时，表示已严重脱水，必须及时采取措施以防意外发生。

（5）水过量　水摄入量超过肾脏排出的能力，可引起体内水过量或水中毒。这种情况多见于疾病，如肾脏疾病、肝脏病、充血性心力衰竭等。正常人极少见水中毒，但严重脱水且补水方法不当时也可发生。

(6) 水与盐代谢关系　水代谢与盐代谢密切关系，组织中钠盐对水分有蓄积作用；而钾、钙盐可从体内排出水分。若长期吃太咸的食物，会加重心脏负担，引起高血压，因此心脏病、肾脏水肿病人以及高血压患者等应限制食盐的摄入。

人在高温环境以及剧烈运动后，由于大量出汗，感到非常口渴，此时若饮入许多白开水，会感到头晕、眼花、浑身无力，并影响食欲。原因是细胞内外液体渗透压下降，喝进去的水很快排出体外，导致盐分丢失，产生脱水症状。因此，在补充水分的同时要适当补充盐分。

课后练习

1. 简述蛋白质的生理功能。
2. 简述蛋白质的营养价值评价。
3. 简述蛋白质的生物价及功效比的意义。
4. 简述蛋白质互补作用、意义及要求。
5. 简述蛋白质-能量营养不良的含义及影响。
6. 简述碳水化合物的生理功能。
7. 简述膳食纤维的生理功能。
8. 简述功能性低聚糖的生理功能。
9. 能量平衡失衡对人体健康影响有哪些？

思维导图

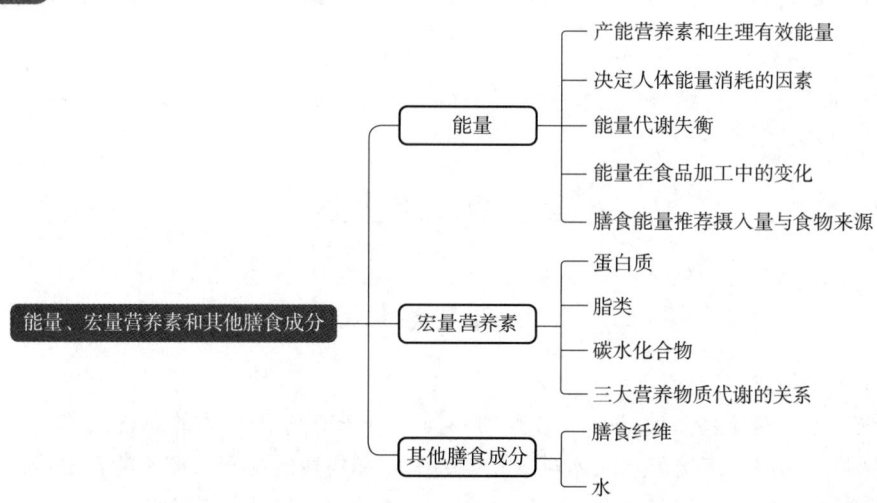

第二章 微量营养素

学习目标

1. 了解宏量营养素与微量营养素、维生素及维生素原、常量元素与微量元素等基本概念。
2. 了解人体维生素和矿物质缺乏的原因。
3. 掌握维生素A、维生素D、维生素E、维生素B_1、维生素B_2、烟酸、泛酸、维生素B_6、叶酸和维生素C的生理功能及其盈缺对人体健康的影响、食物来源和膳食推荐摄入量。
4. 掌握钙、铁、锌、硒、碘的生理功能及其盈缺对人体健康的影响、食物来源和膳食推荐摄入量。

营养素是机体为维持生存、生长发育、体力活动和健康以食物形式摄入的一些需要的物质。因日常人体对蛋白质、脂类和碳水化合物需要量较多，在膳食中所含的比重大，称为宏量营养素；因人体对矿物质和维生素的需要量少，在膳食中所占比重小，被称为微量营养素。

第一节 维生素

一、维生素总论

1. 维生素的概念

（1）维生素 是维持身体健康所必需的一类小分子有机化合物的总称，在人体物质代谢中起着重要调节作用，直接影响人体对营养素的吸收和代谢。由于人体不能合成维生素或合成量不能满足需要，所以必须经常由食物供给，一旦缺乏就会导致相关疾病。

（2）维生素原 是指能在人及动物体内转化为维生素的前体物质。

2. 维生素的命名

（1）按发现顺序以字母命名 维生素A、B族维生素、维生素C、维生素D、维生素E等。

（2）按化学结构命名 视黄醇、硫胺素、核黄素、烟酸等。

（3）按功能命名 抗干眼症维生素、抗脚气病维生素等。

3. 维生素的特点

不同维生素的化学结构、性质和功能各不相同，但具有以下共同特点：不参与机体组织构成；不供给能量；人体每日需要量很少；是天然食物的微量成分；大多数不能在体内合成或大量储存在组织中，一般需要由食物供给；除能维持机体营养生理功能外还具有药理作用，如体内缺乏维生素，就可能出现全身乏力、四肢酸痛、皮肤干燥、贫血等症状，需要明确所缺乏的维生素种类后进行针对性治疗。

4. 维生素的分类

根据其溶解性，可将人体必不可少的 13 种维生素分为脂溶性维生素和水溶性维生素两大类。

（1）脂溶性维生素　主要有维生素 A、维生素 D、维生素 E 和维生素 K 四种，它们的共同特点是：不溶于水，只能溶于脂肪和有机溶剂；随脂肪而摄入并携带到身体各部位，吸收后能在体内储存且储存时间很久；在体内排泄速度较慢，过量摄入会引起机体中毒。

（2）水溶性维生素　主要有维生素 C、维生素 B_1、维生素 B_2、烟酸、维生素 B_6、泛酸、生物素、叶酸及维生素 B_{12} 九种，共同特点是：只溶于水，不溶于脂肪和有机溶剂；进入机体内后能很快被吸收，且较容易被机体排出，因此必须每天适量补充；一旦缺乏，很快会导致相关缺乏症，但长期超量服用对身体无益，且降低摄入量也会引起相关的维生素缺乏症。

5. 人体维生素缺乏的原因

人类维生素的缺乏包括原发性和继发性两种类型。原发性缺乏主要是由于食物中的供给量不足引起；继发性缺乏是由于维生素在体内吸收障碍，破坏分解增强和生理需要量增加等因素造成。人体内维生素缺乏是一个渐进过程：初始储备量降低，继而出现有关生化代谢异常、生理功能改变，然后才是组织病理变化并出现临床症状和体征。轻度维生素缺乏并不一定出现临床症状，但可使劳动效率下降、对疾病抵抗力降低等，称为亚临床缺乏或不足。由于亚临床缺乏症状不明显、不特异，往往被人们忽视。临床上常见多种维生素混合缺乏的症状和体征。许多因素可致人体维生素缺乏。

（1）维生素摄取量不足　膳食搭配不合理或有偏食习惯。如单纯以玉米为主食的居民易患因烟酸缺乏而导致的癞皮病。

（2）吸收不良　消化系统疾病的患者（如长期腹泻、消化道或胆道梗阻者）不能正常吸收营养素。

（3）肠道细菌生长抑制　患者长期使用抗生素而使消化道细菌生长受到抑制，所合成维生素的量减少，也可引起维生素 K、维生素 B_6、烟酸等维生素的缺乏。

（4）机体需要量增加　儿童、妊娠期和哺乳期妇女、重体力劳动者、特殊工种工人、长期高热及慢性消耗性疾病患者等对某些维生素的需要量比一般人要高，如不能足量供应，易引起相关维生素缺乏症。

（5）食物储存及烹调方法不当　不当的食物储存及烹调方法会导致食物中维生素的损失。如多次淘洗并弃掉淘洗用水会导致大米中 B 族维生素的大量损失；煮粥或炖肉时加碱会破坏维生素 B_1；新鲜蔬果中的维生素 C 在储存及烹调时最易被破坏。我国居民膳食中蔬菜占比较高，但大多以熟食为主，所以对维生素 C 的实际摄取量比按新鲜样品的计算值要小很多。

二、主要维生素各论

1. 脂溶性维生素

（1）维生素A　维生素A又称视黄醇，化学式$C_{20}H_{30}O$，结构见图2-1。基本形式是全反式视黄醇，即维生素A_1，通常以棕榈酸酯的形式存在于海鱼的肝、乳脂和蛋黄中；3-脱氢视黄醇为维生素A_2，主要存在于淡水鱼肝中，生理活性为维生素A_1的40%。维生素A对热、酸、碱稳定，易被氧化，紫外线可促进其氧化破坏。

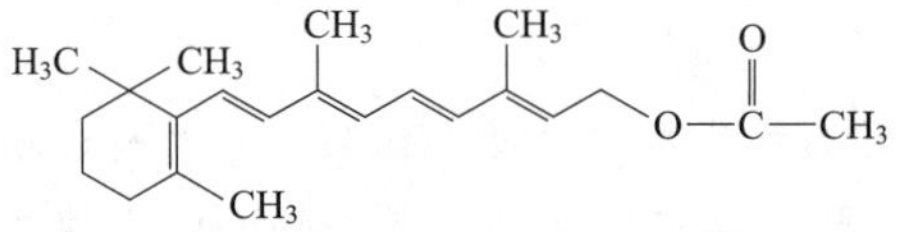

图2-1　视黄醇的化学结构

目前已发现植物体内存在数百种类胡萝卜素能在人体内转变成维生素A，通常它们被称为维生素A原，特别重要的是α-胡萝卜素、β-胡萝卜素、γ-胡萝卜素和玉米黄素，其中β-胡萝卜素的活性最高。

①生理功能。

a. 与视觉有关。人体眼睛视网膜上有椎状和杆状两种视觉细胞，都存在着对光敏感的视色素。杆状细胞中的视紫红质是黑暗中能够视物的主要物质，由视黄醛和视蛋白结合而成。维生素A与视黄醛之间的转化是可逆的，但由于一部分视黄醛在反应过程中被消耗，故必须依赖血液中维生素A的不断供应。维生素A缺乏时，视黄醛补充不足，会影响视紫红质的合成，进而发生暗适应障碍。

b. 维持上皮组织健全。维生素A营养良好，人体上皮组织黏膜细胞中糖蛋白的生物合成正常，分泌黏液正常，这对维护上皮组织的健全十分重要。

c. 促进正常的生长与发育。维生素A在细胞分化中具有重要作用，对胎儿、幼儿的生长发育具有重要意义。维生素A缺乏时可使蛋白质的生物合成及体内细胞分化受阻而影响正常的生长发育；另外，缺乏维生素A会使味蕾角质化而引起食欲减退，进而有碍儿童的生长发育。

d. 防癌功能。流行病学调查说明维生素A摄入充足的人其癌症发病率明显低于摄入不足的人。研究发现类胡萝卜素能增强人体免疫功能，并能淬灭或捕捉人体代谢过程中产生的、对人体有一定副作用的单线态氧和自由基。

e. 参与维持正常骨质代谢。维生素A缺乏可使破骨细胞数目减少，成骨细胞功能失控，导致骨膜骨质过度增生、骨腔变小、压迫周围组织，产生神经压迫症状。

②食物来源与推荐摄入量。人和高等动物体内不能自行合成维生素A，必须从食物中摄取。含维生素A最丰富的食物是动物肝脏，其次为蛋黄、黄油、奶粉及含较高脂肪的鱼类。鱼肝中维生素A含量很高，可作为婴幼儿的营养增补剂；深绿色的叶菜类蔬菜、橙黄色的根茎类蔬菜及水果中都含有丰富的胡萝卜素。

以往维生素A活性用国际单位（IU）表示，近年改用视黄醇当量（Retinol equivalent, RE）更为合理。

$$1\mu g \text{ 视黄醇} = 1\mu g \text{ RE}$$

$$1IU\ 维生素\ A = 0.3\mu g\ RE$$
$$1\mu g\ \beta\text{-胡萝卜素} = 1/6\mu g\ RE$$
$$1\mu g\ 其他类胡萝卜素 = 1/12\mu g\ RE$$

计算膳食中维生素 A 含量时，动物食品中的视黄醇含量及植物食品中的 β-胡萝卜素含量应合并用视黄醇当量（RE）表示，即：

$$视黄醇当量（\mu g） = 视黄醇（\mu g） + 1/6 \times \beta\text{-胡萝卜素}（\mu g）$$

中国居民膳食维生素 A 的参考摄入量见表 2-1。

表 2-1　　　　　　　　　　中国居民膳食部分脂溶性维生素参考摄入量

年龄（岁）/生理状况	维生素 A/（μg RAE[a]/d）					维生素 D/（μg/d）			维生素 E/（mg α-TE[b]/d）	
	EAR		RNI		UL[c]	EAR	RNI	UL	AI	UL
	男	女	男	女						
0 岁~	—	—	300（AI）		600	—	10（AI）	20	3	—
0.5 岁~	—	—	350（AI）		600	—	10（AI）	20	4	—
1 岁~	250	240	340	330	700	8	10	20	6	150
4 岁~	280	270	390	380	1000	8	10	30	7	200
7 岁~	300	280	430	390	1300	8	10	45	9	300
9 岁~	400	380	560	540	1800	8	10	45	11	400
12 岁~	560	520	780	730	2400	8	10	50	13	500
15 岁~	580	480	810	670	2800	8	10	50	14	600
18 岁~	550	470	770	660	3000	8	10	50	14	700
30 岁~	550	470	770	660	3000	8	10	50	14	700
50 岁~	540	470	750	660	3000	8	10	50	14	700
65 岁~	520	460	730	640	3000	8	15	50	14	700
75 岁~	500	430	710	600	3000	8	15	50	14	700
孕早期	—	+0	—	+0	3000	+0	+0	50	14	700
孕中期	—	+50	—	+70	3000	+0	+0	50	14	700
孕晚期	—	+50	—	+70	3000	+0	+0	50	14	700
乳母	—	+400	—	+600	3000	+0	+0	50	17	700

注：[a]RAE 为视黄醇活性当量；[b]α-TE 为生育酚当量；[c]UL 不包括来自膳食维生素 A 原类胡萝卜素的 RAE，单位为 μg/d；"+"表示在相应年龄阶段的成年女性需要量基础上增加的需要量。EAR 为平均需要量，Estimated average requirements；RNI 为推荐摄入量，Recommended nutrient intake；UL 为可耐受最高摄入量，Tolerable upper intake levels；AI 为适宜摄入量，Adequate intakes。

③过量摄入的危害。人体长期大量摄入维生素 A 或维生素 A 原可引起不同程度的急性、慢性和致畸现象；大量摄入类胡萝卜素还可出现高胡萝卜素血症、类似黄疸的皮肤，一旦停止食用，症状会逐渐消失。

（2）维生素 D　维生素 D 又被称为阳光维生素、壮骨卫士、抗佝偻病维生素，为一组结构上与固醇有关的化合物。维生素 D 原是环戊烷多氢菲类化合物，各类型的维生素 D 均为不同的维生素 D 原经紫外线照射后的衍生物，其中与人体健康关系较密切的是维生素 D_2（$C_{28}H_{44}O$，乙醇醚形式）和维生素 D_3（$C_{27}H_{44}O$，脂肪醇形式），结构见图 2-2。植物油或酵母中的麦角固醇为维生素 D_2 原，经紫外照射后可转变为维生素 D_2；动物皮下的 7-脱氢胆固醇经紫外线照射后可转化为维生素 D_3。

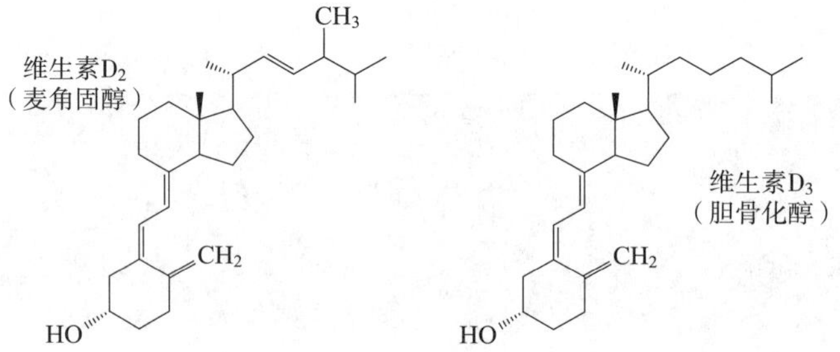

图 2-2　维生素 D_2 和维生素 D_3 的化学结构

维生素 D 的单位为 IU 或 μg。

$$1IU\ 维生素\ D_3 = 0.025\mu g\ 维生素\ D_3$$
$$1\mu g\ 维生素\ D_3 = 40IU\ 维生素\ D_3$$

①生理功能。维生素 D_2 和维生素 D_3 具有同样的生理作用，主要表现为以下几点。

a. 促进小肠对钙、磷的吸收。肠中钙离子吸收需要一种钙结合蛋白，1,25-二羟基维生素 D_3 可诱导此蛋白合成，促进 Ca^{2+} 吸收、钙盐更新及新骨生成。

b. 促进肾脏对钙、磷的重吸收。维生素 D 可以促进磷吸收与肾小管细胞对钙、磷的重吸收，故可提高血钙、血磷浓度，调节钙、磷的代谢，维持血浆钙、磷的正常值，有利于新骨生成和钙化。

c. 促进皮肤细胞生长、分化及调节免疫功能等作用。

②缺乏症与过多症。维生素 D 摄入不足或过量摄入均会对人体健康造成不良影响。

a. 维生素 D 缺乏症。一般成年人经常接触日光，不致发生维生素 D 缺乏症。维生素 D 缺乏的常见原因是日光照射不足和膳食摄入不足。维生素 D 缺乏症与缺钙的临床表现极为相似，可表现为儿童生长发育迟缓、佝偻病、骨质软化症、骨质疏松症和手足痉挛症等。

b. 维生素 D 过多症。长期大量摄入维生素 D（尤其是鱼肝油来源）可出现中毒症状。维生素 D 中毒的早期症状是食欲减退，进而出现厌食、烦躁、哭闹和低热等，也有患者会出现多汗、恶心、呕吐、腹泻及便秘等情况；年龄较大者可能会出现头痛、血压升高或下降、心脏收缩期杂音、轻度贫血等；严重病例可能会出现精神抑郁、肌张力低下、运动失调，甚至昏迷、惊厥及肾功能衰竭等症状；长期慢性中毒可导致骨骼、肾脏、血管和皮肤出现相应钙化，影响患者体格和智力发育，严重者可因肾功能衰竭而死亡。

③来源与推荐摄入量。人体维生素 D 可通过适当晒太阳和膳食补充两种主要途径来增加供给，如图 2-3 所示。

含脂肪丰富的鲱鱼、沙丁鱼、金枪鱼等海鱼及肝脏、蛋黄和奶油等动物食品是维生素 D 的

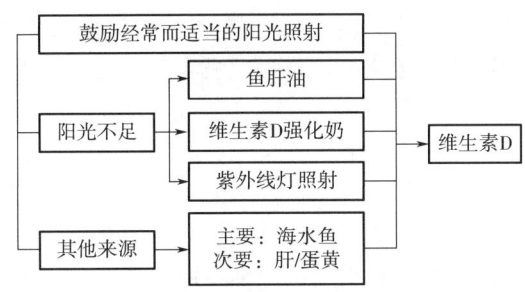

图 2-3 人体维生素 D 的来源

良好食物来源,瘦肉和牛奶中仅少量含有。鱼肝油制剂是维生素 D 最丰富的来源,但它不是日常食品。以奶类为主食的小儿需适当补充鱼肝油,也可用作婴幼儿配方食品中维生素 D 的强化剂,但切忌过量。

人体维生素 D 摄入量应与钙、磷的摄入量相适应。我国居民膳食维生素 D 的参考摄入量见表 2-1。

(3) 维生素 E 维生素 E 又称生育酚或产妊酚,天然存在的维生素 E 有 α、β、γ 和 δ 四种生育酚及四种生育三烯酚,其中 α-生育酚($C_{29}H_{50}O_2$)含量最高,生理活性最高,α-生育酚的化学结构如图 2-4 所示。官能团取代后的生育三烯酚与生育酚的活性比见表 2-2。

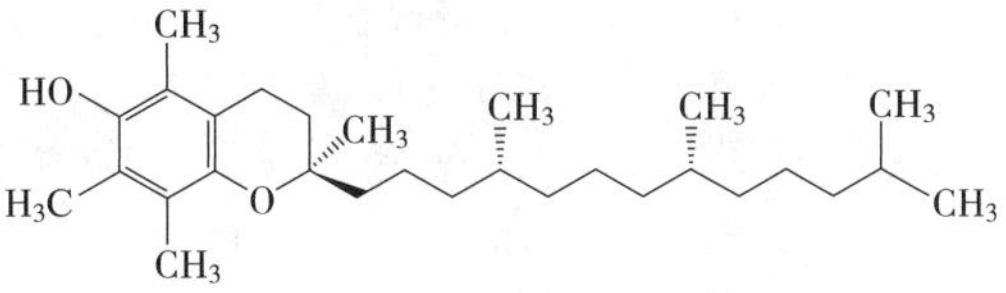

图 2-4 α-生育酚的化学结构

表 2-2 官能团取代后的生育三烯酚与生育酚的活性比

衍生物	R	R	R	活性比
α	CH$_3$	CH$_3$	CH$_3$	100
β	CH$_3$	H	CH$_3$	40
γ	H	CH$_3$	CH$_3$	10
δ	H	H	CH$_3$	1

维生素 E 的单位以 α-生育酚当量(α-TE)表示,即 1mg α-生育酚的活性。

1IU 维生素 E = 1mg dl-α-生育酚醋酸酯

1.1IU 维生素 E = 1mg dl-α-生育酚

1.49IU 维生素 E = 1mg d-α-生育酚

1.36IU 维生素 E = 1mg d-α-生育酚醋酸酯

其中,dl 表示合成的;d 表示天然的。

① 生理功能。

a. 保护生物膜。维生素 E 能抑制细胞膜、细胞器膜内的多不饱和脂肪酸的过氧化反应,减少过氧化脂质的生成,与硒协同可维护细胞膜和细胞器的完整性和稳定性。

b. 保护酶的活性。维生素 E 能保护某些含巯基（—SH）的酶不被氧化，从而保护了许多酶系统的活性，因而认为维生素 E 能参与调节组织吸收及氧化磷酸化过程。

c. 防化学污染及抗衰老。动物实验表明，维生素 E 对多种化学毒物特别是空气污染物具有防护作用。对老年动物给予维生素 E 后可消除脑细胞等细胞中的过氧化脂质色素，改善皮肤弹性，延缓性腺萎缩。因此，维生素 E 可能在预防衰老上具有重要意义。

d. 维护机体正常免疫功能。维生素 E 对 T 淋巴细胞的功能十分重要。研究指出，维生素 E 摄入水平低及血浆维生素 E 水平低的人患肺癌和乳腺癌的危险性高于正常摄入者。

② 缺乏症与过多症。

a. 缺乏症。维生素 E 在食物分布甚广，且体内可较多储存，较少发生缺乏症。长期缺乏者可出现红细胞受损、红细胞寿命缩短及溶血性贫血。正常偏低的维生素 E 营养状况可能增加动脉粥样硬化、癌症（如肺癌、乳腺癌）、白内障及其他退行性疾病的危险。

b. 过多症。相对于维生素 A 和维生素 D，维生素 E 的毒性较小，但每日摄入 600mg 可能出现视觉模糊、头痛和极度疲乏等机体中毒症状，甚至出现生长抑制等现象。

③ 食物来源及适宜摄入量。维生素 E 广泛存在动植物食品中，尤其以麦胚油、葵花籽油、棉籽油等植物油中含量最高，花生、芝麻、大豆也含量丰富，牛奶、蛋黄等动物食品及所有绿叶蔬菜都含有一定量的维生素 E。我国居民膳食维生素 E 的参考摄入量见表 2-1。

主要脂溶性维生素的功能、缺乏症状和良好食物来源见表 2-3。

表 2-3　　　　脂溶性维生素的功能、缺乏症状和良好食物来源

维生素种类	生理功能	缺乏症状	良好食物来源
维生素 A	视紫红质合成；上皮、神经细胞及骨骼生长发育；免疫功能	儿童：暗适应能力下降，干眼症，角膜软化 成人：夜盲症，干皮病	动物肝脏、红心甜薯、菠菜、胡萝卜、蒲公英、南瓜、绿色菜类
维生素 D	调节骨代谢，主要调节钙代谢	儿童：佝偻病 成人：骨软化症	在皮肤经紫外线照射合成，强化奶
维生素 E	抗氧化	婴儿：贫血 儿童和成人：神经病变、肌病	在食物中分布广泛，菜籽油是主要来源
维生素 K	通过 γ 羧基谷氨酸残基激活凝血因子 Ⅱ、Ⅶ、Ⅸ、Ⅹ	儿童：新生儿出血性疾病 成人：凝血障碍	肠道细菌合成，绿叶蔬菜、大豆、动物肝脏

2. 水溶性维生素

（1）维生素 B_1　维生素 B_1 被称抗神经炎素、抗脚气病因子，是最早被提纯的水溶性维生素，因分子结构中有一含 S 的噻唑环和一含 NH_2 的嘧啶环，也被称为硫胺素。维生素 B_1 在酸性环境中稳定性较好，在碱性环境中易分解。硫胺素常以盐酸盐形式出现，又称盐酸硫胺素（图 2-5），化学式为 $C_{12}H_{17}N_4OS \cdot HCl$。

①生理功能。

a. 与体内能量代谢密切相关。维生素 B_1 以焦磷酸硫胺素（TPP）的形式作为羧化酶和转酮基酶的辅酶参与能量代谢。

b. 在神经生理上的作用。硫胺素与体内胆碱酯酶活性有关，缺乏时会干预正常的神经传导，以致影响内脏及周围神经功能。

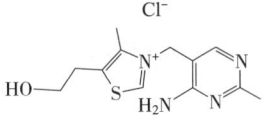

图 2-5 盐酸硫胺素的化学结构

c. 与心脏功能有关。维生素 B_1 缺乏引起心脏功能失调，可能是由于维生素 B_1 缺乏后使血流入组织的量增多，心脏输出负担过重，或由于心肌能量代谢不全所致。

②缺乏症与过量症。

a. 脚气病。脚气病可分为湿性、干性和混合型三种类型。维生素 B_1 缺乏易引起脚气病的原因在于：维生素 B_1 缺乏时糖代谢障碍，糖氧化受阻，形成丙酮酸乳酸堆积，影响机体能量供应，临床出现消化、循环系统症状等。少数人也可能出现脑型脚气病，2~5 月龄的婴儿也可能出现婴儿脚气病。

b. 乳酸堆积。哺乳期缺乏维生素 B_1 会使乳母糖类物质代谢障碍，导致乳酸等其他代谢产物堆积，有害的物质也会在母乳中出现堆积，容易使婴儿产生中毒反应。

正常膳食不会引起维生素 B_1 的过量摄入。

维生素 B_1 还是一种营养神经类的药物，但如果大量服用通常会破坏人体内环境稳定，从而出现头晕眼花、腹泻、心律失常等中毒症状。

③食物来源及推荐摄入量。维生素 B_1 存在于大多数天然食品中，谷类、豆类、硬果、肉类、动物内脏、酵母及蛋类中含量丰富，蔬果类含量不高。谷类碾磨过分精细或烹调前过度淘洗都会造成维生素 B_1 的大量损失。

某些食物中存在能分解硫胺素的抗硫胺素因子，如鲤鱼、鲱鱼、青蛤和虾含有的硫胺化酶能裂解硫胺素分子，因而不应生食鱼类和软体动物。我国居民膳食维生素 B_1 的 RNI 为 0.5~1.5mg/d。

（2）维生素 B_2　维生素 B_2 又称核黄素（图 2-6），微溶于水，在强酸溶液中稳定，在碱性溶液中易分解，耐热、耐氧化。牛奶中的维生素 B_2 大部分为游离型，对光敏感；一般食物中的维生素 B_2 为结合型，对光较稳定。膳食中的大部分维生素 B_2 是以黄素单核苷酸（FMN）和黄素腺嘌呤二核苷酸（FAD）辅酶形式与蛋白质结合存在。

①生理功能。黄素单核苷酸和黄素腺嘌呤二核苷酸是核黄素在体内的活性形式，黄素单核苷酸或黄素腺嘌呤二核苷酸与酶蛋白结合较牢固。维生素 B_2 的生理功能与黄素单核苷酸和黄素腺嘌呤二核苷酸的作用有关。

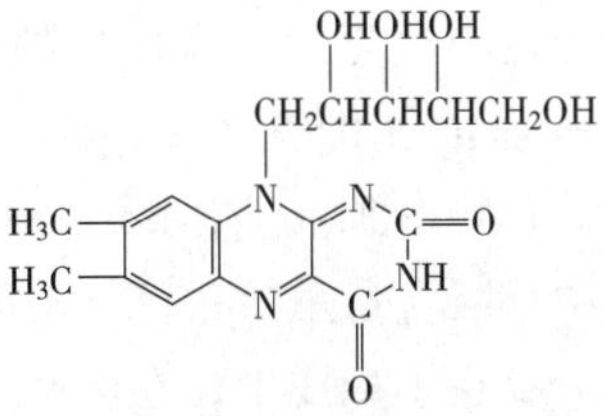

a. 参与组织呼吸。黄素单核苷酸与黄素腺嘌呤二核苷酸是体内黄素酶类的辅基，若核黄素缺乏，黄素酶形成受阻，将导致物质和能量代谢紊乱，从而引起多种病变。

图 2-6 核黄素的化学结构

b. 促进生长发育。维生素 B_2 是蛋白质代谢过程中某些酶的组成部分，因而对生长期的儿童、少年有重要意义。严重缺乏时，儿童、少年的生长停滞。

c. 与行为有关。维生素 B_2 与红细胞谷胱甘肽还原酶活性有关，缺乏时该酶活性降低，出现精神抑郁、易感疲劳等。

d. 保护皮肤。维生素 B_2 有减弱化学致癌物对皮肤损伤的作用。

②缺乏症及过量症。维生素 B_2 缺乏的主要表现如下。

a. 口腔-生殖综合征。口腔-生殖综合征是维生素 B_2 缺乏的主要表征，口部表现出口角裂纹、口腔黏膜溃疡、地图舌等症状，皮肤出现丘疹或湿疹性阴囊炎（女性为阴唇炎），鼻唇沟、眉间、眼睑和耳后出现脂溢性皮炎，眼部表现为睑缘炎、角膜毛细血管增生和畏光等。

b. 轻中度缺铁性贫血。长期缺乏维生素 B_2 会导致儿童生长迟缓及轻中度缺铁性贫血。

c. 诱发其他 B 族维生素缺乏及相应症状。机体严重缺乏维生素 B_2 时，常伴有其他 B 族维生素缺乏及相应症状。

维生素 B_2 与维生素 B_6、维生素 C 及叶酸一起作用，效果最佳。

由于维生素 B_2 溶解度相对较低，肠道吸收有限，故过量摄入维生素 B_2 不会引起中毒，但长期过多摄入维生素 B_2 可能引起机体瘙痒、麻痹、流鼻血、灼热感、刺痛等症状，同时过量的维生素 B_2 会减低氨甲蝶呤等抗癌药的效用。

③食物来源及推荐摄入量。动物性食品一般含较高的维生素 B_2，以肝、肾、心中的含量最为丰富，蛋类、瘦肉、大豆、蘑菇及鳝鱼等都是维生素 B_2 的良好来源，谷类和一般蔬菜含量较低。我国居民膳食维生素 B_2 的 RNI 为 0.4~1.7mg/d。

（3）烟酸　烟酸又称尼克酸、维生素 PP、维生素 B_3 及抗癞皮病因子，化学名为吡啶-3-甲酸，化学式为 $C_6H_5NO_2$（图 2-7）。成年人代谢的烟酸中大约 2/3 来自色氨酸。

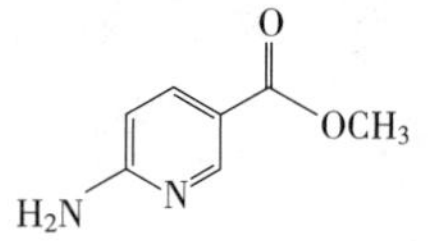

①生理功能。

a. 辅酶的组成部分。烟酸在机体内转变为烟酰胺，烟酰胺是辅酶Ⅰ（NAD^+）、辅酶Ⅱ（$NADP^+$）的组成部分。辅酶Ⅰ、辅酶Ⅱ是体内一系列脱氢酶的辅酶，为生物氧化过程中氢和电子的传递体，参与体内碳水化合物、脂肪及蛋白质代谢过程中的脱氢作用。

图 2-7　烟酸的化学结构

b. 维护皮肤、消化系统及神经系统的正常功能。烟酸可促机体生长发育、促铁吸收和血细胞的生成、保护心脑血管；可以维持皮肤的正常功能和消化腺的分泌；可以提高中枢神经的兴奋性，保护心脑血管系统。

c. 降低血清胆固醇。烟酸可以影响造血过程，具有降低血清胆固醇和扩张末梢血管的作用。临床上常用烟酸治疗高脂血症、缺血性心脏病等，但大剂量使用必须有医生指导。

②缺乏症。烟酸缺乏主要损害皮肤、口、舌、胃肠道黏膜以及神经系统，人体一般不易发生烟酸缺乏症。当主食不含烟酸，或是主食中存在分解烟酸的物质时，易引发癞皮病，如不及时治疗可导致死亡。癞皮病的典型症状为皮炎（Dermatitis）、腹泻（Diarrhea）及神经性痴呆（Depression），即三"D"症状。

③食物来源及推荐摄入量。动物肝脏、肉类、花生和豆类等食品中烟酸含量丰富；牛奶和鸡蛋中烟酸含量虽然很低，但因色氨酸含量高，所以烟酸当量也高；谷物中烟酸含量较低，且大部分存在于种皮中，在碾磨过程中损失较多，而且一部分烟酸为结合型，不易被人体吸收。

$$烟酸当量（mg）= 烟酸（mg）+1/60 色氨酸（mg）$$

我国居民膳食烟酸的 RNI 为 1~16mgNE/d，成人 UL 为 35mgNE/d；成人烟酰胺的 UL 为 310μg/d，因年龄、性别、生理状况不同而异，具体见《中国居民膳食营养素参考摄入量（2023 版）》。

（4）维生素 B_6　维生素 B_6 又称吡哆素，包括吡哆醇、吡哆醛和吡哆胺（图 2-8）。吡哆醇主要存在于植物食品中，吡哆醛、吡哆胺主要存在于动物食品中。

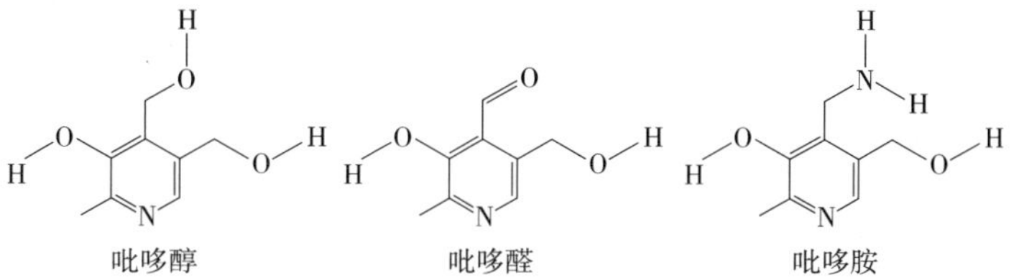

吡哆醇　　　　　　　吡哆醛　　　　　　　吡哆胺

图 2-8　维生素 B_6 的化学结构

①生理功能。机体内的维生素 B_6 经磷酸化后以磷酸吡哆醛或磷酸吡哆胺的形式作为辅酶而具有生物活性，主要包括以下几点。

a. 多种辅酶的组成分。维生素 B_6 与蛋白质、氨基酸代谢关系密切，磷酸吡哆醛、磷酸吡哆胺是体内蛋白质、氨基酸代谢中多种酶的辅酶，现已知有 60 多种酶需要维生素 B_6，还参与色氨酸的代谢、含硫氨基酸的脱硫等。

b. 与辅酶 A 及花生四烯酸的生物合成有关。

c. 与肝糖原的分解及体内某些激素（胰岛素、生长激素）的分泌有关。

d. 某些疾病的辅助治疗剂。维生素 B_6 在临床上与不饱和脂肪酸合用可治疗脂溢性皮炎，治疗由于缺乏维生素 B_6 引起的贫血、治疗和预防妊娠反应，对于由药物、放射线等引起的恶心、呕吐也有一定疗效。

②缺乏症。单纯的维生素 B_6 缺乏症较罕见。一般常伴有多种 B 族维生素的缺乏，临床可见口唇干裂、唇炎、舌炎脂溢性皮炎、痤疮、角膜炎、结膜炎等；患者容易出现疲倦乏力、注意力不集中、抑郁症、易激惹、失眠、嗜睡以及体重下降等症状，还可能出现四肢震颤、麻木或疼痛等。

③食物来源及适宜摄入量。动物内脏、瘦肉、蛋黄、奶粉及大豆、坚果、香蕉等含丰富的维生素 B_6，米糠、麦麸、蔬菜等次之。通常认为维生素 B_6 的需要量与蛋白质摄入量有关。我国居民膳食维生素 B_6 的 RNI 为 $0.1\sim2.2mg/d$，成人 UL 为 $60mg/d$。

（5）叶酸　叶酸因存在于植物的绿叶中而得名，亦称蝶酰谷氨酸、维生素 B_9，曾被命名为维生素 M、维生素 Bc、R 因子等，化学式为 $C_{19}H_{19}N_7O_6$，化学结构见图 2-9。

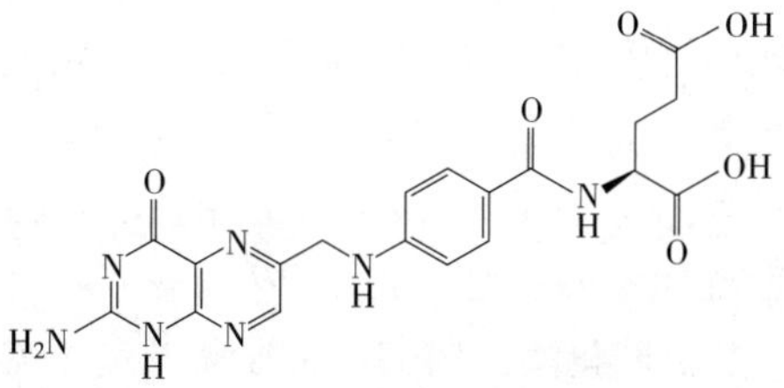

图 2-9　叶酸的化学结构

①生理功能。膳食中的叶酸进入体内后需转化为四氢叶酸（Tetrahydrofolate，THFA）才具有生物活性，肝脏储存的四氢叶酸较其他组织多。四氢叶酸为多种酶的辅酶，主要功能是作为一碳单位的载体参加代谢，包括以下几点。

a. 嘌呤核苷酸、胸腺嘧啶和肌酐-5-磷酸的合成，以及同型半胱氨酸转化为甲硫氨酸的过程中，叶酸作为一碳单位的供体。

b. 在甘氨酸和丝氨酸的可逆互变中既作为供体，又可作为受体。

c. 叶酸经腺嘌呤、胸苷酸影响 DNA 和 RNA 合成。

d. 叶酸通过甲硫氨酸代谢影响磷脂、肌酸、神经介质的合成。

e. 参与细胞器蛋白质合成中启动 tRNA 的甲基化过程。

②缺乏症。

a. 造血系统常异常。机体缺乏叶酸时，DNA 合成受阻从而使细胞周期停止在 DNA 合成期（S 期），细胞核变形增大造成造血系统常首先出现异常，导致巨幼红细胞贫血。类似细胞形态变化也见于胃肠道、呼吸道黏膜细胞和宫颈上皮细胞的癌前病变。补充叶酸后，以上的形态变化可发生逆转。叶酸可调节致癌过程，降低癌症危险性。

b. 高同型半胱氨酸血症。高同型半胱氨酸血症是一种以血液中同型半胱氨酸升高为特征的疾病，通常指同型半胱氨酸>15μmol/L。当机体缺乏叶酸时，同型半胱氨酸转化为甲硫氨酸时会出现障碍，导致高同型半胱氨酸血症。已证明高同型半胱氨酸血症是心血管疾病、脑血管病、认知障碍和骨质疏松相关骨折的独立危险因素。高同型半胱氨酸对胚胎有毒性，会引起婴儿神经管畸形。对于单纯高同型半胱氨酸血症可补充叶酸治疗。

c. 其他症状。机体缺乏叶酸，会引起精神衰弱、萎靡、健忘、失眠、阵发性欣快症、胃肠道功能紊乱和舌炎等，儿童可有生长发育不良。

③食物来源及推荐摄入量。叶酸广泛存在于绿叶蔬菜中，肝脏、小麦胚芽中含量最丰富，其他如肉、蛋、鱼、谷类中也含有。食物长期加热烹制、制作罐头等都可使叶酸损失 50% 以上。我国居民膳食叶酸的 RNI 为 65~600μgDFE/d，成人 UL 为 1000μgDFE/d。

（6）维生素 B_{12}　维生素 B_{12} 又称钴胺素，是维生素中相对分子质量最大、化学结构最复杂的一种 B 族维生素，分子主体是一个钴为中心元素的卟啉环，也是迄今发现的唯一含有金属元素的维生素。

①生理功能。进入体内的维生素 B_{12} 必须转变为辅酶形式才具有生物活性，简称辅酶 B_{12}。辅酶 B_{12} 在体内的生理功能主要为两方面：一是能促使无活性的叶酸变为有活性的四氢叶酸，并进入细胞以促进核酸和蛋白质的合成，有利于红细胞的发育和成熟；二是辅酶 B_{12} 对维持神经系统的正常功能有重要作用。

②食物来源及适宜摄入量。自然界中的维生素 B_{12} 都是由微生物合成的，动物胃瘤和结肠中的细菌也可合成，因此只有动物食品才富含维生素 B_{12}，特别是草食动物的肝、心、肾，其次为肉、蛋、奶类，发酵的豆制品如腐乳、豆豉等食物中也含有。人体结肠细菌也可合成部分维生素 B_{12}，但人体吸收极微。我国居民膳食维生素 B_{12} 的 RNI 为 0.3~3.2μg/d。

（7）生物素　生物素又称维生素 H、辅酶 R、维生素 B_7 等。

①生理功能。生物素作为多种羧化酶的辅酶，是羧化反应中 CO_2 的载体，参与体内碳水化合物、脂肪和蛋白质代谢中多种脱羧-羧化反应和脱氨反应，因此生物素对人体能量代谢、细胞生长、DNA 的生物合成等都具有重要作用，也是合成维生素 C 的必要物质。

②食物来源及适宜摄入量。动物的肝、肾及牛奶中含量较多的生物素，其次是酵母、大豆粉、菜花、蛋类、蘑菇、坚果和花生酱等也是生物素的良好来源。生物素容易同生鸡蛋蛋清中的一种蛋白质结合，因此大量食用生鸡蛋蛋清可阻碍生物素的吸收从而导致生物素缺乏，表现出脱毛、体重减轻及皮炎等症状。我国居民膳食生物素的 AI 为 5~50mg/d。

（8）维生素 C　维生素 C 又称抗坏血酸，是一种不饱和的多羟基化合物（图 2-10），化学式为 $C_6H_8O_6$，无臭，味酸，易溶于水，微溶于乙醇，不溶于乙醚、氯仿、石油醚等有机溶剂。自然界存在还原型和氧化型两种抗坏血酸，可以互相转变，都可被人体利用，但当氧化型（DHVC）一旦生成二酮基古洛糖酸或其他氧化产物，则活性丧失。

①生理功能。

a. 在胶原蛋白合成中有特殊作用。胶原蛋白能将细胞连接在一起。胶原在合成过程中，α-肽链上的脯氨酸与赖氨酸要经过羟化，变成羟脯氨酸与羟赖氨酸残基后才能进一步形成胶原正常的三级结构，维生素 C 的作用是激活羟化酶，该过程还有氧和铁参与。因此，维生素 C 对伤口的愈合、骨质钙化、增加微血管壁致密性及减低其脆性等方面有明显的影响。

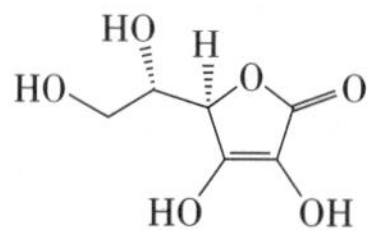

图 2-10　维生素 C 的化学结构

b. 参与体内生物氧化。维生素 C 能可逆地氧化与还原、可逆地接受和放出氢，为呼吸链中的重要递氢体，是人体内重要的抗氧化剂和自由基清除剂。

c. 参与体内多种物质的合成与代谢。维生素 C 参与体内肉碱、酪氨酸和色氨酸等物质的合成与代谢，其作用原理可能是激活有关的酶。

d. 能增进铁等金属元素的吸收。维生素 C 能将 Fe^{3+} 还原为 Fe^{2+} 以利吸收，并促使运铁蛋白的铁转移到器官铁蛋白中，以利铁在机体内的储存。

e. 参与肝脏中胆固醇的羟化作用。维生素 C 可使胆固醇生成胆酸，降低血液中胆固醇的含量。

f. 其他。维生素 C 能促进叶酸在体内转为活性形式，因而维生素 C 可有助于防止婴幼儿患巨幼红细胞性贫血；维生素 C 在体内有解毒功能，并增强人体抵抗力；维生素 C 有阻断亚硝胺在体内形成的作用及清除体内过剩自由基的作用，因而能提高机体免疫能力，对防癌和抗衰老方面具有重要功能。

②缺乏症。人工哺乳婴儿、成人嗜酒或偏食等导致食物中长期缺乏新鲜果蔬菜或腹泻、呕吐、长期感染对维生素 C 需要量增多的疾病等情况都可造成人体维生素 C 的缺乏。

a. 坏血病。人体维生素 C 缺乏而得不到及时补充时会使胶原蛋白不能正常合成，导致细胞联结障碍，毛细血管脆性增加，从而引起皮、黏膜下出血，医学上称为坏血病。坏血病早期有疲劳、倦怠、皮肤瘀点或瘀斑、毛囊过度角化现象，其中毛囊周围轮状出血具有特异性，继而牙龈肿胀出血，重者皮下、肌肉、关节出血。

拓展知识

坏血病又叫"水手"病，从 15 世纪开始就是欧洲远洋航海的噩梦，水手们长期航海吃不到新鲜蔬菜水果，导致无法获取充足的维生素 C 而患坏血病。据不完全统计，在 16 到 18 世纪，坏血病夺走了 200 万水手的生命。我国明朝时期从永乐三年（1405 年）的首次航行到宣德八年（1433 年）的末次航行共计七次，其中第四次下西洋，最长一次航行两年十个月，却没有一例坏血病的发生，其原因在于以下两点：一是每次下西洋都带上很多黄豆、绿豆用于发豆芽，并且有专门的小船种植蔬菜；二是下西洋的目的是提高明朝在国外的地位和威望、扩大政治影响、发展海外贸易，所以经常靠岸补给新鲜蔬菜水果。另外，中国传统的"五谷为养，五果为助，五畜为益，五菜为充"的优秀传统饮食习惯也是中国人坏血病发病率低的根本原因。

b. 其他症状。抵抗力下降，伤口愈合迟缓，关节疼痛、关节腔积液等。

③食物来源及推荐摄入量。维生素 C 广泛分布在新鲜蔬菜和水果中。蔬菜中存在含铜的酶对维生素 C 有一定的破坏，常温下贮藏蔬菜维生素 C 有相当量的损失。许多水果中含有生物类黄酮，可抑制含铜酶的活性，因此水果中的维生素 C 相对稳定。常见蔬菜中以苦瓜、青椒等的维生素 C 含量较高，水果中鲜枣、刺梨、醋栗、猕猴桃和柑橘类的含量也很丰富。我国居民膳食维生素 C 的 RNI 为 40~150mg/d，成人 UL 为 2000mg/d。

主要水溶性维生素的功能、缺乏症状和良好食物来源见表 2-4。

表 2-4　　水溶性维生素的功能、缺乏症状和良好食物来源

维生素种类	生理功能	缺乏症状	良好食物来源
维生素 B_1	参与 α-酮酸和 2-酮糖氧化脱羧	脚气病，肌肉无力，厌食，心悸，心脏变大，水肿	酵母、猪肉、豆类、葵花籽油
维生素 B_2	电子（氢）传递	唇干裂，口角炎，畏光，舌炎，口咽部黏膜充血水肿	动物肝脏、香肠、瘦肉、蘑菇、奶酪、奶油、脱脂牛奶、牡蛎
烟酸	电子（氢）传递	癞皮病：腹泻，皮炎，痴呆或精神压抑	金枪鱼、动物肝脏、鸡胸脯肉、牛肉、比目鱼、蘑菇
维生素 B_5	酰基转移反应	恶心，呕吐，头痛、头晕	在食物中广泛分布，尤其在蛋黄、肝脏、肾脏、酵母含量高
维生素 B_6	氨基转移反应脱羧反应	皮炎，舌炎，抽搐	牛排、豆类、土豆、鲑鱼、香蕉
生物素	CO_2 转移反应羧化反应	缺乏很少见。常由于摄入含大量抗生物素蛋白的生鸡蛋所致的厌食、恶心	消化道微生物合成；酵母、肝脏、肾脏
叶酸	转移一碳单位	巨幼红细胞性贫血，腹泻，疲乏，抑郁，抽搐	布鲁氏酵母、菠菜、龙须菜、菜萝卜、大头菜、绿叶菜类、豆类、动物肝脏
维生素 B_{12}	甲基化高半胱氨酸为蛋氨酸转化甲基丙二酰-CoA 为琥珀酰-CoA	巨幼红细胞性贫血，外周神经退化，皮肤过敏，舌炎	肉类、鱼类、贝壳类、家禽、奶类
维生素 C	抗氧化，胶原合成中羟化酶的辅因子	坏血病，胃口差，疲乏无力，伤口愈合延迟，牙龈出血，毛细血管自发破裂	酸枣、鲜辣椒、猕猴桃、柑橘、甜瓜、草莓、菜花

第二节 矿物质

一、矿物质总论

1. 矿物质的相关概念

（1）矿物质　由于进化原因，人体组织内几乎含有自然界存在的各种元素，而且与地球表层的元素组成基本一致。自然界至今发现的化学元素有115种，天然存在的有92种，在人体中可以检出81种。人体所含各元素中除碳、氢、氧、氮主要以有机化合物形式存在外，其他元素无论含量多少统称为矿物质或无机盐。营养学中将生物体中的这些元素分类为生命必需元素、潜在有益元素、污染元素和有毒元素。

（2）常量元素和微量元素　目前确认有21种矿物质是人体营养所必需的，其中在体内含量较多（占体重0.01%以上）的元素被称为常量元素或常量矿物质，有钙、磷、硫、钾、钠、氯和镁7种；而在人体内含量较少（占体重低于0.01%）的元素被称微量元素或微量矿物质，有铁、锌、硒、锰、铜、碘、钼、钴、铬、氟、硅、钒、镍和锡等约有70种。

（3）非必需元素和有毒元素　人体非必需元素有铷、铝、钡、铌、锆等，有毒元素有铋、锑、铍、镉、汞和铅等。当食物或食品加工设备受到污染时，会带入有毒元素。

大量事实表明，任何一种元素都有正、反两方面的效应，非必需元素在其浓度极低的情况下也会表现出生长或免疫促进作用；所有必需元素摄取过量都会发生毒性作用；多数微量元素原来被看作是毒物，但后来的研究发现它们对人类是必需的营养物质。因此，必需、非必需和有毒元素的划分仅是人类不同认识阶段的相对概念，这些概念有待深化，但不能僵化。

2. 矿物质的特点

矿物质在人体内不能合成，也不会在代谢过程中消失，但体内的矿物质每日会通过各种途径（如出汗、排便等）排出一定量于体外，因此必须由膳食不断予以补充。人体内的矿物质主要来自食物（动、植物组织）与饮水、食盐及食品添加剂等。除了生长发育期的婴幼儿、少年儿童及孕妇、乳母外，正常成人对矿物质的摄入与排出量相对平衡，每日进出人体的矿物质总量为20~30g。

3. 矿物质的生理功能

（1）构成机体组织的重要组分，如骨骼和牙齿中的钙、磷、镁，蛋白质中的硫、磷等。

（2）是细胞内外液的重要成分，如钾、钠、氯与蛋白质等共同维持细胞内外液的渗透压，使组织能贮留一定量的水分，对机体代谢发挥重要作用。

（3）保持机体的酸碱平衡，如钾、钠、氯离子和蛋白质的缓冲作用。钾、钠、钙及镁离子保持一定的比例，可维持神经肌肉的兴奋性、细胞膜的通透性及细胞和组织正常生理功能。

（4）是酶系统中的催化剂、辅基及核酸、蛋白质的组成成分，也是机体某些特殊功能物质的重要成分，如血红蛋白中的铁、甲状腺素中的碘、超氧化物酶中的锌及谷胱甘肽过氧化物酶中的硒等。

二、矿物质各论

1. 常量矿物元素

目前发现人体必需的 7 种常量元素，其功能和常见食物来源见表 2-5。

表 2-5　　　　　　　　　　常量元素的功能和常见食物来源

元素	平均含量/ （g/体重 70kg）	主要功能	常见食物来源
钙	1200	骨骼、牙齿、神经、血凝、酶	牛奶、奶酪、贝壳类
磷	660	骨骼、牙齿、ATP、RNA/DNA、细胞膜	蛋白质、谷物、肉类
硫	200	含硫蛋白质、辅酶、皮肤、软骨、结缔组织	鸡蛋等高蛋白食物
钾	149	阳离子，参与维持细胞渗透压、神经脉冲、心跳等	蔬菜、水果、肉类、牛奶
钠	99	阳离子，参与维持细胞内平衡渗透压骨内含量为 35%~40%	加工食品、盐
氯	99	细胞外主要阴离子	加工食品、盐
镁	26	60%~65 存在于骨骼及牙齿中，27%分布于软组织，参与主要酶反应、蛋白质合成、能量代谢、肌肉收缩	硬果、可可、谷物、糖蜜

（1）钙　钙是人体中含量最丰富的矿物元素，占人体总量的 1.5%~2.0%，人体内的含钙量为 1200~1300g，其中 99%的钙集中在骨骼和牙齿等硬组织中，其余的 1%以离子钙、蛋白质结合钙和少量复合钙等形式存在于软组织、细胞外液和血液中，这部分钙统称为混溶钙池，它们与骨骼中的钙进行着缓慢的交换，维持着动态平衡。血液中钙的浓度相对恒定，通常为 2.2~2.5mmol/L（即 10mg/dL）。

①钙的生理功能。钙是构成骨骼和牙齿的主要成分，并对骨骼和牙齿起支持和保护作用。骨骼以外的 1%的钙对维持机体的生命过程具有如下重要功能。

a. 钙是各种生物膜的结构成分，并影响膜的通透性和完整性。
b. 钙与钾、钠、镁等离子保持一定比例，对维持神经肌肉的应激性有重要意义。
c. 钙参与正常神经脉冲传导，如乙酰胆碱的释放。
d. 钙离子可激活多种酶包括 ATP 酶、脂肪酶和某些蛋白分解酶。
e. 钙与某些激素的分泌有关。
f. 钙还参与血液凝固过程。

②钙缺乏。主要会影响人体骨骼发育，可表现为儿童佝偻病、成人骨质软化症、老年人骨质疏松症和其他如骨质增生、抽搐等。

③影响钙吸收的因素。钙吸收率的高低常常依赖于身体对钙的需要量及某些膳食因素。

a. 人的生理阶段。生长期的儿童、少年、孕妇或乳母对钙的需求量大,他们对钙的吸收率也比较大(为40%~50%),相应的体内贮留也会增多;活动很少或长期卧床的老人、病人对钙的吸收率也降低,因而常发生负钙平衡。

b. 膳食促进因素。维生素D的适当供给有利于小肠黏膜对钙的吸收;乳糖可与钙形成可溶性糖钙复合物,有利于钙透过肠壁以增进吸收;小肠中含有一定量的蛋白质水解产物如赖氨酸、精氨酸等,也可与钙形成可溶性的络合物利于钙的吸收,但蛋白质摄入过多又会造成尿钙排泄量增加;肠液酸性增加和钙磷比例适宜有利钙吸收。

c. 膳食抑制因素。一些植物性食品中植酸和草酸含量高,易与钙形成难溶盐而不利于钙吸收;膳食纤维食用过多、饮酒过量及食物中脂肪过高或脂肪吸收不良都会减少钙的吸收。近年有研究认为钙补充剂在体外的溶解度与钙在消化道的吸收率关系不大。

④食物来源与推荐摄入量。奶及奶制品中的钙不仅含量丰富且吸收率高,是人体理想的供钙食品。小虾皮中的钙含量丰富,其次是海带、芝麻、大豆及其制品,许多蔬菜也含有相当数量的钙,谷类及畜肉含钙量较低。我国居民膳食钙的RNI为200~1000mg/d,因年龄、性别、生理状况不同而异,具体见《中国居民膳食营养素参考摄入量(2023版)》;成人UL为2000mg/d。

(2)磷 磷是人体必需的常量矿物质之一。因为一切动植物食品都含有磷,因此人体一般不会缺磷。成人体内约含磷650g,约占体重的1%,其中85%的磷与钙结合存在于骨骼和牙齿中,10%的磷与蛋白质、脂肪等有机物结合参与构成软组织,其余部分广泛分布于体内多种含磷的化合物中。

①生理功能。

a. 磷是构成骨骼和牙齿的主要成分。磷与钙形成难溶的盐,使骨牙结构坚固,磷酸盐与胶原纤维共价结合,在骨的沉积和骨的溶出中起决定性的作用。

b. 磷也是软组织结构的重要成分。许多结构蛋白含磷,细胞膜上的磷脂及细胞内的DNA和RNA都含有磷。

c. 磷在体内还有许多非结构性的功能。ATP和磷酸肌酸参与体内能量代谢的全过程,磷与其他元素相互配合以维持体液的渗透压和酸碱平衡,磷还是许多酶系统的组成分和激活剂。

食物中的磷常常与蛋白质、脂肪结合为核蛋白、磷蛋白及磷脂,谷物中的磷主要以植酸形式存在。食物中的磷比钙容易被人体吸收,吸收率约70%。在代谢过程中磷和钙受同样因素影响,因膳食原因不会引起磷缺乏。

②食物来源及适宜摄入量。磷在食物中分布很广泛,蛋类、瘦肉、鱼类、干酪及动物肝、肾的磷含量都很丰富,而且易吸收;植物性食品中海带、芝麻酱、花生、坚果及粮谷中的磷含量也比较丰富。我国居民膳食磷的RNI为105~720mg/d,成人UL为3500mg/d。

2. 微量矿物元素

目前发现人体必需的微量元素有铁、锌、硒、锰、铜、碘、钼、钴、铬、氟、钒、镍和锡13种,其在人体内的吸收、分布与排泄途径见表2-6。

表2-6　　　　　　　　　　微量元素在人体内的吸收、分布与排泄

元素	平均含量/ (mg/体重70kg)	膳食吸收/ %	平均血浆浓度/ (ng/mL)	蓄积器官	排泄途径
铁	3500~4500	5~15	1000	肝、脾	胆汁
氟	2600~4000	40~100	200~1000	骨骼、牙齿	尿

续表

元素	平均含量/ （mg/体重70kg）	膳食吸收/ %	平均血浆浓度/ （ng/mL）	蓄积器官	排泄途径
锌	1600~2300	31~51	1000	皮肤、骨骼	胰液、胆汁
铜	110	30~60	1000	皮肤、淋巴结、骨骼、肌腱	胆汁
硒	21	35~85	100~130	肝、脾	尿、胆汁、呼出
碘	10~20	100	60	肾	尿
锡	14	2	23	甲状腺	胆汁
锰	12~16	3~4	0.6~2	肝、脾、肺	胆汁
钼	9~16	40~100	2~6	肝、骨	尿
钒	10	0.1~1.5	5	脂肪	尿
镍	5~10	3~6	0.2~2.0	皮肤、肝、肌肉	尿
钴	1.1~1.5	63~95	0.1~0.4	肝、脂肪	尿
铬		0.5~2.0	0.19	脾、心脏	尿

（1）铁 成人体内总铁量男子平均约3.8g，女子平均约2.3g。体内铁分功能铁和贮备铁。其中功能铁约占70%，它们大部分存在于血红蛋白和肌红蛋白中，少部分存在于含铁的酶和运输铁中。贮备铁约占总铁含量的30%，主要以铁蛋白和含铁血黄素形式存在于肝、脾和骨髓中。

①生理功能。铁在人体内主要作为血红蛋白、肌红蛋白的组成分参与氧和二氧化碳的运输，铁又是细胞色素系统、过氧化氢酶和过氧化物酶的组成成分，在呼吸和生物氧化过程中起重要作用。

②影响铁吸收的因素。铁在食物中的存在形式对其吸收率影响很大，食物中的铁可分为血红素铁和非血红素铁两类，它们被吸收的方式不同。血红素铁主要存在动物性食品中，血红蛋白和肌红蛋白中的铁能以完整的卟啉铁复合物形式直接被小肠黏膜细胞吸收，再分离出铁并和脱铁的运铁蛋白结合，其吸收率比非血红素铁高，吸收过程不受其他膳食因素的干扰。如各种肉类、内脏吸收率约为22%，动物血为25%，鱼类为11%。非血红素铁基本上由铁盐所组成，主要存在植物性食品中，吸收率较低，常受其他膳食因素的影响。大米、玉米、小麦铁的吸收率仅为1%~5%，黄豆的稍高，约为7%，普通混合膳食铁的吸收率约为8%。

膳食中若存在维生素C、胱氨酸、赖氨酸、葡萄糖及柠檬酸等，能与铁螯合成可溶性络合物，对植物性铁的吸收有利。植物性食品中存在的草酸、磷酸和膳食纤维或饮茶、咖啡等均可对铁吸收起抑制作用。

人体生理状况及体内铁的贮备多少显著地影响铁的吸收。如由于生长、月经和妊娠引起人体对铁需要增加时，铁的吸收比平时增多。体内储存铁丰富时则铁吸收减少，体内铁储存较少时则铁吸收增加。

③食物来源及适宜摄入量。动物性食品如肝、瘦肉不仅含铁丰富，而且吸收率也高；鸡蛋蛋黄中虽含一定量的铁，但其吸收率低。由于蛋黄易消化，因此仍是婴幼儿补充铁的良好食物；植物性食品海带、芝麻的铁含量很高，各种豆类含铁量也比较丰富，蔬菜中的油菜、苋菜、芹菜、韭菜等含铁量较其他蔬菜丰富。

我国居民膳食铁的参考摄入量见表2-7。

表 2-7 中国居民膳食部分微量元素参考摄入量

年龄/岁	铁/(mg/d) EAR 男	铁/(mg/d) EAR 女	铁/(mg/d) RNI 男	铁/(mg/d) RNI 女	铁/(mg/d) UL	碘/(μg/d) EAR	碘/(μg/d) RNI	碘/(μg/d) UL	锌/(mg/d) EAR 男	锌/(mg/d) EAR 女	锌/(mg/d) RNI 男	锌/(mg/d) RNI 女	锌/(mg/d) UL	硒/(μg/d) EAR	硒/(μg/d) RNI	硒/(μg/d) UL	铜/(mg/d) EAR	铜/(mg/d) RNI	铜/(mg/d) UL
0 岁~	—	—	0.3 (AI)	0.3 (AI)	—	—	85 (AI)	—	—	—	1.5 (AI)	1.5 (AI)	—	—	15 (AI)	55	—	0.3 (AI)	—
0.5 岁~	7	7	10	10	—	—	115 (AI)	—	—	—	3.2 (AI)	3.2 (AI)	—	—	20 (AI)	80	—	0.3[a]	—
1 岁~	7	7	10	10	25	65	90	—	3.2	3.2	4.0	4.0	9	20	25	80	0.26	0.3	2
4 岁~	7	7	10	10	30	65	90	200	4.6	4.6	5.5	5.5	13	25	30	120	0.30	0.4	3
7 岁~	9	9	12	12	35	65	90	250	5.9	5.9	7.0	7.0	21	30	40	150	0.38	0.5	3
9 岁~	12	12	16	16	35	65	90	250	5.9	5.9	7.0	7.0	24	40	45	200	0.47	0.6	5
12 岁~	12	14	16	18	40	80	110	300	7.0	6.3	8.5	7.5	32	50	60	300	0.56	0.7	6
15 岁~	12	14	16	18	40	85	120	500	9.7	6.5	11.5	8.0	37	50	60	350	0.59	0.8	7
18 岁~	9	12	12	18	42	85	120	600	10.1	6.9	12.0	8.5	40	50	60	400	0.62	0.8	8
30 岁~	9	12	12	18	42	85	120	600	10.1	6.9	12.0	8.5	40	50	60	400	0.60	0.8	8
50 岁~	9	8[a] / 12[b]	12	10[a] / 12[b]	42	85	120	600	10.1	6.9	12.0	8.5	40	50	60	400	0.60	0.8	8
65 岁~	9	8	12	10	42	85	120	600	10.1	6.9	12.0	8.5	40	50	60	400	0.58	0.8	8
75 岁~	9	8	12	10	42	85	120	500	10.1	6.9	12.0	8.5	40	50	60	400	0.57	0.7	8
孕早期	—	+0	—	+0	42	+75	+110	500	—	+1.7	—	+2.0	40	+4	+5	400	+0.1	+0.1	8
孕中期	—	+7	—	+7	42	+75	+110	500	—	+1.7	—	+2.0	40	+4	+5	400	+0.1	+0.1	8
孕晚期	—	+10	—	+11	42	+75	+110	500	—	+1.7	—	+2.0	40	+4	+5	400	+0.1	+0.1	8
乳母	—	+6	—	+6	42	+85	+120	500	—	+4.1	—	+4.5	40	+15	+18	400	+0.5	+0.7	8

注：[a] 有月经；[b] 无月经；"+"表示在相应年龄阶段的成年女性需要量基础上增加的需要量；"—"表示未制定或未涉及。资料来源中国营养学会《中国居民膳食营养素参考摄入量（2023版）》。

(2) 锌 成人体内含锌 2~3g，存在于所有组织中，其中肝、肾、胰、脑等组织含锌量较多，正常血清锌浓度为 12~18μmol/L，头发锌含量为 125~250μg/g。

①生理功能。锌是体内许多酶的组成成分或激活剂，现已知体内有 200 多种酶与锌有关，锌对机体生长发育、组织再生、促进食欲、促进维生素 A 的正常代谢、促进性器官和性机能的正常发育、保护皮肤健康、增强免疫功能等多方面都有重要的意义。

②吸收影响因素。

a. 植酸。植酸被认为是"抗营养素"，原因是植酸对锌等矿物质和蛋白质有螯合作用，使得这些营养难以被肠道吸收。

b. 食物种类。人体对不同食物中锌的吸收率不同，人奶的为 40%，牛奶的为 32%，一些豆类配方食品的仅为 14%。在牛奶中加入与豆类配方食品等量的植酸钠，锌吸收率则降为 16%。混合食物的锌吸收率为 20%~40%。

c. 纤维素、某些微量元素（如二价非血红素铁）过多时可抑制锌的吸收。

③锌缺乏。锌缺乏的主要表现见图 2-11。

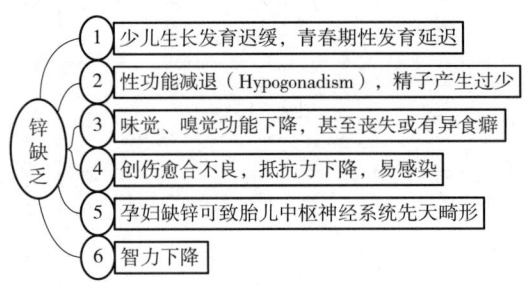

图 2-11 锌缺乏的主要表现

④食物来源和推荐摄入量。食物的含锌量因地区品种有较大差异。动物性食物含锌丰富且吸收率高，若以每千克食物计，牡蛎、鲱鱼的含锌量都在 1000mg 以上，肝脏、瘦肉、牛奶、蛋类的为 20~40mg，大豆、花生、芝麻的为 30~60mg。蔬菜、水果类食品含锌量很低，谷物因碾磨精细丢失锌较多。目前许多人全谷物食物的摄入量减少，精加工食物增多，偏食的儿童可能会处于缺锌的边缘。发酵谷物制品因植酸有一部分被水解，锌的吸收率高于未发酵制品。我国居民膳食锌的参考摄入量见表 2-7。

(3) 碘 成人体内仅含碘 25~50mg，其中约有 15mg 集中在甲状腺中，血液中的碘主要为蛋白结合碘，浓度为 3~6μg/dL。

①生理功能。碘在体内的唯一功能是用来合成甲状腺素——T_4、T_3，该激素能够促进细胞内的氧化作用使糖、脂肪的氧化加强，从而加速氧的磷酸化过程而使 ATP 生成量增加，为蛋白质合成及机体生长发育提供充足的能量。甲状腺素还能调节组织中的水盐代谢，促进多种维生素的吸收和利用，并活化多种酶从而促进物质代谢，据估计细胞中有 100 多种酶系需甲状腺素的活化。甲状腺素还能促进神经系统发育、组织发育分化，这些作用在胚胎发育期和出生后的早期尤为重要。

②吸收。无机碘离子在绝大多数情况下极易被吸收，1h 内大部分被吸收，3h 可完全吸收；有机碘在肠道内降解为碘化物后被吸收，部分有机碘则可能被完整地吸收；食物中的甲状腺素 80% 可直接吸收。

③碘缺乏。食物性缺碘有地区性（地方性甲状腺肿）特征，主要在内陆地区。胎儿和新生儿期缺碘可引起生长损伤，尤其是神经、肌肉，造成认知能力低下，即呆小症（克汀病）；胚胎期和围产期死亡率上升；成人缺碘会引起单纯性甲状腺肿。

④碘过量。部分地区的食物或水中碘含量高，食用这些食物或水会造成高碘性甲状腺肿，限制高碘的摄入即可防治，但碘化盐的使用未见碘过量。

⑤食物来源及推荐摄入量。机体需要的碘可从饮水、食物及食盐中获得，海带、紫菜等海产品是含碘最丰富的食物。无条件经常食用海产品的内陆山区采用食盐加碘的办法可有效预防碘缺乏。我国居民膳食碘的参考摄入量见表2-7。

（4）硒 硒存在于机体的多种功能蛋白、酶、肌肉细胞中，人体硒总量14~21mg。估计人体内硒的1/3存在肌肉尤其是心肌中。

> **拓展知识**
>
> 1935年，我国在黑龙江克山县发现了"克山病"，它是一种地方性心肌病。患者主要表现为急性和慢性心功能不全，心脏扩大，心律失常以及脑、肺和肾等脏器的栓塞。此病在东北地区发生率非常高，在周恩来总理的指示下，我国营养学及微量元素研究专家对克山病进行了多年的研究，发现缺硒是诱发克山病的主要原因。他们对10多个省区、310个病区进行补硒，使克山病得到控制。这一研究第一次充分证实了硒与克山病的关系，同时也奠定了我国科学界在世界硒研究领域的重要地位。1980年急性克山病已基本消失。

①生理功能。

a. 抗氧化作用。硒是谷胱甘肽过氧化物酶（Gluatthicne peroxidase，GSH·Px）的组成成分，因此硒的生理功能主要是通过谷胱甘肽过氧化物酶发挥抗氧化作用，防止氢过氧化物在细胞内堆积及保护细胞膜，硒与维生素E在抗脂类氧化作用中起协同作用。

b. 促进动物生长。大鼠和鸡等动物缺硒会导致生长停滞，组织培养也证明硒是人体细胞生长的必需矿物元素。

c. 保护心血管和心肌健康，降低心血管疾病的发病率。

d. 减轻体内重金属的毒害作用。因硒与某些金属有很强的亲和力，是一种天然的抗重金属的解毒剂。

e. 抗肿瘤作用。近期的一些流行病学调查和动物实验显示硒有一定的抗肿瘤作用。

②吸收。无机硒、有机硒都易于吸收，吸收率大都在50%以上，其吸收率高低与其化学结构、溶解度有关，如甲硫氨酸硒的吸收率大于无机硒。无机硒必须先与肠道内的有机配体结合才能被人体吸收。

③硒缺乏及硒过量。人体硒缺乏及硒过量引发的主要病症见图2-12。

④食物来源和推荐摄入量。不同食物中硒的含量变化很大，主要与所在区域内土壤和水质的硒含量有关。通常海产品的硒含量较高，若按100g食物计，鱿鱼和海参的含硒量在100μg以上，其他贝类和鱼类含硒30~85μg，谷物和畜禽肉含10~30μg，蔬菜中大蒜含硒量较高，其余蔬菜大多在3μg以下。我国居民膳食硒的参考摄入量见表2-7。

（5）铜 人体内铜总量50~120mg，广泛分布于各组织中，肝、脑中浓度最高。肝中含约占铜总量15%，脑约占10%；肌肉中浓度较低，但总量约占铜总量40%；肝、脾是铜的储存器官。

①生理功能。铜在人体内主要以铜蓝蛋白、细胞色素氧化酶、超氧化物歧化酶（SOD）、酪氨酸酶、多巴-β-羟化酶和赖氨酰氧化酶（LOX）等含铜金属酶的形式发挥作用。

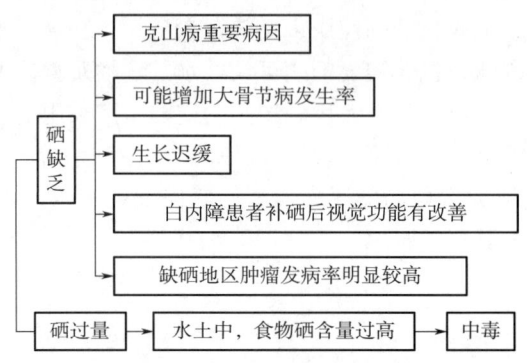

图 2-12 人体硒缺乏及硒过量引发的主要病症

a. 促进铁代谢。血浆中只有 Fe^{3+} 才能与运铁蛋白结合。血浆铜蓝蛋白催化 Fe^{2+} 氧化为 Fe^{3+}；铜蓝蛋白可与细胞色素氧化酶一起参与血红蛋白的合成。

b. 促进蛋白交联。赖氨酰氧化酶是铜依赖性的单胺氧化酶，在细胞外基质的形成与修复中起关键性作用。弹性蛋白和胶原蛋白的交联依赖于赖氨酸，经赖氨酰氧化酶催化形成 ε-醛基赖氨酸，而后 ε-醛基赖氨酸自发凝聚成高度稳定的交联结构，提供胶原和弹性纤维强大的机械强度，增加细胞外基质的稳定性。

c. 超氧化物转化。铜是超氧化物歧化酶的成分。具有超氧化物歧化酶活性的酶有脑铜蓝蛋白、红细胞铜蛋白和肝铜蛋白等，这些酶催化超氧离子形成氧和过氧化氢，从而保护细胞免受毒性很强的超氧离子的毒害。

d. 铜与儿茶酚胺的生物合成、维持中枢神经系统的正常功能有关。酪氨酸可分别被多巴胺-β-羟化酶、酪氨酸酶催化为多巴胺及黑色素。

e. 铜可能还与脂类、胆固醇及葡萄糖的代谢有关。

②吸收。人体对铜的吸收主要在胃和小肠上部，吸收率约 40%。

③缺乏。铜普遍存在于各种食物中，一般不易缺乏。

④食物来源和供给量。一般食物均含铜，其中肝、肾、鱼坚果与干豆类含量较丰富，蔬菜含量较低，牛奶的含铜量也很少。我国居民膳食铜的参考摄入量见表 2-7。

> 🔍 课后练习
>
> 1. 请区分宏量营养素与微量营养素、常量元素与微量元素、维生素与维生素原等。
> 2. 请简述维生素的共性及人体维生素缺乏的原因。
> 3. 请简述维生素 A、维生素 D、维生素 E、维生素 B_1、维生素 B_2、烟酸、维生素 B_6、叶酸及维生素 C 的生理功能、缺乏症状和良好食物来源。
> 4. 请简述矿物元素钙、铁、锌、碘及硒的生理功能、缺乏症状和良好食物来源。
> 5. 你知道我国明代郑和下西洋船队中为什么没有发生一例坏血病？从中你得到了什么启示？

思维导图

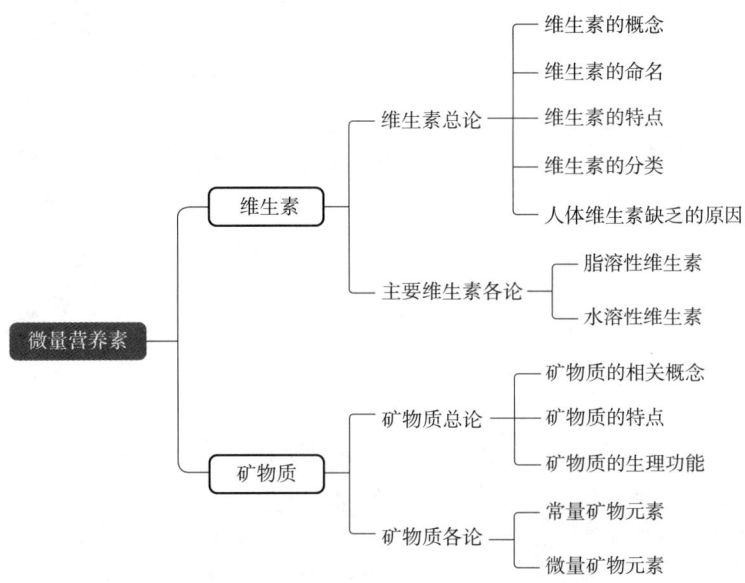

第三章 食物中的生物活性成分

学习目标

1. 了解食物中的生物活性成分的特点，认识其在膳食中的特殊意义。
2. 掌握植物化学物的分类、基本性质及生物学作用。
3. 掌握主要动物性来源生物活性成分的基本性质及生物学作用。
4. 了解食物中生物活性成分在保障人体健康中的作用和地位。

第一节 概述

食物中除了营养素外，还含有其他许多对人体有益的物质。这类物质过去较多地称为"非营养素生物活性成分（Non-nutrient bioactive substances）"，近来称之为"生物活性食物成分（Bioactive food components）"。这类物质不是维持机体生长发育所必需的营养物质，但对维护人体健康、调节生理功能和预防疾病有重要作用。这类物质包括主要来自植物性食物的植物化学物，如多酚、类胡萝卜素、皂苷、异硫氰酸酯、有机硫化物、植物雌激素等，也包括主要来自动物性食物的动物活性成分，如辅酶Q、褪黑素及γ-氨基丁酸等。

植物化学物是指植物在代谢过程中产生的多种中间或末端低相对分子质量的次级代谢产物。这些产物除个别是维生素的前体物外，其余均为非传统营养素成分。这些次级代谢产物相对于初级代谢产物而言含量甚微，但种类繁多，是植物进化过程中为适应周围环境而产生的各种活性分子。动物活性成分除来源于食物，机体本身也可以合成，它们在体内也具有重要的生物学功能。

食物中的生物活性成分不仅参与健康的调节和慢性病的防治，还为食物带来了不同的风味和颜色，因而这类活性成分已成为现代营养学的一个重要研究内容和热点问题。本章将重点介绍几种常见食物中生物活性成分的基本性质、来源和生物学作用。

第二节 多酚

多酚是广泛存在于自然界中具有多个酚羟基化学结构的物质，根据其结构的不同可分为两大类：一类是多酚单体，如酚酸、香豆素和黄酮类化合物等；另一类是多酚聚体，如原花青素、醌类和单宁酸等。多酚是植物体内重要的次级代谢产物，多数以糖苷形式存在于植物中。近年来人们发现天然植物多酚类物质具有防治心脑血管疾病、抗炎、抗癌、抗氧化和抗衰老等生物学功能，使其成为国内外学者的研究热点。

一、简单酚类

1. 基本性质

简单酚类是碳原子数小于 6 的多酚类化合物，根据其化学结构的不同，可分为苯酚和酚酸两大类。苯酚是由一个羟基直接连接在芳香环上的结构最简单的酚类化合物（图 3-1）。酚酸含有一个羧基官能团，包括苯甲酸类酚酸（如没食子酸、水杨酸、水杨醛、原儿茶酸、龙胆酸、表儿茶酸等）（图 3-2）和肉桂酸类酚酸（如香豆酸、咖啡酸、阿魏酸、芥子酸、绿原酸等）（图 3-3）两类。

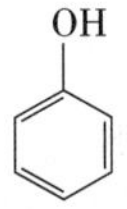

图 3-1　苯酚

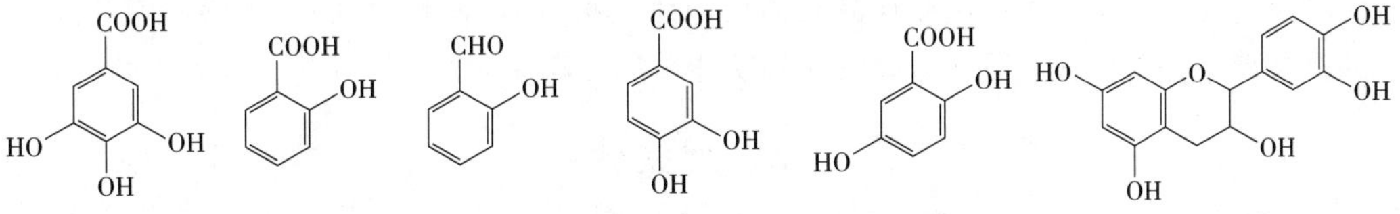

(a) 没食子酸　(b) 水杨酸　(c) 水杨醛　(d) 原儿茶酸　(e) 龙胆酸　(f) 表儿茶酸

图 3-2　苯甲酸类酚酸的化学结构

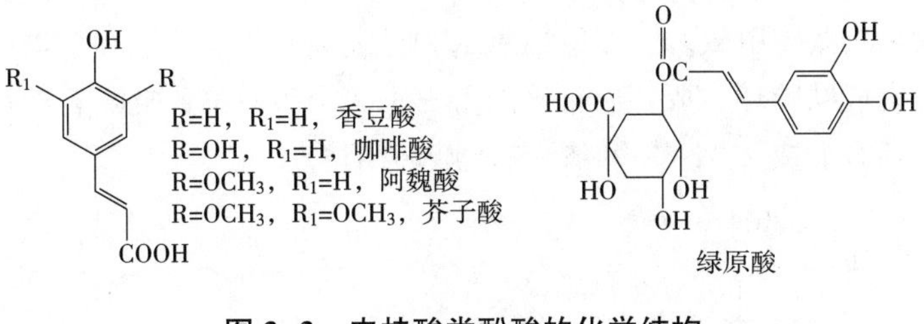

R=H, R_1=H, 香豆酸
R=OH, R_1=H, 咖啡酸
R=OCH$_3$, R_1=H, 阿魏酸
R=OCH$_3$, R_1=OCH$_3$, 芥子酸

绿原酸

图 3-3　肉桂酸类酚酸的化学结构

2. 来源

酚酸类物质最早发现于植物性食品中，在水果、蔬菜、豆类、谷物、果汁、茶和咖啡等食

物中含量较高。如水杨酸在黑莓中鲜重可达270mg/kg，原儿茶酸在树莓中鲜重可达100mg/kg，没食子酸广泛存在于五倍子、葡萄、茶叶及石榴等植物中，尤其在普洱茶中含量丰富。据估计，人们每天摄入的酚酸占所摄入酚类物质总量的1/3。

3. 生物学作用

（1）抗氧化作用　酚酸类物质具有良好的抗氧化和清除自由基作用，能够通过与超氧阴离子反应减轻自由基对人体的损害。酚酸类物质的抗氧化能力与其结构有很大的相关性，取代基中羟基数目越多，抗氧化能力越强。

（2）抗癌作用　酚酸类物质具有很强的抗癌活性，它对胃癌细胞、结肠癌细胞和肝癌细胞等多种肿瘤细胞生长均具有抑制作用。酚酸类物质主要通过诱导细胞凋亡、阻滞细胞周期以及抑制细胞入侵和转移等途径抑制癌细胞生长。

（3）抑菌作用　酚酸类物质对葡萄球菌、链球菌、枯草芽孢杆菌和大肠杆菌等多种细菌有明显的抑制作用。酚酸类物质可破坏细菌细胞膜结构、凝固细菌蛋白质，使细菌生长繁殖受阻从而发挥抑菌的作用。此外，酚酸类物质在一定程度上可抑制真菌、酵母等微生物的生长繁殖。有短期人群试验发现含有水杨酸的新型外用凝胶制剂能为轻度痤疮患者提供安全有效的治疗。

（4）保护心血管作用　酚酸类物质对心血管系统有一定保护作用。有研究发现口服阿魏酸胶囊（每日2次，每次500mg）连续6周可显著改善20~60岁高脂血症人群的血脂水平，包括降低胆固醇、低密度脂蛋白和甘油三酯水平，提高高密度脂蛋白水平。

（5）抗炎作用　茶多酚对皮肤炎、肾炎和口腔炎症有很好的疗效，能减轻炎症程度、缩短炎症持续时间。

（6）保肝利肝作用　酚酸类物质是肝保护剂，能够促进肝中三磷酸腺苷（ATP）的合成，防止肝中毒和肝硬化。它主要通过抑制肝脂质过氧化过程、清除自由基以及活化巨噬细胞等途径护肝。

（7）其他生物学作用　酚酸可调节肠道菌群平衡，促进人体健康。龙胆酸和表儿茶酸具有减肥功效。龙爪稷多酚可抑制眼球晶状体白内障。水杨酸可治疗皮肤炎和银屑病等皮肤病。绿原酸具有神经保护作用，可显著改善认知功能，如提高注意力、增强执行能力等。

二、香豆素

1. 基本性质

香豆素是一类具有苯并α-吡喃酮母核的内酯化合物，根据环上取代基及其位置的不同，可将香豆素分为简单香豆素、呋喃香豆素和吡喃香豆素（图3-4）。其中，简单香豆素仅在苯环上有取代基，常为羟基、甲氧基、亚甲二氧基和异戊烯基等；呋喃香豆素的苯环上的异戊烯基与邻位酚羟基环合成呋喃环，成环后常伴随着失去3个碳原子；吡喃香豆素的苯环上的异戊烯基与邻位酚羟基环合而成2,2-二甲基-α-吡喃环结构。

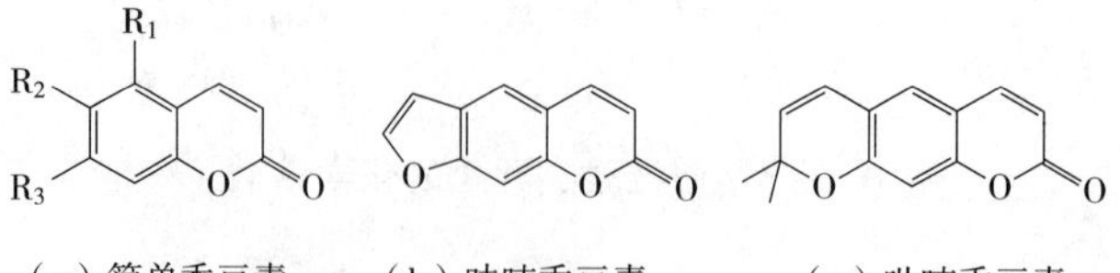

（a）简单香豆素　（b）呋喃香豆素　（c）吡喃香豆素

图3-4　香豆素的化学结构

2. 来源

香豆素广泛存在于自然界中,迄今为止,已发现近千种天然香豆素类化合物。香豆素在芦丁科和伞形蕨科类高等植物中含量较高,其中果实的含量最高,其次是根、茎和叶。香豆素在一些精油如肉桂树皮油和决明子叶油中的含量也很高。除从天然植物中获得香豆素外,人们大多采用特殊方法合成具有特定结构的香豆素衍生物。

3. 生物学作用

(1) 抗氧化活性　香豆素类化合物通过清除自由基发挥其抗氧化活性。苯环上的羟基数量越多,其抗氧化活性越强。

(2) 抗癌活性　香豆素类化合物对乳腺癌细胞、肺癌细胞、结肠癌细胞和前列腺癌细胞等肿瘤细胞的生长具有抑制作用,主要通过诱导细胞凋亡、阻滞细胞周期等途径发挥抗癌的功能。香豆素已在临床试验中显示出对肾癌的抗癌活性。此外,香豆素衍生物 Irosustat 作为一种类固醇硫酸酯酶抑制剂在临床试验中表现出良好的抗乳腺癌活性。

(3) 抗菌活性　香豆素及其衍生物具有一定的抗菌活性,对金黄色葡萄球菌、蜡样芽孢杆菌、表皮葡萄球菌、大肠杆菌和铜绿假单胞菌等多种细菌均具有抑制作用。由于不同细菌的特异性,香豆素类化合物的抑菌机制也是多方面的,主要包括与 DNA 拓扑异构酶结合干扰染色质空间构型、抑制 DNA 的超螺旋以及与细胞色素 P450 酶结合抑制其活性等。

(4) 抗人类免疫缺陷病毒 (HIV) 活性　获得性免疫缺陷综合征是严重威胁人类健康的疾病之一。香豆素类化合物具有抑制 HIV 活性的作用,其作用机制主要有抑制病毒 DNA 复制、降低 HIV 逆转录酶和 HIV 整合酶的活性等。目前一种香豆素衍生物 (+) -胡桐素 A 正在 HIV 感染者中进行临床试验。

(5) 抗炎作用　香豆素类化合物能通过抑制 5-脂氧酶的活性,干扰花生四烯酸的代谢过程从而抑制炎症反应。香豆素类衍生物瑞香素在临床上已用于治疗类风湿性关节炎。

(6) 保护心血管的作用　目前用于治疗心血管疾病的药物主要是一些抗血栓、抗高血压和降血脂药。香豆素类化合物可通过抑制凝血酶原的合成、降低血管中胆固醇和卵磷脂水平及扩张血管等途径发挥心血管保护功能。一些香豆素类化合物如双香豆素、华法林和蒽香豆素等已被 FDA 批准为药物。

三、花青素

1. 基本性质

花青素又名花色素,是一类天然的水溶性色素,也是大多数水果、花、蔬菜和谷物中的主要色素。在植物中常见的花青素有 6 种,包括天竺葵色素 (Pg)、矢车菊色素 (Cy)、飞燕草色素 (Dp)、芍药色素 (Pn)、牵牛花色素 (Pt) 和锦葵色素 (Mv),其化学结构如图 3-5 所示。花青素易溶于水、甲醇、乙醇、稀碱及稀酸等极性溶剂,在酸性溶液中相对稳定,颜色呈红色。

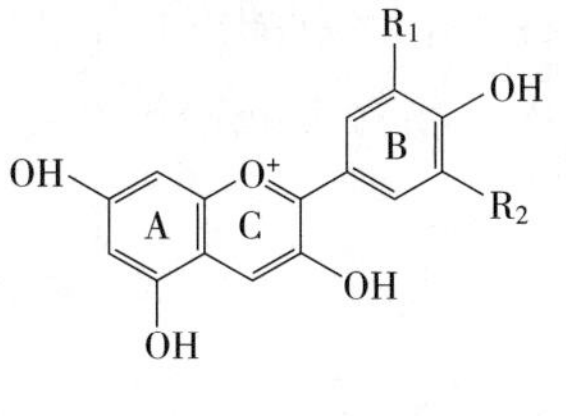

$R_1=R_2=H$,天竺葵色素
$R_1=OH$, $R_2=H$,矢车菊色素
$R_1=R_2=OH$,飞燕草色素
$R_1=OCH_3$, $R_2=H$,芍药色素
$R_1=OCH_3$, $R_2=OH$,牵牛花色素
$R_1=R_2=OCH_3$,锦葵色素

图 3-5　花青素的化学结构

2. 来源

花青素广泛存在于植物源食品中，含量随品种、季节、气候和成熟度的不同而存在差异。据初步统计，在紫甘薯、葡萄、血橙、红球甘蓝、蓝莓、茄子、樱桃、红莓、草莓、桑葚、山楂和牵牛花等27个科、73个属的植物中均含有花青素。花青素在草莓中的含量约为0.15mg/g，在樱桃中的含量约为0.45mg/g。颜色较深的水果，如黑醋栗和黑莓中花青素含量可达2~4mg/g。葡萄酒中也含有丰富的花青素，1L的葡萄酒中花青素含量为200~350mg。

3. 生物学作用

（1）抗氧化活性　花青素能有效清除自由基，起到抗氧化和延缓衰老的作用。临床医学上报道的许多重大疾病如癌症和心血管疾病等的发生都伴有自由基的参与，花青素因其抗氧化活性对预防这些疾病具有重要作用。

（2）抑制肿瘤细胞增殖　花青素能显著抑制肿瘤细胞特别是结直肠癌细胞的增殖。花青素的强自由基清除活性可减轻细胞内外环境中氧化应激反应对细胞或机体造成的损伤，也可以通过抑制细胞内多种信号通路诱导结肠癌细胞凋亡，抑制其生长和转移。

（3）预防心脑血管疾病　花青素能够加快胆固醇的分解，降低胆固醇水平，减少血管壁上的胆固醇沉积。花青素还可以提高血管壁的弹性，改善其通透性，降低血压，维持毛细血管的正常功能，预防心脑血管系统疾病，制约局部缺血性脑卒中和神经退行性疾病等严重血管疾病的发展。

（4）预防糖尿病和肥胖　花青素能够提高胰岛素的敏感性，降低血糖，防治糖尿病。花青素还可以抑制脂肪细胞的生长，预防肥胖。此外，花青素能够减少低密度脂蛋白在机体内的蓄积，预防"三高"，即高血糖、高血压、高血脂。

（5）保护视力和皮肤保健　花青素能够加速视紫质的再生，从而有益于视力及眼部健康；而且因其较强的抗氧化活性，能够预防视网膜的光化学损伤。花青素还能有效缓解疲劳引起的视觉模糊，有研究发现，视疲劳人群食用花青素30d后症状得到缓解，近视青少年食用花青素30d后视力得到明显改善。

花青素还具有皮肤保健的功能。它能够促进皮肤胶原蛋白的合成，降低弹性蛋白酶活性，减缓面部蛋白的流失，减少皱纹的产生。花青素还能够通过抑制酪氨酸酶活性发挥其防晒美白的作用。此外，因其具有多羟基结构，花青素在空气中易吸湿，因此其还具有面部保湿的功能。

（6）其他作用　花青素具有抗病毒、抗辐射、抗炎症的作用。花青素还能抑制大肠杆菌和幽门螺杆菌的附着，有益于人体口腔和胃肠道健康。

四、单宁酸

1. 基本性质

单宁酸又名丹宁酸、单宁，在药典上又称鞣酸、鞣质，是一类高分子多元酚类化合物。根据化学结构的不同，单宁酸可分为水解单宁和缩合单宁（也称为原花青素），如图3-6和图3-7所示。水解单宁遇酸或单宁酶可被水解成碳水化合物和多元酚类，而缩合单宁不能被水解，是水果和饮料涩味的主要来源。

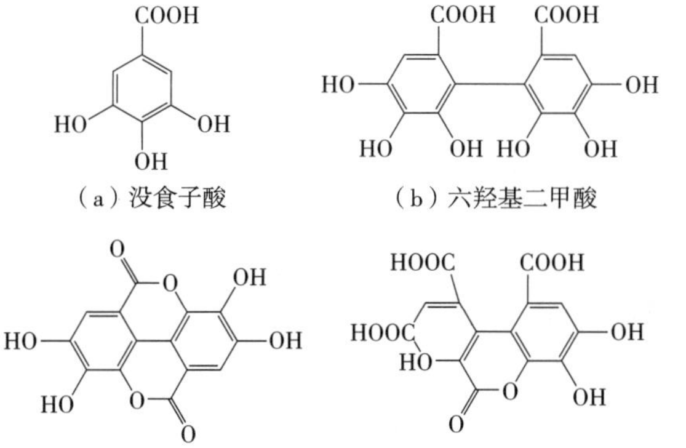

（a）没食子酸　（b）六羟基二甲酸

（c）鞣花酸　（d）诃子酸

图 3-6　水解单宁的化学结构

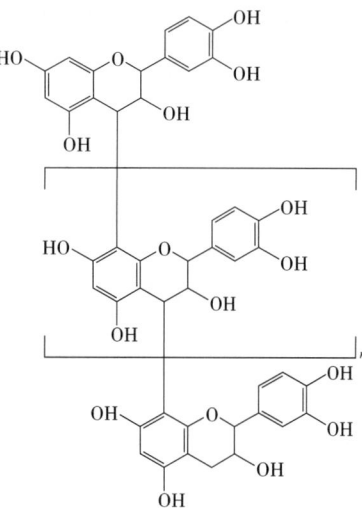

图 3-7　缩合单宁的化学结构

2. 来源

单宁酸存在于中国五倍子、土耳其五倍子、塔拉果荚、石榴、漆树叶、黄栌、金缕梅树等多种树木的树皮和果实中，同时也广泛存在于大麦、高粱、绿豆、洋葱和葡萄等多种谷类和果蔬食品中。此外，地榆、大黄、诃子、肉桂及仙鹤草等70%以上的中草药中均含有大量的单宁酸。

3. 生物学作用

（1）抗氧化作用　单宁酸邻苯三酚结构中的邻位酚羟基容易被氧化成醌类结构，消耗环境中的氧气，起到抗氧化的作用。单宁酸还能够清除氧负离子和羟基等自由基，对生物组织起到一定的保护作用。

（2）抑菌和抗炎作用　单宁酸可通过破坏细胞壁的结构和改变细胞膜的通透性起到抑菌作用。此外，单宁酸还可改善皮炎及预防由细菌引起的尿路感染。

（3）预防糖尿病、肥胖及心脑血管疾病　单宁酸能够通过抑制消化酶活性减少食物的消化吸收，通过抑制脂肪酸合酶活性抑制脂肪的形成，进而预防肥胖及由肥胖引起的代谢综合征。单宁酸还可通过下调Ⅰ型血管紧张素受体的表达缓解心血管的压力，从而预防肝硬化、动脉粥样硬化及心脑血管疾病。

（4）抗癌作用　单宁酸可通过阻滞细胞周期、诱导细胞凋亡、抑制DNA修复等起到抗癌的作用。

（5）其他作用　单宁酸可以减少镉的积累，保护大脑，还具有延缓衰老、提高免疫能力等作用。

五、木脂素

1. 基本性质

木脂素是一类由两分子苯丙素单元聚合而成的天然酚类化合物（图3-8），多数以游离形式存在于被子植物和裸子植物中，少数与糖结合形成糖苷衍生物，存在于树脂和树皮中。该类化合物易受酸、碱影响产生异构化，因此在提取分离过程中应尽量避免与酸、碱的接触。

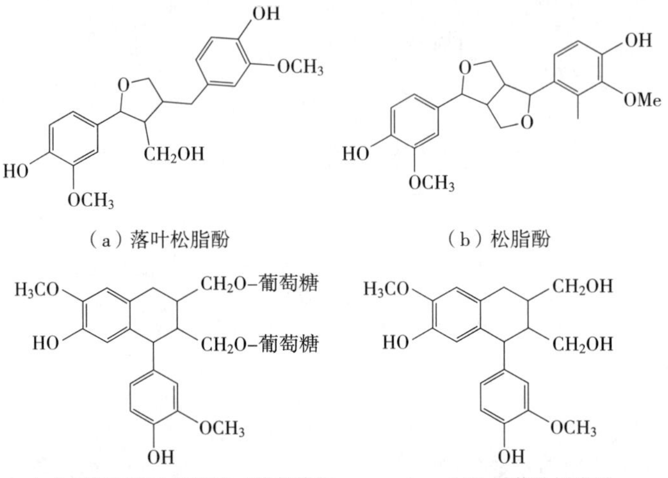

(a) 落叶松脂酚　　(b) 松脂酚

(c) 开环异落叶松脂酚二葡萄糖苷　　(d) 异落叶松脂酚

图 3-8　木脂素的化学结构

2. 来源

木脂素在植物界中广泛分布，其中亚麻籽中的木脂素含量最高，是其他植物性食品的数十倍至数百倍。在亚麻籽中，开环异落叶松脂酚可达 3.7g/kg（干重）。其他食物，如谷物、水果、豆类、蔬菜、浆果和茶也是木脂素的重要来源，但含量较低，为 0.1~81.9mg/kg（干重）不等。

3. 生物学作用

（1）抗癌活性　植物木脂素摄入体内后，会发生去糖基化反应，转化为肠木脂素。肠木脂素具有与人类雌激素类似的结构，因此可能具有雌激素/抗雌激素功能，如降低激素依赖性癌症（如前列腺癌、乳腺癌和子宫内膜癌）的发病率。一些流行病学研究表明，肠木脂素对乳腺癌和心血管疾病具有潜在的保护作用。

（2）抑菌作用　木脂素能够破坏大肠杆菌的细胞膜结构，使其内容物流失、代谢紊乱，影响菌体对营养物质的吸收，从而使其生长繁殖受阻，达到抑菌的目的。

（3）抗氧化作用　木脂素具有较强的自由基清除活性和还原能力，其总抗氧化活性是同等浓度下维生素 C 的 1/7，清除超氧阴离子自由基的活性约为维生素 C 的 1/6。

（4）保肝护肝作用　木脂素具有促进肝再生、预防肝损伤的作用。它可以减少自由基对肝细胞的攻击，降低甘油三酯的含量（甘油三酯是引起脂肪肝的主要物质），还可通过降低肝组织中丙二醛（MDA）和血清中谷草转氨酶（AST）、谷丙转氨酶（ALT）的活性，增强肝匀浆中 γ-GT 酶和超氧化物歧化酶（SOD）的活性，改善肝组织损伤。

（5）其他作用　木脂素还有抗炎、抑制血小板聚集、抗 HIV 活性、抗紫外线、抗衰老以及调节中枢神经系统等作用，在食品、医药和日用化工领域广泛应用。

六、黄酮类化合物

1. 基本性质

黄酮类化合物基本骨架由两个苯环（A 环与 B 环）通过中央三碳连接，母核上常含有羟基、甲氧基、烃氧基、异戊氧基等取代基，它们在植物中通常以糖苷形式存在，也有的以游离形式存在。根据中心吡喃环的氧化状态，黄酮类化合物可分为黄酮醇、黄酮、黄烷酮、黄烷醇等（图3-9）。异黄酮和花青素也属于黄酮类化合物。黄酮类化合物难溶于水，易溶于甲醇、乙醇和乙醚等极性强的溶剂，随分子中羟基的增加和糖链的增长，水溶性增加。

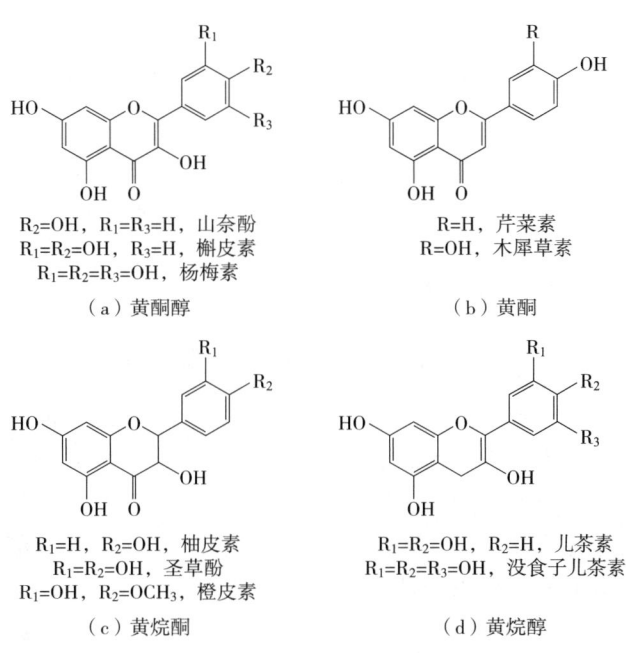

图 3-9 黄酮类的化学结构

2. 来源

黄酮类化合物在植物中广泛存在，种类繁多，已知结构超过 8000 种。绿茶、水果、蔬菜、大豆、巧克力和药食两用植物等是黄酮类化合物主要来源。洋葱是黄酮类化合物最丰富的来源之一，洋葱叶中含有槲皮素 1497.5mg/kg、山奈酚 832.0mg/kg 和木犀草素 391.0mg/kg。红酒中黄酮醇含量高达 30mg/L。

3. 生物学作用

（1）抗氧化作用 黄酮类化合物的抗氧化作用机制主要包括清除自由基、抑制细胞色素 P450 等与自由基产生有关的酶的活性以及螯合 Fe^{3+} 和 Cu^{2+} 等金属离子等。

（2）抗癌作用 黄酮类化合物对乳腺癌、肺癌、结肠癌和前列腺癌等癌症都有良好的防治效果。

（3）保护心血管作用 流行病学调查证实，摄入富含黄酮类物质的食物可以减少冠心病和动脉粥样硬化的发生。一些黄酮类化合物（如芦丁、葛根素、银杏黄酮），及含有黄酮类化合物的药材（如银杏叶、山楂、葛根、丹参等）目前已用于治疗心血管系统疾病。

（4）抗炎作用 黄酮类化合物的抗炎作用主要通过抑制花生四烯酸代谢酶活性、减少炎症反应递质的产生、抑制基质金属蛋白酶 2（MMP-2）和基质金属蛋白酶 9（MMP-9）活性和阻止炎症相关蛋白合成等途径实现。

（5）抗菌、抗病毒作用 黄芩中的黄酮类化合物黄芩素可通过破坏细胞壁及细胞膜的完整性、抑制核酸合成和抑制细菌能量代谢发挥抗菌作用。绿茶和红茶中存在的生物活性成分主要是黄酮类多酚，研究发现，绿茶和红茶的漱口水可通过抑制细菌如大肠杆菌和链球菌的生长减少牙菌斑的形成。金银花、大青叶、黄连、黄芩、鱼腥草、板蓝根、牛蒡子、野菊花和柴胡中的黄酮类化合物可通过抑制病毒复制，以及刺激产生肿瘤坏死因子、干扰素和白细胞介素等细胞因子发挥抗病毒作用。

（6）抗糖尿病作用　黄酮类化合物能够通过纠正糖脂代谢紊乱和提高胰岛素敏感性等途径起到抗糖尿病作用。在糖尿病大鼠模型中，柚皮素通过抑制肠内碳水化合物的吸收发挥抗糖尿病作用。

（7）其他作用　黄酮类化合物还具有抗动脉粥样硬化、调节免疫和保肝护肝等作用，也能在一定程度上缓解哮喘和心血管疾病，治疗皮肤感染和心肺功能障碍，此外，还具有改善智力及延缓阿尔茨海默病进程的能力。在中国有病例对照研究发现，每天喝三杯（240mL）或三杯以上的茶可以减少28%帕金森病的发病率。

七、异黄酮类化合物

1. 基本性质

异黄酮类化合物是黄酮类化合物的一种，以3-苯基苯并吡喃酮为母核，是一类天然存在的酚类物质（图3-10）。常见的异黄酮类化合物主要有染料木素、大豆苷元、大豆黄素、生物碱A和葛根素等，均以四种化学形式存在，即游离型、葡萄糖苷型、乙酰基糖苷型和丙二酰糖苷型。其中，游离型可直接被人体吸收，生物活性最高，但是97%~98%的大豆异黄酮都以葡萄糖苷型存在。

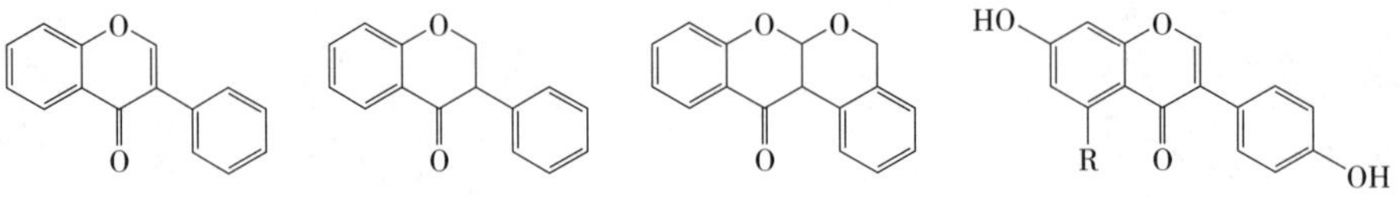

（a）异黄酮　（b）异黄酮醇　（c）鱼藤酮　（d）R=H，大豆苷元
　　　　　　　　　　　　　　　　　　　　　　R=OH，染料木素

图3-10　异黄酮类的化学结构

2. 来源

异黄酮主要存在于大豆和葛根等豆科及蔷薇科植物中。大豆中的异黄酮含量最多，每千克新鲜大豆中含有580~3800mg异黄酮，每升豆奶中含有30~175mg异黄酮。

3. 生物学作用

（1）预防骨质疏松　骨质疏松是一种多原因导致的全身性骨病，表现为骨量减少、骨密度降低、骨脆性增加等，多发于绝经后女性。异黄酮可通过与骨组织中的雌激素受体结合以及抑制破骨细胞的骨吸收，来提高骨密度和预防雌激素缺乏引起的骨质疏松。流行病学研究和临床试验发现，饮食中富含大豆食品（25~50mg/d）的亚裔女性比饮食中大豆食品较少（少于2mg/d）的西方女性骨密度高，骨折率低。

（2）保护心血管系统　异黄酮对高血压、冠心病和动脉粥样硬化等心血管疾病的治疗作用已被大量的动物试验和临床试验所证实。研究表明，大豆异黄酮可通过降低血浆脂质和脂蛋白浓度、改善血流介导的血管舒张和增加血管的顺应性，起到预防心血管疾病的作用。大豆异黄酮也可通过上调抗氧化基因的表达，保护人类免受心血管相关疾病的危害。此外，异黄酮还具有防止脂质过氧化、改善血管内皮细胞功能和抑制血小板聚集等功能。在一项 66 名患有高胆固醇血症的绝经女性干预性试验中，患者每天服用 40g 的大豆蛋白，为期 6 个月，结果显示，血浆中总胆固醇下降了 0.4mmol/L，总胆固醇与高密度脂蛋白之比下降了 0.5，证明大豆异黄酮加速了对胆固醇的清除作用。

(3) 抗癌作用　异黄酮具有与雌激素相似的结构，因此又称"植物雌激素"。它可与哺乳动物雌激素受体结合发挥类雌激素或抗雌激素效应——双向调节作用，这可能就是在高大豆饮食水平的人群，雌激素依赖性癌症（乳腺癌、前列腺癌和卵巢癌）的风险普遍降低的原因。有研究人员对 616 名乳腺癌患者进行跟踪采访，发现平均每日摄入 17.3mg 大豆异黄酮能使乳腺癌死亡率降低 36%~38%。

(4) 对神经损伤的保护作用　氧化应激产生的氧化损伤是引起神经退行性疾病的重要因素之一。β 淀粉样蛋白和谷氨酸等神经毒性物质也会对神经造成损伤。大豆异黄酮能够通过抗氧化应激作用、减轻 β 淀粉样蛋白和谷氨酸引起的神经损伤而保护神经健康。大豆异黄酮也能通过干扰大脑中神经信号的级联相互作用和阻滞细胞周期来延缓神经细胞的凋亡。此外，大豆异黄酮还可通过改善周围和中央血管系统、增加脑血管流量保护神经系统。

(5) 其他作用　异黄酮类化合物还具有抗真菌、抗溶血活性、抗辐射、解酒护肝、延缓衰老和预防糖尿病的作用。

八、醌类化合物

1. 基本性质

醌类化合物（quinone）是一类具有不饱和环二酮结构的天然有机化合物，一般为有色结晶固体，颜色与分子中的酚基有关，有酚基者多为橙色或红色，无酚基者多为黄色。根据化学结构不同，醌类化合物主要分为苯醌、萘醌、蒽醌和菲醌四类（图 3-11），其中蒽醌及其衍生物是最为常见的天然活性成分。

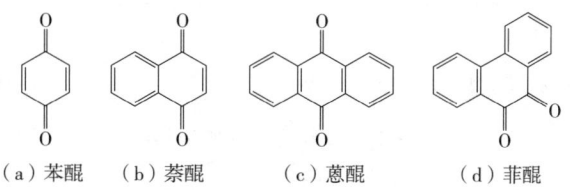

(a) 苯醌　　(b) 萘醌　　(c) 蒽醌　　(d) 菲醌

图 3-11　醌类化合物的化学结构

2. 来源

醌类化合物来源广泛，主要分布于 100 多种高等植物的根、茎、枝、叶、果实和心材中，以及藻类和菌类等低等植物中。动物和微生物中也含有醌类化合物。

3. 生物学作用

(1) 抗癌作用　醌类化合物对胃癌、肺癌和结肠癌等多种癌症均有抑制作用。机制涉及阻滞癌细胞周期、诱导癌细胞凋亡、抑制癌细胞增殖及抑制癌细胞血管生成等。

(2) 抗炎作用　大黄、芦荟和番泻叶中的醌类化合物对类风湿关节炎和结肠炎等炎症具有一定的抑制作用。新疆紫草中的羟基萘醌类化合物对炎性肠病、败血症和关节炎等慢性炎病具有良好的治疗作用。醌类化合物的抗炎作用机制有抑制炎症因子的产生、阻止前炎症介质的释放、提高抗炎介质的释放等。

（3）泻下作用　醌类化合物具有泻下作用，如番泻叶中的番泻苷可用于制备泻下药，临床上有助于肠道清洁和便秘治疗。

（4）抗氧化作用　天然蒽醌类化合物的抗衰老和防紫外线等生物活性都与其抗氧化作用有关。芦荟提取物中的蒽醌类成分对活性氧自由基和羟自由基有清除作用，可阻止红细胞膜脂质过氧化，避免红细胞膜的生理功能受到损害。对53名健康受试者服用芦荟凝胶提取物后的效果进行研究发现，受试者连续14d每天服用250 mL芦荟凝胶提取物，可以显著提高血浆总抗氧化能力且没有副作用，这可能与芦荟中富含的醌类化合物有关。

（5）脏器保护作用　蒽醌类化合物对血管、肺、肝和脑等多个器官组织有保护作用。但需要说明的是，高剂量的大黄素会造成肝、肾组织病理损伤。此外，有研究发现，每日服用一次芦荟提取物，可显著降低人唾液乳酸杆菌水平，使其成为保护口腔、预防龋齿的潜在产品。

九、二苯乙烯苷

1. 基本性质

二苯乙烯苷（THSG）是一类多羟基酚类化合物，具有顺式和反式结构，自然界中主要以反式构型存在。但二苯乙烯苷稳定性较差，在高温下易发生降解，经光照反式二苯乙烯苷会转变为顺式二苯乙烯苷，因此需要注意低温避光保存。根据骨架类型，该类化合物可以分为两类：一类以2，3，5，4'-四羟基二苯乙烯为母核，如2，3，5，4'-四羟基二苯乙烯-2-O-β-D-葡萄糖苷；另一类以3，5，4'-三羟基二苯乙烯为母核，如白藜芦醇（图3-12）。

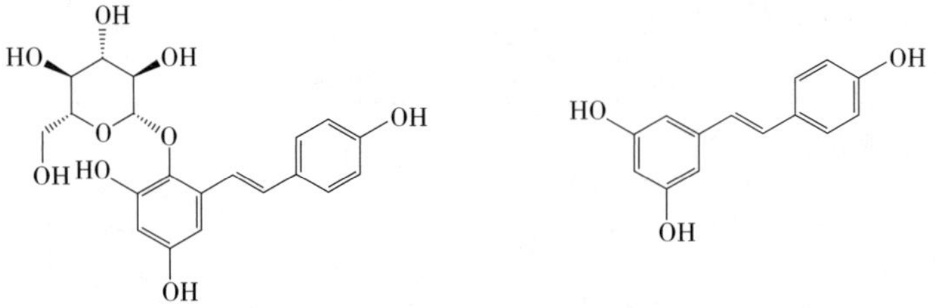

（a）2，3，5，4'-四羟基二苯乙烯-2-O-β-D-葡萄糖苷　　（b）白藜芦醇

图3-12　二苯乙烯苷的化学结构

2. 来源

二苯乙烯苷类化合物广泛存在于桑葚、苜蓿、何首乌和虎杖等多种植物中。2，3，5，4'-四羟基二苯乙烯-2-O-β-D-葡萄糖苷在何首乌中含量最多，约占何首乌干重的1%。白藜芦醇在蔓越莓和葡萄中含量较多，通常在0.16~3.54mg/（kg鲜重），这也是红酒中白藜芦醇含量较高（0.1~14.3mg/L）的原因。相比之下，白藜芦醇在花生中的含量较低，为0.02~1.92mg/kg。

3. 生物学作用

（1）抗氧化作用　二苯乙烯苷能通过清除氧自由基来提高内皮细胞的抗氧化能力，2，3，5，4'-四羟基二苯乙烯-2-O-β-D-葡萄糖苷可显著提高秀丽隐杆线虫对氧化应激的抵抗力。红酒中的白藜芦醇可通过抑制人体低密度脂蛋白（LDL）的氧化提高血浆抗氧化水平。

（2）抗癌作用 白黎芦醇对癌症的起始、促进和发展3个阶段均有抑制作用，其可通过抑制环氧合酶活性、抑制癌细胞增殖和诱导癌细胞凋亡等途径对人类肝癌、乳腺癌、胃癌、肺癌、直肠癌和前列腺癌等多种癌症产生不同程度的抑制作用。

（3）神经保护 何首乌中的二苯乙烯苷类化合物有保护神经元的作用。另有研究表明，2型糖尿病患者每周服用75mg的白藜芦醇可显著增强神经血管偶联能力和改善认知能力。此外，白藜芦醇还可有效改善弗里德顿希共济失调患者的神经功能、听力和语言能力。

（4）改善骨质 何首乌中分离得到的二苯乙烯苷可通过促进成骨分化来改善骨质，其改善骨质的活性表现在减轻足肿胀、改善负重分布和消除骨关节炎等方面。

（5）其他作用 二苯乙烯苷还具有降低血清胆固醇、抑制动脉粥样硬化和防治阿尔茨海默病等多种作用。

第三节 类胡萝卜素

1. 基本性质

类胡萝卜素是一种广泛存在于自然界中的脂溶性色素，属于萜类化合物，主要由8个异戊二烯基本单位组成，其分子长链由双键和单键交替排列构成一个共轭体系，其体系中共轭双键数目越多，类胡萝卜素的颜色越接近红色。目前已发现的类胡萝卜素有700余种，根据类胡萝卜素的化学结构可分为两大类：一类是叶黄素类（含氧原子），如叶黄素、玉米黄素、β-隐黄素、虾青素（图3-13）；另一类是胡萝卜素类（不含氧原子），如β，β-胡萝卜素、α-胡萝卜素、β-胡萝卜素、γ-胡萝卜素、番茄红素（图3-14）。类胡萝卜素能在植物、藻类、酵母菌、真菌、古生菌和真细菌体内合成，且在光合作用中起着重要的作用，如参与光能传递和物质转化。

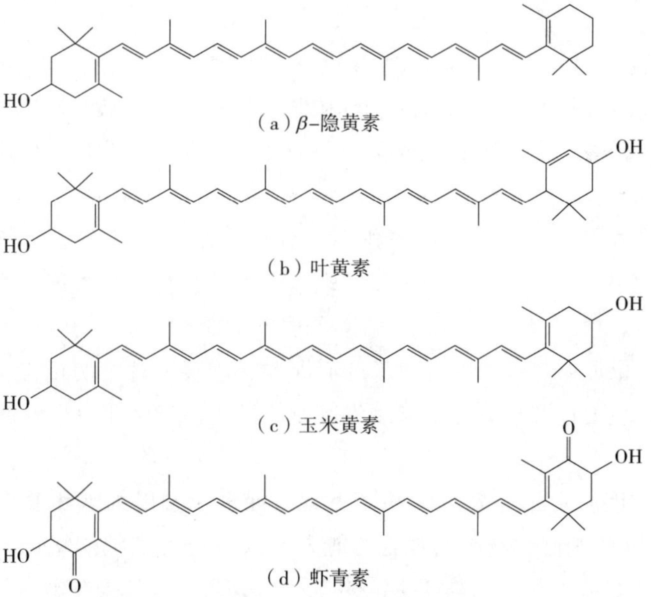

（a）β-隐黄素

（b）叶黄素

（c）玉米黄素

（d）虾青素

图3-13 叶黄素类类胡萝卜素的化学结构

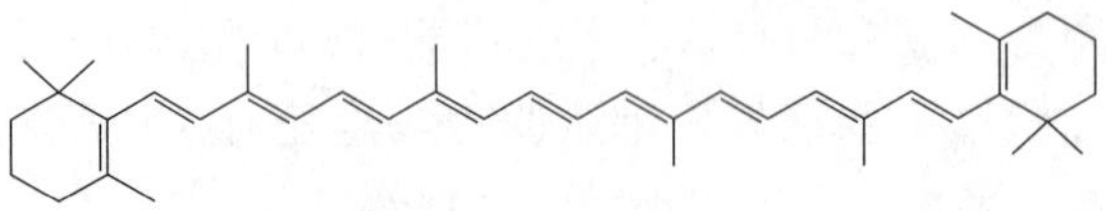

(a) α-胡萝卜素

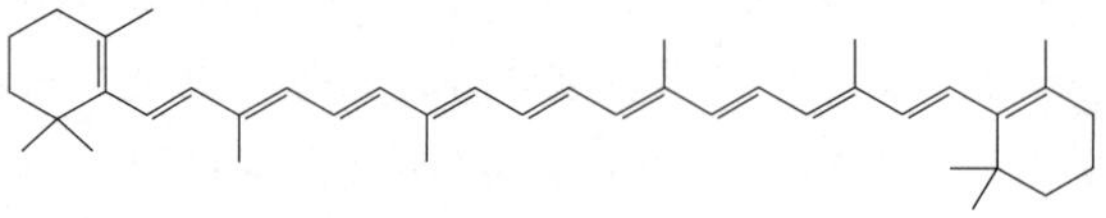

(b) β-胡萝卜素

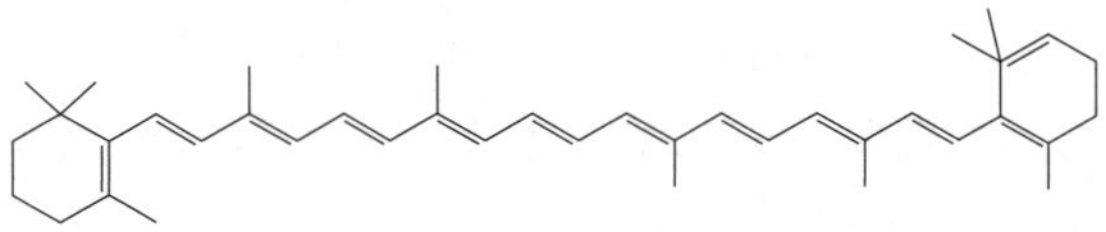

(c) γ-胡萝卜素

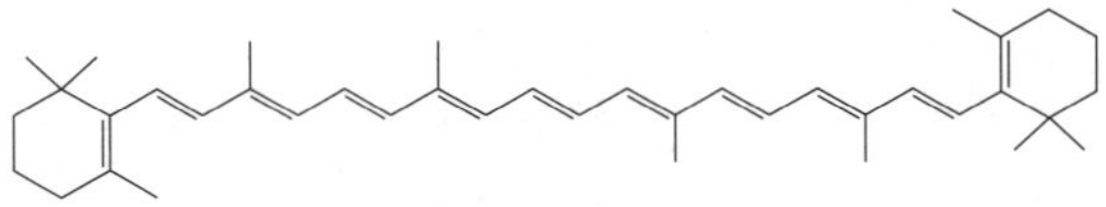

(d) β,β-胡萝卜素

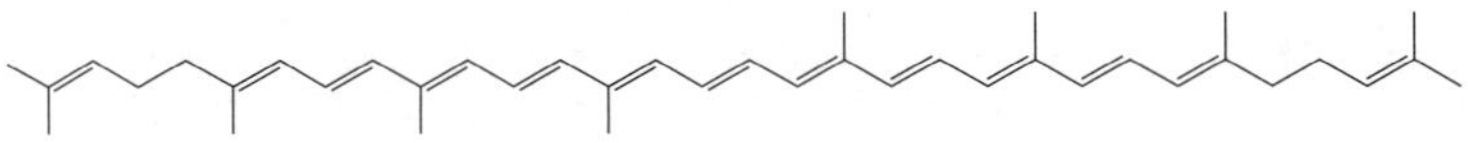

(e) 番茄红素

图3-14 胡萝卜素类类胡萝卜素的化学结构

2. 来源

类胡萝卜素主要来源于新鲜的水果和蔬菜。例如，α-胡萝卜素和β-胡萝卜素主要来源于黄橙色蔬菜和水果；β-隐黄素主要来源于橙色水果；叶黄素主要来源于深绿色蔬菜；番茄红素主要来源于番茄。人体每天摄入的类胡萝卜素约为6mg。

3. 生物学作用

（1）抗氧化功能　类胡萝卜素含有许多双键，可淬灭单线态氧，清除自由基和氧化物，减少自由基和氧化物对细胞DNA、蛋白质和细胞膜的损伤。流行病学研究资料表明，因其具有抗氧化作用，番茄红素、β-胡萝卜素和叶黄素与心血管疾病和一些癌症的患病风险之间存在显著负相关。

（2）抗癌作用　类胡萝卜素对乳腺癌细胞、肺癌细胞、结肠癌细胞和前列腺癌细胞等多种癌细胞具有抑制作用。一项病例对照研究发现越南男性饮食中的番茄红素与前列腺癌风险呈显著的负剂量相关性，食用富含番茄红素的食物可能有助于预防前列腺癌。也有流行病学研究显示，摄食蔬菜和水果能够降低癌症发生率与其所含类胡萝卜素密切相关。类胡萝卜素的抗癌机制也是多方面的，主要包括抗氧化、抑制癌细胞增殖、诱导细胞分化及凋亡和诱导细胞间隙通信等。

（3）增强免疫功能　番茄红素和β-胡萝卜素可促进T淋巴细胞和B淋巴细胞增殖，增强巨噬细胞、T细胞和NK细胞杀伤肿瘤细胞的能力及减少免疫细胞的氧化损伤。柑橘皮中的类胡萝卜素能增加B细胞活力并协助其产生抗体，从而提高机体免疫能力。临床免疫反应试验发现，虾青素可通过提高免疫球蛋白水平增强机体免疫力，还可通过提高T/B细胞亚群比例和促进淋巴组织增生来增强免疫应答。

（4）保护视力　叶黄素是视网膜黄斑的主要色素。增加叶黄素的摄入量可预防和改善老年性眼部退行性病变。此外，类胡萝卜素可通过清除视网膜上产生的自由基及吸收蓝光来保护视网膜免于光损伤。一项老年黄斑变性患者的临床试验研究发现，每日补充20mg叶黄素，可显著改善患者的视力。

（5）维生素A原活性　维生素A是一种人体必需的微量营养素，具有维持视功能的作用。类胡萝卜素经β-胡萝卜素-15, 15′-单加氧酶（BCMO1）作用可转化成视黄醛来发挥维生素A原活性功能。

（6）皮肤保护作用　β-胡萝卜素、番茄红素、叶黄素和玉米黄素等类胡萝卜素均具有保护皮肤的作用，它们主要通过阻止脂肪过氧化物的产生和清除光照产生的自由基来发挥保护皮肤的作用。一项临床实验研究发现，每日口服类胡萝卜素可以减少人类皮肤受紫外辐射导致的红斑和色素沉积。

（7）其他作用　类胡萝卜素还有预防心血管疾病、促进骨健康、预防骨质疏松、抗衰老及减少脑卒中的发病率的作用。

第四节　皂苷

1. 基本性质

皂苷（Saponin）由皂苷元和糖、糖醛酸或其他有机酸组成。组成皂苷的糖有葡萄糖、半乳糖、鼠李糖、阿拉伯糖、木糖及其他戊糖。根据皂苷元化学结构的不同，可分为三萜皂苷和甾体皂苷。其中，三萜皂苷又分为四环三萜类和五环三萜类，以五环三萜类皂苷（图3-15）最为常见。甾体皂苷又可分为螺甾烷醇类（图3-16）、异螺甾烷醇类、变形螺甾烷醇类和呋甾烷醇类皂苷，其中，螺甾烷醇类与异螺甾烷醇类皂苷二者互为差向异构体，常共存于植物体内。在皂苷的化学结构中，由于苷元具有不同程度的亲脂性，糖链具有较强的亲水性，使得皂苷成为一种表面活性剂，一些富含皂苷的植物提取物已被用于制造乳化剂、洗洁剂和发泡剂等。常见的皂苷有大豆皂苷、三七皂苷、人参皂苷、柴胡皂苷、黄芪皂苷、绞股蓝皂苷和薯蓣皂苷等。

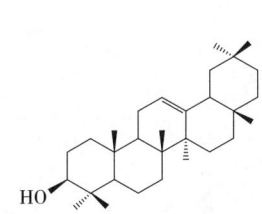 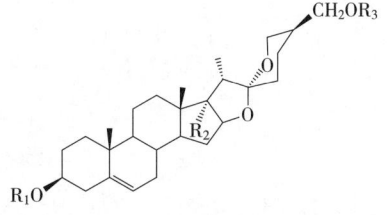

图3-15　五环三萜类皂苷的化学结构　　图3-16　螺甾烷醇类皂苷的化学结构

2. 来源

三萜皂苷主要存在于豆科、石竹科、桔梗科和五加科植物中。甾体皂苷主要存在于薯蓣科和百合科植物中。人体平均每日膳食约摄入 10mg 皂苷，食用豆类食物较多的可达 200mg 以上。

3. 生物学作用

（1）抗氧化作用　大豆皂苷可通过增强肝脂蛋白脂酶转录水平抑制脂质过氧化，也可通过提高超氧化物歧化酶含量、降低过氧化脂质（Lipid peroxidation，LPO）形成及清除自由基等降低氧化性损伤。三七皂苷可通过提高超氧化物歧化酶、谷胱甘肽过氧化物酶和过氧化氢酶（CAT）水平起到抗氧化作用。人参皂苷可减少自由基的生成。

（2）心血管系统保护作用　在三萜皂苷中，柴胡皂苷、甘草皂苷和驴蹄草总皂苷都有明显的降胆固醇作用。其他如大豆皂苷和人参皂苷可促进人体内胆固醇和脂肪的代谢，降低血中胆固醇和甘油三酯含量。大豆皂苷还具有抗血栓作用。绞股蓝皂苷可明显抑制小鼠血小板血栓和静脉血栓的形成。

（3）抗癌作用　皂苷具有抗胃癌、肺癌、乳腺癌和结肠癌等癌症的活性。有研究发现人参可显著改善女性乳腺癌患者总体生存率和无病生存率，红参提取物可显著降低男性非器官特异性癌症的发病率，这被认为可能与提取物中含有的皂苷有关。

（4）抗菌和抗病毒作用　大豆皂苷具有抑制大肠杆菌、金黄色葡萄球菌和枯草杆菌生长的作用，并对疱疹性口唇炎和口腔溃疡治疗效果显著。大豆皂苷还具有广谱抗病毒能力，可显著抑制单纯疱疹病毒、柯萨奇病毒和 HIV 等病毒的复制用。人参皂苷在含量为 0.001% 时对大肠杆菌有抑制作用，还能通过抑制幽门螺杆菌而起到预防和治疗十二指肠和胃溃疡的作用。茶叶皂苷对白色链球菌、大肠杆菌和单细胞真菌，尤其是皮肤致病菌等多种致病菌有良好的抑制作用。

（5）其他作用　皂苷可增强机体免疫功能。有些皂苷如积雪草苷，还可促进胶原蛋白合成，增加新生皮肤的抗张强度，加速伤口愈合。人参皂苷还具有改善微循环、提高组织抗缺氧能力、抑制血小板聚集和抗辐射等活性。

第五节　异硫氰酸酯

1. 基本性质

异硫氰酸酯（Isothiocyanates，ITCs）是一类含有 N＝C＝S 官能团的含硫化合物，常见的有烯丙基异硫氰酸酯（AITC）、苄基异硫氰酸酯（BITC）、莱菔硫烷（SFN）和苯乙基异硫氰酸酯（PEITC）等（图 3-17），其中 AITC 占比最大，约为 80%。一般异硫氰酸酯的熔点低且具有刺激性臭味，是芥子油刺鼻气味的来源。

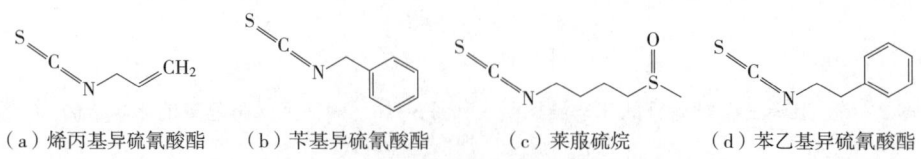

（a）烯丙基异硫氰酸酯　　（b）苄基异硫氰酸酯　　（c）莱菔硫烷　　（d）苯乙基异硫氰酸酯

图 3-17　异硫氰酸酯类的化学结构

2. 来源

异硫氰酸酯广泛存在于十字花科蔬菜中，如菜花、甘蓝、白菜和辣根等。

3. 生物学作用

（1）抗癌作用　异硫氰酸酯能够有效抑制癌细胞的生长，降低多种癌症的发生率。

（2）抗炎作用　莱菔硫烷的抗炎作用已在心血管系统和皮肤中得到证实，它通过诱导Ⅱ相酶产生来保护细胞免受紫外线诱导的氧化应激和炎症的损伤。苯乙基异硫氰酸酯和莱菔硫烷联用可更好地预防炎症。在小鼠模型中发现，针对暴露于香烟烟雾6个月的野生型小鼠，莱菔硫烷增强了它们的肺泡巨噬细胞对肺部细菌的清除作用并减轻了炎症。

（3）抗氧化作用　异硫氰酸酯具有较强的自由基清除活性，被广泛添加于一般食品、营养强化食品和保健食品中。此外，异硫氰酸酯提取物的温度稳定性和贮藏稳定性均优于维生素C。与维生素C和维生素E的抗氧化机制不同，苯乙基异硫氰酸酯和莱菔硫烷能够通过诱导Ⅱ型解毒酶的生成，在一定程度上延缓甚至抑制组织器官的氧化损伤。

（4）其他作用　有研究发现，异硫氰酸酯的抗血小板聚集能力是阿司匹林的数倍。此外，异硫氰酸酯能够通过清除血管和机体自由基延缓衰老，同时具有抗菌、抗病毒、降血脂和降血糖等活性。异硫氰酸酯还用作食品中的调味剂和酿酒中的抗发酵剂，也被批准用作食品添加剂（防腐剂），用于延长食品的货架期。

第六节　有机硫化物

1. 基本性质

有机硫化物的基本骨架为C—S—C（图3-18）。其基本性质类似于醚，但挥发性较小，亲水性较弱。挥发性有机硫化物为大蒜带来了独特的风味特征。

2. 来源

大蒜中主要脂溶性硫化物为阿藿烯、二烯丙基硫代亚磺酸酯（大蒜辣素）、二烯丙基一硫化物（DAS）、二烯丙基二硫化物（DADS）和二烯丙基三硫化物（DATS）。大蒜中主要水溶性硫化物为S-烯丙基半胱氨酸（SAC）、S-烯丙基巯基半胱氨酸（SAMC）和S-甲基半胱氨酸（SMC）。其中，脂溶性硫化物有特殊刺激性臭味，而水溶性硫化物无特殊臭味。

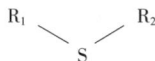

图3-18　有机硫化物

3. 生物学作用

大蒜是世界上广泛食用的香料，其含有的有机硫化物具有抗氧化、抗炎、抑菌、免疫调节、心血管保护、抗癌、保肝、保护消化系统、抗糖尿病、抗肥胖、保护神经和保护肾等作用。

（1）抑菌作用　有机硫化物具有抑制和杀灭革兰氏阳性菌和革兰氏阴性菌的作用。有机硫化物可用于治疗多种细菌和真菌引起的感染性疾病。

（2）抗氧化作用　大蒜中的有机硫化物具有清除自由基和活性氧、抑制脂质过氧化、增强抗氧化酶活性和升高抗氧化物水平的作用。

（3）调节脂代谢　临床研究表明，食用大蒜可降低高脂血症和冠状动脉疾病患者的总胆固醇和血脂水平。大蒜中的有机硫化物具有降低血液中血清总胆固醇（TC）、甲状腺球蛋白（TG）、低密度脂蛋白（LDL）和极低密度脂蛋白（VLDL）水平，提高高密度脂蛋白（HDL）水平的作用。其调节脂代谢的作用机理包括抑制肠道中胆固醇的吸收、促进胆固醇转化为胆汁酸和加快胆固醇排泄来降低血清胆固醇水平，以及减少血管壁的胆固醇沉积和动脉粥样硬化斑块的形成等。

（4）免疫调节作用　大蒜中的某些有机硫化物可以激活中性粒细胞的功能活性，提高巨噬细胞的吞噬率及淋巴细胞的转化率，加强细胞免疫、体液免疫和非特异性免疫，从而提高机体的免疫能力。

第七节　植物雌激素

1. 基本性质

植物雌激素（Phytoestrogen）的分子结构与哺乳动物雌激素结构相似，是一类具有类似动物雌激素生物活性的植物成分，其可通过与雌激素受体以低亲和度结合而发挥类雌激素或抗雌激素效应。

2. 来源

植物雌激素包括异黄酮、木脂素、香豆素和白藜芦醇等。其来源如前文所述。

3. 生物学作用

（1）治疗围绝经期综合征　女性绝经后，雌激素缺乏会导致卵巢功能衰退，产生潮热、骨痛、睡眠障碍、焦虑和抑郁等围绝经期综合征。植物雌激素可安全有效地改善围绝经期综合征。如大豆异黄酮可抑制雌激素缺乏导致的潮热出汗和抵抗力下降等症状，还可调节皮肤生理状态，延缓雌激素缺乏导致的皮肤萎缩。流行病学研究发现，与西方女性（80%）相比，亚洲女性（20%）报告潮热的频率更低，这些差异的原因之一就是亚洲人的饮食往往含有丰富的豆类。

（2）预防骨质疏松　雌激素是骨形成的重要促进剂，缺乏可导致骨质疏松的发生。植物雌激素具有雌激素活性，食用含有植物雌激素的食品，可提高骨密度、骨钙素和骨桥蛋白的水平，从而预防雌激素缺乏引起的骨质疏松。每天摄入一定量的异黄酮对妇女骨骼系统有保护作用，可改善腰椎骨和脊椎骨密度。

（3）保护心血管系统　植物雌激素具有一定的心血管系统保护作用，可预防或避免心肌梗死、心绞痛和高血压等心血管疾病的发生。其心血管保护作用机制主要包括降血脂、抗脂质过氧化、抑制血小板聚集、改善血管内皮细胞功能、抗动脉粥样硬化及舒张冠状动脉等。

（4）抗癌作用　植物雌激素对乳腺癌、前列腺癌、子宫癌、结肠癌、卵巢癌和白血病等具有预防和抑制作用。流行病学和病例对照研究表明，食用富含异黄酮的豆制品与女性乳腺癌发病率呈显著的负相关。与欧美男性相比，亚洲男性饮食中丰富的异黄酮等植物雌激素是其前列腺癌发病率远低于欧美男性的主要原因之一。

（5）抗炎　炎症反应离不开炎症介质和细胞因子的参与，植物雌激素可以通过调节不同炎症介质和细胞因子的表达起到抗炎作用。

（6）对神经损伤的保护作用　植物雌激素还具有抗阿尔茨海默病和改善记忆力的生物活性。

第八节　其他动物来源的生物活性成分

一、辅酶 Q_{10}

1. 基本性质

辅酶 Q_{10}（Coenzyme Q_{10}，CoQ_{10}）是多种泛醌（Ubiquinone）的集合名称，是生物体内广泛存在的脂溶性多烯醌类化合物（图 3-19）。辅酶 Q_{10} 为黄色或淡黄色、无臭无味的结晶状粉末，遇光易分解成红色物质，对温度和湿度稳定。

2. 来源

辅酶 Q_{10} 广泛存在于微生物、高等植物和动物中。其中，以酵母、大豆、植物油及许多动物组织的含量较高。鱼类，尤其是鱼油中有丰富的辅酶 Q_{10}，其他如动物的肝脏、心脏、肾脏及牛肉、豆油和花生中也含有较多的辅酶 Q_{10}。

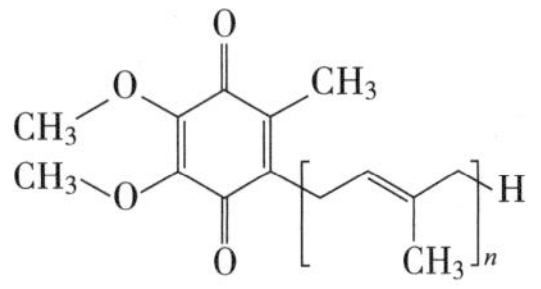

图 3-19　辅酶 Q_{10} 的化学结构

3. 生物学作用

（1）抗氧化作用　辅酶 Q_{10} 可清除自由基，使细胞免受损害，保护细胞健康，其抗氧化能力是维生素 E 的 50 倍。辅酶 Q_{10} 除其自身能发挥抗氧化作用外，还能加强并再生其他抗氧化剂，如维生素 E、抗坏血酸、硫辛酸等。维生素 E 可通过清除脂质过氧化自由基来阻止脂质过氧化过程中链反应的传播，辅酶 Q_{10} 可以还原维生素 E 在清除自由基时产生的 α-生育酚酰基自由基，从而节约和再生维生素 E。

（2）还原作用　人体服用辅酶 Q_{10} 后，血浆中辅酶 Q_{10} 的水平也会上升，而且脂蛋白中的还原型泛醇-10 也会上升，可有效地抑制低密度脂蛋白（LDL）的脂质过氧化。

（3）增强身体免疫力　辅酶 Q_{10} 是机体的非特异性免疫增强剂，在提高机体免疫力和抗炎症、抗肿瘤等方面有较好的作用。研究发现，乳腺癌、前列腺癌、胰腺癌和结肠癌等患者体内辅酶 Q_{10} 的浓度较正常人低。此外，研究还发现辅酶 Q_{10} 对病毒性心肌炎、病毒性肝炎、慢性肝炎、糖尿病性神经炎、慢性阻塞性肺炎、支气管炎、哮喘、牙周炎等也有一定的抑制作用，也可减轻癌症患者放疗、化疗引起的不良反应。

（4）改善心脏健康　心脏是高耗能器官，其辅酶 Q_{10} 含量在人体各脏器中最高。几乎所有的证据都表明，辅酶 Q_{10} 可改善心血管疾病，能预防血管壁脂质过氧化、动脉粥样硬化和突发性心脏病，尤其在改善心肌缺氧过程中发挥关键性作用。有报道称，超过 75% 的心脏病患者在服用辅酶 Q_{10} 后，病情显著改善，大大降低了猝死的风险。

（5）抗衰老作用　辅酶 Q_{10} 能增加皮肤中透明质酸的浓度，提高肌肤含水量，增强角质细胞活力，减少细胞凋亡，改善暗沉肤色、减少皱纹，保持肌肤光滑、弹性和湿润性，可阻止自由基的形成，有助于维护免疫系统的正常运作及延缓衰老。

（6）保护大脑神经细胞，增强人体活力，抗疲劳　辅酶 Q_{10} 能激活细胞呼吸，为脑细胞提供充足的氧气和能量，使机体充满活力，精力旺盛，脑力充沛，因此显示出极好抗疲劳作用。当人体辅酶 Q_{10} 水平下降达到 25% 时，特别容易发生神经系统退行性疾病。

（7）中和药物产生的副作用　对肝脏有损害的药物会使体内的辅酶 Q_{10} 减少。降胆固醇的他汀类药物，能降低辅酶 Q_{10} 水平高达 40%，这可能引起心脏问题。患者在服用他汀类药物的同时，补充服用辅酶 Q_{10}，可减少他汀类药物的副作用，同时缓解药物引起的肌痛和疲劳，并起到护肝作用。

二、褪黑素

1. 基本性质

褪黑素（Melatonin，MT）又名松果体素、褪黑激素、褪黑色素，化学名为 N-乙酰基-5-甲氧基色胺，化学结构见图 3-20，是脊椎动物脑中松果体腺细胞从血液中摄取的色氨酸及其羟化酶逐步合成的一种有较高生物活性的内源性吲哚类激素。褪黑素在体内含量极小，以 pg（1×10^{-12}g）水平存在。

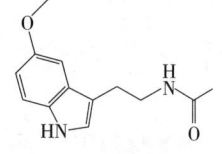

图 3-20　褪黑素的化学结构

2. 来源

褪黑素是一种内源性生物钟调节剂，在人体内由食物中的色氨酸转化得到。富含色氨酸的食物有燕麦、甜玉米、小米、牛奶、香菇、瓜子、海蟹、黑芝麻、黄豆、南瓜子、鸡肉、鸡蛋等。动物体内褪黑素由松果腺产生和分泌，其他组织如视网膜、泪囊腺和胃肠道也能产生少量褪黑素。

3. 生物学作用

（1）抗氧化作用　褪黑素作为进化保留分子起着清除自由基、保护机体免受氧化损伤的作用。研究结果表明，褪黑素具有比其他抗氧化剂更强的自由基清除能力，由于它的高脂溶性，褪黑素可轻易穿过生理屏障，渗入机体的任何组织，通过直接清除自由基，抑制脂质过氧化反应及抑制 DNA 损伤，为机体提供保护作用。

（2）抗衰老作用　自由基与衰老有着密切的联系，正常机体内自由基的产生与消除处于动态平衡，一旦这种平衡被打破，自由基便会引起生物大分子如脂质、蛋白质和核酸的损伤，导致细胞结构的破坏和机体的衰老。褪黑素极易被机体氧化而具有抗氧化作用，褪黑素通过抗氧化、清除自由基和抑制脂质的过氧化反应，保护细胞结构，防止 DNA 损伤，起到抗衰老作用。

（3）调整昼夜节律的作用　褪黑素通过调节人的自然睡眠而克服睡眠障碍，提高睡眠质量。与其他安眠药的最大区别在于，褪黑素无成瘾性，无明显副作用。晚上睡前口服 1~2 片（含褪黑素 1.5~3mg），一般二三十分钟内就能产生睡意，而早晨天亮后褪黑素自动失去效能，起床后也不会有疲倦困顿醒不过来的感觉。

（4）抗肿瘤作用　褪黑素具有抑制肿瘤发生和肿瘤进展的作用，是一种很有前景的治疗乳腺癌的物质。褪黑素已被证明在促进肿瘤细胞凋亡、细胞周期阻滞和自噬方面有效。褪黑素亦可抑制肿瘤新生血管生成和肿瘤转移，并调节其他对肿瘤细胞存活至关重要的过程。

（5）对生殖器官的作用　德国是第一个将松果体、褪黑素及生殖机能联系在一起研究的国家。德国医生欧福·赫伯纳（Offo Heubner）发现一个男孩性早熟，同时发现这个男孩松果体出现肿瘤，正常组织已被破坏。也正是由于松果体遭到毁坏，这个男孩才出现性早熟。于是这位医生第一个提出了松果体抑制性腺发育的概念。此后，人们还通过动物实验证明了松果体分泌的褪黑素这方面的作用。给动物注射褪黑素会出现诸多抗生殖机能的现象，如延缓未成熟动物的性成熟，抑制动物的自发性排卵和发情反应。给兔子注射褪黑素，不仅会使雌雄两性生殖器官较正常细小，身体较矮小，而且能导致雌兔卵巢内卵泡退化，子宫肌肉减少，雄兔的曲精管内精细胞退化。如继续注射到6个月，不论雌雄，都失去了生殖能力。因此一些研究者据此得出结论，褪黑素起着明显的抑制生殖机能的作用。

(6) 免疫调节作用　近10年来，褪黑素对免疫系统的调节作用已引起人们的普遍关注，国内外研究表明，褪黑素不仅影响免疫器官的生长发育，而且对体液免疫和细胞免疫，以及细胞因子均起调节作用。例如，褪黑素可以调节细胞免疫和体液免疫，还可以调节多种细胞因子的活动。

三、γ-氨基丁酸

1. 基本性质

γ-氨基丁酸（Gamma aminobutyric acid，GABA）又称氨酪酸、呱啶酸，其化学结构见图3-21。1963年，斯坦顿（Stanton）发现γ-氨基丁酸具有治疗高血压的作用。GABA是黄芪等中药中重要的中枢神经系统的抑制性物质，有活化肾功能、改善肝功能、防止肥胖、促进酒精代谢及消臭的作用。GABA可应用于饮料、可可制品、糖果、焙烤食品和膨化食品等，但不包括婴幼儿食品。

2. 来源

γ-氨基丁酸广泛分布于动植物中，植物如豆属、参属及一些中草药等的种子和根中，种子发芽时含量增加。植物组织中GABA的含量较低，通常在 $0.3 \sim 32.5 \mu mol/g$。在人脑中，GABA可由脑部的谷氨酸在专一性较强的谷氨酸脱羧酶作用下转换而成，但随着年龄的增长或精神压力加大使GABA积累困难，而通过日常饮食补充可有效改善这种状况。茶叶、胚芽、奶酪中富含GABA。开发富含GABA的食品始于1986年，日本首先开发成功一类新茶（GABARON茶），其具有良好的降血压、解酒、安神以及保健功能。

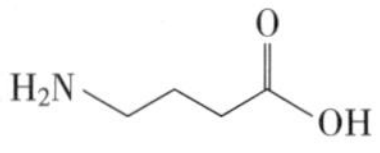

图3-21　γ-氨基丁酸的化学结构

3. 生物学作用

(1) 降血压作用　GABA是中枢神经系统的抑制性物质，能有效促进血管扩张，从而达到降血压的目的。据报道，黄芪等中药的有效降压成分即为GABA。

(2) 抗焦虑和改善神经机能　GABA能结合抗焦虑的脑受体并使之激活，然后与另外一些物质协同作用，阻止与焦虑相关的信息抵达指示中枢。GABA可抑制谷氨酸的脱羧反应，与 α-酮戊二酸生成谷氨酸使血氨降低，摄入GABA可提高葡萄糖酸酯酶的活性，促进脑组织的新陈代谢和恢复脑细胞的功能，从而改善神经机能。

(3) 活化肝肾功能　GABA在体内能大幅度降低碱性磷酸酶和转氨酶值，还能抑制谷氨酸的脱羧反应，与 α-酮戊二酸反应生成谷氨酸，使血氨降低，使更多的谷氨酸与氨结合成尿素排出体外，以解氨毒，从而增强肝功能。即使盐分摄入增多，由于GABA可以激活利尿作用，过剩的盐分也可从尿液排出，故GABA有肾功能活化作用，可用作尿毒症的治疗药物。

(4) 营养神经　近年发现GABA在神经系统的发育过程中具有营养作用，是一种神经营养因子。

(5) 其他作用　GABA还具有防止皮肤老化、美容润肤、改善脂质代谢、消除体臭、防止动脉硬化、促进睡眠、促进乙醇代谢、抑制脂肪肝及肥胖症等功效。

本章对多种食物中生物活性成分的基本性质、来源和生物学功能进行了阐述。需要注意的是，这些生物活性成分的很多内容都处在研究阶段，其与人类健康的关系及深入的作用机制尚未全面阐明。

课后练习

1. 简述多酚的概念及分类。
2. 简述花青素的生物学作用。
3. 简述类胡萝卜素的来源及生物学作用。
4. 简述大蒜中主要的生物活性成分及其生物学作用。
5. 简述褪黑素的食物来源和生物学作用。

思维导图

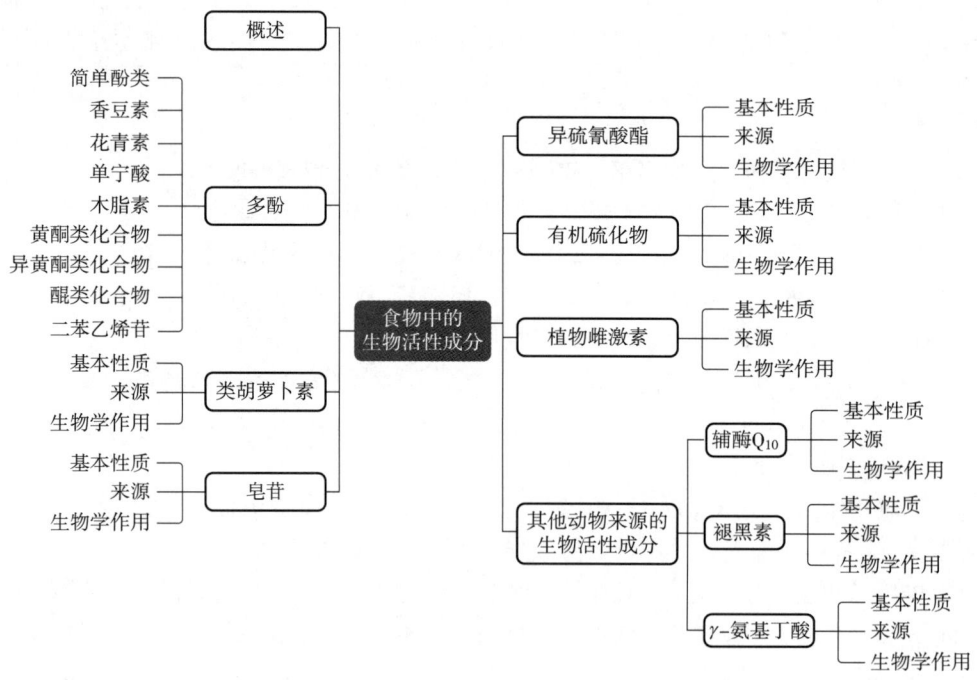

第四章

各类食物的营养价值

学习目标

1. 了解食物营养价值的评价方法,掌握营养质量指数(INQ)的计算方法。
2. 掌握各类食物的营养素特点。
3. 了解常用的食物烹调的方法,熟悉其优缺点。

第一节 各类食物的营养价值

一、食物营养价值的评价

1. 食品的分类

(1) 按性质与来源大致可分为三大类。

①植物性食品:如谷类食品、薯类食品、豆类和豆制品、油料和坚果类食品、蔬菜类食品、水果类食品、来自微生物的菌类食品等。

②动物性食品:如肉类食品、水产类食品、奶及奶制品、蛋类和蛋制品等。

③各类食物的制品:以天然食物为原料,通过加工制作的食品,如酒、酱油、醋、油、糖、罐头、饮料等。

(2) 按作用可分为主食、副食、休闲食品、航天食品、要素膳、母乳化食品等。

(3) 按不同年龄段需求又可分为婴儿食品、断奶食品(离乳食品)、老年食品等。

(4) 按食品进入人体后生成的代谢物的酸碱性可分为酸性食品、碱性食品和中性食品。

①酸性食品:凡食物含氯、硫、磷等元素总量较高,在体内经代谢,最终产生灰质呈酸性的食品,如肉、鱼、蛋、禽、谷、花生、核桃等。

②碱性食品:凡食物含钙、钠、钾、镁等元素总量较高,在体内经代谢,最终产生灰质呈碱性的食品,如果蔬、豆类、牛奶、杏仁、栗子等。

③中性食品:食物在体内经代谢,最终产生灰质呈中性的食品,如烹调油、淀粉、糖、黄油等。目前酸碱食物的理论还存在争议,一般来说正常人体内的体液缓冲作用足以抵消正常摄

入食物对体内 pH 的影响。

（5）按食品所含的主要营养素可分为高蛋白质、高脂肪、高膳食纤维和高能量食品等。

（6）按加工方法可分为发酵食品、腌渍食品、烟熏食品、冷冻食品、脱水食品、罐头食品、辐照食品等。

2. 食物的营养价值

通常是指食物中所含的营养素和能量能够满足人体营养需要的程度，包括营养素种类是否齐全，数量及其相互比例是否合理和被人体消化、吸收及利用的程度。食物的营养价值还受食品内天然存在的一些抗营养因子的影响。

食物中的抗营养因子是指天然食物中存在的能破坏或阻碍营养物质的消化利用，并对人体健康和生长性能产生不良影响的物质。但随着研究的推进，发现一些抗营养因子具有一定的保健作用，如大豆中的胰蛋白酶抑制剂虽然妨碍蛋白质的吸收，但它也是非常好的抗癌物质，只要经过足够的加热，使大部分胰蛋白酶抑制剂失活，就可以避免它的不良影响；粗粮、豆类和蔬菜中的单宁、多酚、植酸都妨碍矿物质吸收，但它们也有强大的抗氧化作用，对于预防癌症、糖尿病和心脏病都有帮助；萝卜、菜花等十字花科蔬菜中的硫苷类物质妨碍碘的吸收利用，对于缺碘的人来说，会加大甲状腺肿的危险，但在不缺碘的情况下，其防癌作用受到人们的重视。烹调加工可以消除抗营养因子从而提高食物的营养价值，也会因为预处理及加工条件不当（如高温、酸碱等）损失营养素而使营养价值降低。

3. 食物的营养价值评价

营养质量指数（INQ），即营养素密度（被评价食物中某营养素占参考摄入量的比）与能量密度（被评价食物所含能量占参考摄入量的比）之比。营养质量指数可以作为评价食物营养价值的指标。其含义是食物中营养素能满足人体营养需要的程度，反映了人在满足能量需求时摄取到的每种营养素的数量是多少。

公式：［一定食物中某营养素含量/该营养素推荐摄入量］/［一定食物提供的能量/能量推荐摄入量］。

INQ＝1，表示食物的该营养素与能量含量达到平衡；INQ＞1，表示食物的该营养素供给量高于能量供给量；INQ＜1，表示食物的该营养素供给量低于能量供给量。

二、各类食品的营养价值

1. 谷类与薯类

我国食用的谷类主要有小麦和稻米，其次有称为杂粮的玉米、高粱、小米、大麦、燕麦、荞麦和莜麦等。人体所需热能的 60%～70%、蛋白质的 50%～70% 由谷类提供。谷类同时提供了相当含量的 B 族维生素和矿物质。但是，谷类蛋白一般都缺乏赖氨酸。

谷类由外及里主要由种皮、谷皮、胚乳及胚芽构成。位于谷皮和胚乳层之间的糊粉层除含有较多的纤维素外，还含有较多的磷、B 族维生素、无机盐和一定量的蛋白质及脂肪，但在高精度碾磨中易与谷皮同时丢失，导致营养成分损失。胚乳含有大量淀粉、蛋白质和脂肪，但矿物质和粗纤维较少。由于谷类是膳食中 B 族维生素特别是硫胺素和烟酸的重要来源，维生素主要集中在糊粉层和胚芽层，因此加工精度越高，该部分的损失也越多，可以通过控制淘米和烹调方式等来降低 B 族维生素的流失量。

日常生活中推荐精白米面与粗粮混合食用。精白米面不仅维生素损失严重，而且还会引起短时血糖升高。全谷类食物属于低 GI 食物，同时富含 B 族维生素和矿物质。比如玉米，含有丰富的膳食纤维和 B 族维生素。黄色玉米中所含的玉米黄素具有较强的抗氧化作用，可预防视网膜黄斑变性。燕麦具有大量的可溶性半纤维素和维生素等营养物质，其中所含的皂苷对降低血胆固醇和甘油三酯有一定作用。燕麦是血糖反应最低且饱腹感最强的一种谷类，可作为糖尿病人的主食。我国西北地区传统栽培的莜麦也与燕麦具有类似的性质。

薯类包括马铃薯、甘薯、木薯、山药、芋头等。按照干重计算，薯类与谷类蛋白质含量相当，但从氨基酸组成来看，薯类蛋白质的质量相当或优于谷类蛋白质，如马铃薯富含赖氨酸和色氨酸，可以和谷类蛋白质达到互补作用。薯类是低脂肪高纤维食品，质地细腻对胃肠刺激小，且维生素和矿物质含量也较为丰富。如马铃薯富含维生素 C，可在蔬菜不足的冬季部分替代蔬菜。红心甘薯中富含胡萝卜素，是膳食中维生素 A 原的来源；山药和芋头含有较丰富的钾元素。

2. 豆类及坚果类

依据营养成分可将豆类分为两大类，一是大豆类，包括黄豆、黑豆、青豆等，它们含有较多的蛋白质和脂肪，而糖类较少；另一类是除大豆外的其他豆类，如绿豆、赤小豆、芸豆、豌豆和蚕豆等，它们含有较多糖类、中等量蛋白质和少量脂肪。

大豆富含优质蛋白质和不饱和脂肪酸，且赖氨酸含量较高，可与缺乏赖氨酸的谷类配合食用，实现蛋白质的互补作用。除大豆外的其他豆类也有较高的营养保健价值。我国著名的药学著作《本草纲目》中就曾有"绿豆煮食，可消肿下气、清热解毒、消暑止渴"。该书共五十二卷，是明朝李时珍撰写的。全书共 190 多万字，载有药物 1892 种，收集药方 11096 个，是一部具有世界性影响的博物学著作。近代医学研究也证实，绿豆皮有抗菌消炎作用，绿豆有利尿、促进机体代谢及促进体内毒物排泄的功效。红豆在日本颇受欢迎，因其 B 族维生素含量较高，常添加到点心中。另外，红豆也是一味良药，有利水除湿、活血排脓、消肿解毒的功效。

坚果类包括核桃、榛子、杏仁、开心果、松子、香榧子、腰果等，其油脂含量较高，富含油酸和亚油酸等不饱和脂肪酸，也含有优质的植物蛋白、膳食纤维及铁、锌、钙、镁、维生素 E 和 B 族维生素等多种矿物质及维生素。有研究表明，虽然坚果类食物含脂肪量较高，但每天适量食用，可以帮助控制低密度脂蛋白胆固醇（LDL-C），有效地降低心脏病和脑卒中发作的概率。在早餐中加入大杏仁可以使糖尿病人的胰岛素敏感度上升，血糖水平下降，饱腹感增加，达到预防或控制糖尿病的功效。

3. 畜、禽及水产类

畜肉主要包括猪、牛、羊等大牲畜的肌肉、内脏及其制品。畜肉蛋白质为完全蛋白，具有较高的营养价值。畜肉脂肪大多以饱和脂肪酸为主，主要是棕榈酸和硬脂酸，且其中肥肉和内脏等组织胆固醇含量较高，高血脂患者不宜过量摄取肥肉、动物内脏和脑组织。内脏器官中维生素含量较高，肝脏是动物组织中维生素含量最丰富的器官。畜肉还是多种微量元素的良好来源，比如人体对肉类中铁的吸收率远高于植物性食品。

禽类食品通常指鸡、鸭、鹅等家禽。因其肉色较浅被称为"白肉"，与被称为"红肉"的畜肉相比，脂肪含量和质量方面差异较大。禽类脂肪中不饱和脂肪酸含量高于畜肉，但胆固醇含量与其相当。其他营养素如维生素和矿物质等均与畜肉接近。我国中医学记载，不同禽肉种类滋补功效不同。鸭肉具有补虚清热、除湿解毒、滋阴养胃等功效，适合虚弱、食欲不振和口干舌燥的人食用。鸽肉蛋白质中的氨基酸消化吸收率在 97% 以上，对儿童、孕妇、老人及术后病人等有恢复体力、愈合伤口、增强脑力的功效。

水产品通常指鱼类、虾、蟹及贝类等。鱼肉蛋白结缔组织少，组织柔软，比畜禽肉更易消化。贝类等水产品中含有牛磺酸，对促进胎儿和婴儿大脑发育、维持血压、保护视力等有一定功效。鱼类脂肪不饱和脂肪酸含量较高，其中长链不饱和脂肪酸 DHA 对人脑神经生长发育至关重要，EPA 具有帮助降低胆固醇和甘油三酯的含量、促进体内饱和脂肪酸代谢的作用。水产品种的维生素含量也较为丰富，鱼油和鱼肝油是补充维生素 A 和维生素 D 的重要来源。水产品还是各种矿物质的丰富来源，如甲壳、贝类食品是锌、铜等微量元素的最佳来源；虾是钙的良好来源；海鱼等是碘、铜、锰、锌等元素的重要来源。但是贝类和深海鱼具有富集重金属的特性，在一些污染海域，要重点监控海产品重金属超标引发的食品安全问题。

4. 蔬菜、水果类

新鲜的蔬菜、水果水分含量大都在 90% 以上，碳水化合物、蛋白质、脂肪含量很低，膳食纤维含量丰富，含有除维生素 D 和维生素 B_{12} 之外的各种维生素。绿叶菜是维生素 C、叶酸和维生素 K 的重要膳食来源。橙黄色蔬菜中胡萝卜素的含量较高。蔬菜是高钠低钾食品，也是钙、铁和镁的重要膳食来源。在日常加工烹制时注意先洗后切，急火快炒，现做现吃，以防止水溶性维生素的损失。

蔬菜还含有多种生物活性成分，如茄子、红皮马铃薯等中含有花青素；洋葱和甘蓝含有角皮黄酮等。生物类黄酮可增强维生素 C 的作用，作为天然抗氧化剂，能维持血管的正常功能。洋葱中含有植物杀菌素和含硫化合物，具有抗菌消炎、降低血清胆固醇的作用。南瓜、苦瓜等已被证实有明显的降血糖作用。

水果中的碳水化合物主要是蔗糖、果糖和葡萄糖，是膳食能量的补充来源之一，且含有丰富的膳食纤维，如果胶、纤维素。水果和蔬菜类似，富含维生素和矿物质，其中木瓜、芒果、柿子等黄色和橙色的水果可提供类胡萝卜素。柑橘类含有较高的维生素 C。草莓、大枣和山楂的含铁量较高。水果中含有一些其他有益成分，如有机酸具有开胃、促进消化和促进矿物质吸收的作用；黄酮、花青素等物质的摄入量与心血管疾病的死亡率成负相关。

5. 食用菌类

食用菌种类繁多，中国已知的食用菌有 350 多种，常见的有香菇、花菇、黑木耳、银耳、竹荪、猴头菇、松茸、金针菇、平菇、牛肝菌、灰树花等。菌类中碳水化合物主要是菌类多糖，如香菇多糖、银耳多糖等，它们具有多种保健作用。食用菌类蛋白含量丰富，高于一般的蔬菜，且含有多种必需氨基酸，其中赖氨酸含量特别丰富，但脂肪含量很低，是理想的高蛋白低脂肪食品。菌类食物维生素 C 虽然不高，但核黄素、烟酸和泛酸等 B 族维生素的含量较高，例如鲜蘑菇的核黄素和烟酸含量分别为 0.35mg/100g 和 4.0mg/100g，鲜草菇为 0.34mg/100g 和 8.0mg/100g。大多数食用菌类还具有降血脂的作用，如木耳中所含的卵磷脂、脑磷脂和鞘磷脂，能清除血管中多余的脂肪，防止脂肪在血管壁的沉积，从而起到预防动脉粥样硬化的作用。

6. 蛋类

蛋类主要指鸡、鸭、鹅、鸽和鹌鹑等母禽所产的卵，是一种营养价值很高，同时又不耐热、不耐冻、易破损的天然食物。鸡蛋蛋白质的氨基酸比例很适合人体生理需要、易为机体吸收，利用率在 98% 以上，营养价值很高，是食物中最理想的优质蛋白质。在进行各种食物蛋白质营养评价时，常以鸡蛋蛋白质作为参考蛋白。蛋清中的蛋白质主要是卵白蛋白，它的必需氨基酸种类齐全，构成合理，其中的组氨酸是婴儿生长所必需的氨基酸。禽蛋中也含有一些过敏原物质及蛋白酶抑制剂。卵类黏蛋白是鸡蛋清中的主要过敏原及胰蛋白酶机制剂。生物素结合蛋白可与生物素形成极难分解的复合物，使人体不能吸收鸡蛋中的生物素。生食鸡蛋不仅有微生物污染的食品安全问题，也不利于一些营养物质，如生物素的吸收利用。蛋中维生素含量较高，其中最为突出的是维生素 A 和维生素 B_2。一枚鸡蛋约可满足成年女子一日维生素 A 推荐量的 22%，维生素 B_2 推荐量的 13%。

蛋黄是多种微量元素的良好来源，包括铁、硫、镁、钾、钠等。蛋黄还含有丰富的卵磷脂和脑磷脂，其脂类不仅易于消化吸收，而且对于人体脑和神经组织的发育和维护有重要作用，具有提高记忆力、延缓衰老等功效。

7. 奶及奶制品类

人类食用的奶制品以牛奶为代表。牛奶蛋白质为优质蛋白，容易被人体消化吸收，其蛋白质主要为酪蛋白，约占蛋白总量的 80%，其次为乳清蛋白。牛奶中的碳水化合物是乳糖，其易被婴幼儿消化吸收，且具备蔗糖、葡萄糖等所没有的特殊优点：促进钙、铁、锌等矿物质的吸收，提高其生物利用率；促进肠内乳酸细菌，特别是双歧杆菌的繁殖，改善人体微生态平衡；促进肠细菌合成 B 族维生素。牛奶中含有几乎所有种类的脂溶性和水溶性维生素以及丰富的矿物质。牛奶中的钙、磷不仅含量高而且比例合适，同时含有维生素 D、乳糖等促进吸收因子，是膳食中钙的最佳来源之一。牛奶中的钾、镁元素含量也较为丰富，使其有利于控制血压，并成为动物性食品中难得的碱性食品。奶类食品对各种生理状况下的人群都有十分重要的作用，也适合于病人等特殊条件下的人群食用。在发达国家中，奶与奶制品已成为人们饮食的重要组成内容。

8. 其他加工食品

(1) 食用油脂　食用油脂是人体的主要能量来源之一。我国食用油主要包括植物性油脂（如花生油、大豆油、菜籽油、葵花籽油、山茶油、橄榄油等）和动物性油脂（如猪油、牛油、羊油等）。植物性油脂一般不含胆固醇，且富含不饱和脂肪酸、维生素 E 和维生素 K。动物油的饱和脂肪酸比例较高，维生素 E 的含量微乎其微，大多含有胆固醇。动、植物油脂混合食用有益于人体健康，但食用油普遍脂肪含量较高，每天的用量最好控制在 25～30g。

(2) 调味品

①食盐：主要成分是氯化钠。目前市场上开发的食盐品种繁多，有碘盐、锌盐、钙盐、低钠盐等。正常人每日仅需 5g 左右。我国居民目前食盐日摄入量较高，每人每日摄入 15～20g。建议适当选用低钠盐，其钠含量要比普通碘盐低 1/3 左右，还含有一定量的钾和镁元素。氯化钾也有一定的咸味，低钠盐的咸味和普通精制盐的咸味差不多，可以满足人们对口味的需求。

②酱油：是大豆经酿造发酵而成的传统调味品，含盐量 18% 左右。氨基酸是酱油中最重要的鲜味及营养成分，其含量的高低反映了酱油质量的优劣，一般来说，氨基酸态氮越高，产品鲜味越浓。消费者最好购买纯酿造产品，如果追求生活质量，可以考虑购买特级、一级的产品，标注"精选""优质"之类的产品，通常口感和风味更为浓郁。

③食醋：由谷类、果实或酒糟等原料经醋酸酵母发酵酿造而成，因原料不同，醋风味不同。食醋主要成分为醋酸，含量为 1%～5%，还含有一些有机酸、糖类、醇类、醛类、酯类及氨基酸等。全氮含量为 0.2%～0.3%，氨态氮占 45%～50%。

食醋既能增进食欲又可促使动物骨质中钙部分溶解，还能去除食物的异味，烹调出美味菜肴，如糖醋鱼、糖醋排骨等。我国市场食醋品种繁多，有镇江香醋、山西老陈醋、北京熏醋、杭州玫瑰醋等。

④味精：主要成分是谷氨酸钠，是以碳水化合物（淀粉、糖蜜等）为原料，经微生物发酵后经提炼精制而成。味精鲜味浓，用水稀释 3000 倍仍可感觉其鲜味。但在烹调时不宜在高温时加入，120℃以上的温度能使部分谷氨酸钠生成焦谷氨酸钠，降低鲜味。

⑤酒：由制酒原料中的碳水化合物经酿造发酵而成，一般烈性酒是将发酵形成的酒醪再经过蒸馏而成，有的要经过较长时间的存放生成酯，使酒具有香气。酒中含有酒精和糖，在体内可产生能量，每克酒精产能 0.03MJ。过量饮酒会严重损伤胃及肝脏，也会引起低血糖和酮症，所以提倡饮酒要节制，宜饮用低度酒。

⑥香、辛、辣调味品：是我国一大类重要调味品。烹调中常用的有胡椒、花椒、大料（八角）、桂皮、茴香、姜等，它们不能为人体提供营养和能量，但所含的芳香油和刺激性辛辣成分可赋予食品独特风味，促进人们食欲和帮助消化。某些特殊成分还具有防腐杀菌和抗氧化作用。

a. 花椒：具有独特香味，主要是其球形果皮的腺点中含有 3%～5% 的芳香油（主要成分为柠檬酸、甘露醇等）和形成麻辣味的花椒素，即花椒酰胺。花椒种子含油 25%～30%，用于烹调腌制食品，可增进食品的香味。

b. 八角：又名大料，含有茴香醚和糖分，故有浓香和甜味，还含有脂肪、蛋白质、左旋水芹烯等。八角广泛用于食物烹调、腌制加工等，起调味和提味作用。

c. 胡椒：含 8%～9% 胡椒碱和 1%～2% 芳香油。胡椒碱是形成胡椒特异辛辣味的成分。芳香油使胡椒具有清香味，其主要成分为水芹烯等。胡椒主要用于烹饪调味，配制咖喱粉、肉类及蔬菜腌渍加工调味及防腐。

d. 桂皮：又名肉桂。含有 1%～2% 的芳香油，其调味成分为桂皮醛、桂酸甲脂等，使桂皮具有特异香味和收敛性；桂皮微甜，还含有树脂、鞣质、甘露醇、肉桂酸等，都有一定的调味作用。桂皮是烹调肉类的重要调味品。

e. 姜：也是一种重要调味品，有效成分是姜辣素、姜酮和姜烯酚，其中以姜酮的辛辣味最强烈。姜中还含有 γ-氨基丁酸，有临时性降血压作用。姜主要用于动物食物烹调及腌制加工，以增进食物香味和辛辣味，并有助人体消化等功能。

食物的营养价值

第二节　科学烹调

一、科学烹调的重要性

食物经过烹调，可发生一系列的物理化学变化，除去食物的生、腥味，杀灭其中有害的微生物和寄生虫，改善食品的色、香、味，提高食品的感官性状，增强人们的食欲；并且在保持一定营养素的基础上，使食物变性、水解，便于人体的消化和吸收。例如烹调时，食物中的淀粉糊化，蛋白质分解成肽及氨基酸，加热时蛋白质发生凝固，淀粉粒膨胀，植物细胞间果胶软化,水溶性物质浸出,芳香物质挥发等一系列的物理化学变化,提高了食物所含营养素在人体内的利用率。如烹调方法不科学,会使营养素遭到破坏和损失,减少或丧失食物的营养价值。因此在烹调过程中,一方面要求提高食品的感官品质,促进消化吸收;另一方面要尽量设法保存食物中原有的营养素,以避免破坏损失。所以,讲究科学的烹调方法十分重要。中餐是烹调方法最多的一种菜系,每一种做法都有独特之处。主要烹饪方法有24种,分别为炒、爆、熘、炸、烹、煎、贴、烧、焖、炖、蒸、氽、煮、烩、炝、腌、拌、烤、卤、冻、拔丝、蜜汁、熏、卷。

二、食物烹调的方法

1. 清洗

各种食物原料在烹调前需经清洗,如米在淘洗时,应尽量减少淘洗次数,不要流水冲洗或用热水淘洗,不宜用力搓洗,应轻洗,这样可减少维生素和无机盐的流失。各种副食原料在清洗时,不要在水中浸泡,洗的次数不宜过多,洗去泥渣即可。

2. 切配

各种副食原料应洗后再切配,以减少水溶性营养素的流失。原料切块适宜,如果切得太碎,则原料中易氧化的营养素与空气的接触机会增多,营养素的氧化损失必然增多。原料应尽量做到现切现烹,现做现吃,以减少营养素氧化损失。如蔬菜炒熟后,放置1h,维生素C损失10%;放置2h损失14%;5h后再回锅烹煮,其损失率则更高。

3. 水烫

有些蔬菜原料需经水烫处理再烹调。操作时一定要大火沸水,加热时间短,原料分次下锅,使水温不致下降得过低,可减轻原料色泽的改变,同时减少维生素的损失,如维生素C的平均保存率可达84.7%。因为蔬菜原料中含有某些氧化酶,易使维生素C氧化破坏,温度若达到80℃以上则酶活性减弱或破坏。蔬菜经沸水烫后,虽然会损失一部分维生素,但也能除去较多的草酸,有利于钙在人体内的吸收。原料出水后,不要挤去汁水,会使大量水溶性营养素流失。如白菜切后煮2min捞出,挤去汁水,可使水溶性维生素损失77%。

4. 上浆挂糊

原料先用淀粉和鸡蛋上浆挂糊,烹调时浆糊可在原料表面形成一层外壳(保护层)。一方面可使原料中的水分和营养素不致大量溢出,以减少营养素与空气接触的机会,减少营养素氧化后的损失;另一方面,原料受浆糊层的保护(间接加热),不会因高温而使蛋白质过度变性,并可减少维生素的高温分解损失。所以,这样烹制出来的菜肴,味道鲜嫩,营养素保存较多,消化吸收率也较高。

5. 加醋

很多维生素耐受碱不耐酸,酸可保护食物原料中维生素少受氧化。凉拌蔬菜和调配动物性原料时,都可以先放醋。加碱烹调,会使食物中维生素和无机盐大量损失,因此烹调各种食物时,应尽量不加碱。

6. 旺火急炒

炒菜应用大火热油快炒。旺火急炒能缩短菜肴的成熟时间,使原料中营养素的损失率大大降低。如蔬菜类用旺火急炒,可使维生素C的平均保存率为60%~70%,胡萝卜素的保存率为76%~96%。在旺火急炒时,加盐不宜过早,过早则渗透压增大,会使水溶性营养素溶出而遭受氧化或流失。

7. 勾芡

勾芡是在菜肴即将出锅时，将事先调好的淀粉汁淋入锅内，或者在菜肴烹好装盘后，将制好的卤汁浇淋在已装盘的菜肴上。淀粉中的谷胱甘肽所含的巯基（—SH）具有保护维生素C的作用，通过勾芡可减少营养素损失。肉中也含有谷胱甘肽，所以蔬菜和肉类放在一起烹调是一种好方法。

8. 煮

将蔬菜与水一同加热，往往使水溶性维生素、无机盐溶于水中，可使碳水化合物及蛋白质部分水解。煮菜最好连汤一起食用，或以鲜汤作为一些菜肴的调配料，如四川的鸡汁馄饨和肉汤豆腐等。煮菜汤时应水沸下菜，时间要短。

9. 蒸

用水蒸气加热，既能保持食品的外形，又可不破坏食品的风味，但可使部分B族维生素遭受破坏。

10. 煎炸

煎是用少量油快炸食品，如煎鸡蛋、煎虾饼等，因其时间短，营养素损失不大。炸是将食物放到大量的高温油中加热，时间长，所以营养素遭受重大损失，蛋白质可发生变性，脂肪也因此受破坏失去其功能，甚至产生妨碍维生素A吸收的物质。为了不使原料的蛋白质、维生素减少，挂糊油炸常作为最佳补救措施。

11. 熏烤

直接在明火上烤或利用烤箱间接烘烤，均可使维生素A、B族维生素、维生素C受到相当大的破坏。肉、鱼熏烤后，其中脂肪的不完全燃烧、淀粉受热后不完全分解可产生致癌物质，所以一般不应用明火直接熏烤。

12. 煨、烧、焖

这几种方法的主料虽先经过炸、煎、煮、煸炒等处理，但一般这个过程较短，主料块又较大，因此前期处理对原料营养素影响不大，主要是靠后期小火较长时间的加热使原料熟透。在这个过程中，虽然维生素损失较多，但有较多的营养成分溶解于浓稠的汤汁中，有利于消化吸收。

13. 微波烹调

微波烹调时加水量会影响原料中维生素C、B族维生素等水溶性维生素的损失率。传统烹调方式通常需要加水，造成水溶性维生素随汤汁大量流失；使用微波烹调不加水时可较好地保留食品中的水溶性维生素，若在微波烹调时加水，如微波蒸煮，则原料中维生素的保留率与传统烹调相差无几。

课后练习

1. INQ的营养学意义是什么？如何评价食物的营养价值？
2. 简述谷类与薯类的营养特点。
3. 简述大豆及其制品的营养特点。
4. 简述如何依据不同食物种类的营养特点，合理搭配膳食。
5. 比较煮和挂糊油炸两种烹调方法对食物所含蛋白质、维生素等营养素的影响。

思维导图

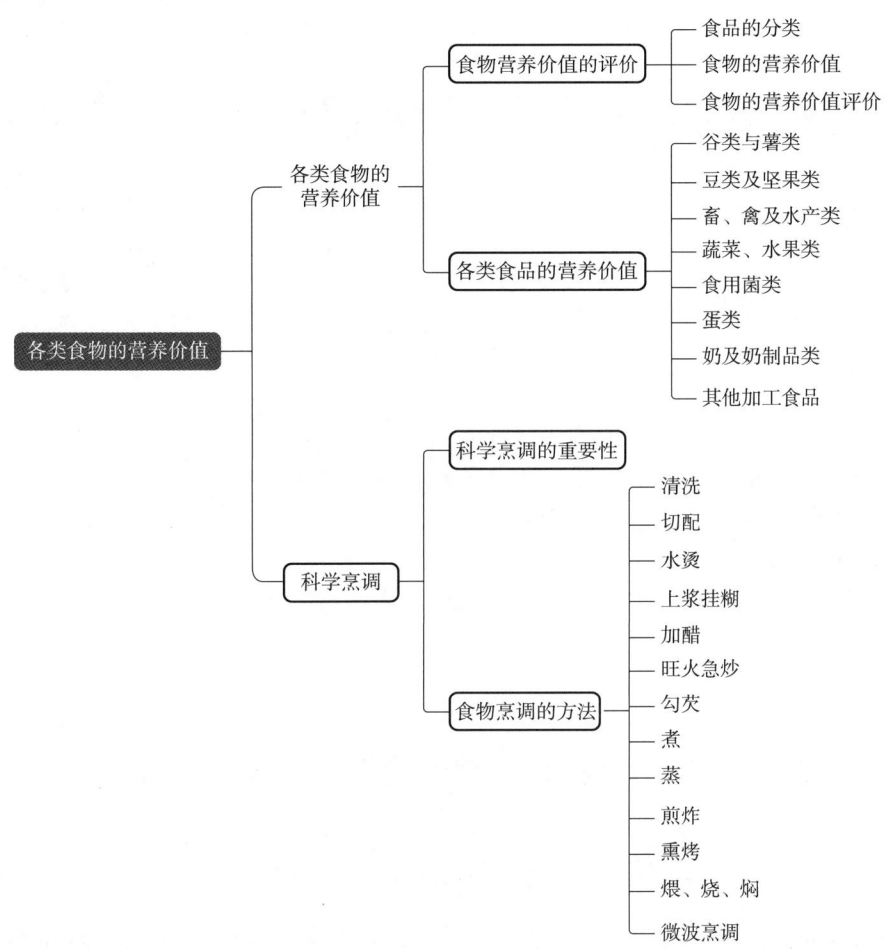

第五章 不同生理状况下人群的合理营养

> **学习目标**
>
> 1. 了解不同生理状况下人群的生理特点和营养需求。
> 2. 掌握不同生理状况下人群的膳食平衡宝塔。
> 3. 掌握孕妇营养与母婴健康的关系。
> 4. 掌握母乳的营养特点。

第一节 备孕妇女、孕妇及乳母的营养与膳食

一、备孕妇女的营养与膳食

备孕是指育龄妇女有计划地怀孕并对优孕进行必要的前期准备,是优孕与优生优育的重要前提。备孕妇女的营养状况直接关系着孕育和哺育新生命的质量,并对妇女本人及其下一代的健康产生长期影响。因此,备孕妇女的膳食与营养目标是:健康与营养状况尽可能达到最佳后怀孕。根据《中国居民膳食指南(2022)》,中国备孕妇女的平衡膳食宝塔见图5-1。

我国备孕妇女的营养与膳食应在一般人群膳食指南基础上特别做到以下几点。

1. 调整孕前体重到适宜水平

BMI 在 $18.5 \sim 23.9 kg/m^2$ 范围的妇女最适宜怀孕。低体重(BMI<$18.5kg/m^2$)备孕妇女可适当增加食物量和规律运动将体重逐渐调整至正常范围,以在最佳的生理状态下孕育新生命;超重($24 \leqslant BMI<28kg/m^2$)或肥胖(BMI$\geqslant 28kg/m^2$)的备孕妇女应减慢进食速度,减少高能量、高脂肪和高糖食物摄入,多选择膳食纤维、蛋白质和微量营养素密度高的食物,并增加运动以消耗身体多余脂肪。

2. 摄入充足的维生素和矿物质

(1) 常吃含铁丰富的食物 动物血、肝脏及红肉中的铁含量及铁吸收率均较高,一日三餐中应有瘦畜肉 $50 \sim 100g$,每周1次动物血或畜禽肝肾 $25 \sim 50g$,同时应摄入含维生素 C 较多的蔬菜和水果,以提高膳食铁的吸收与利用。

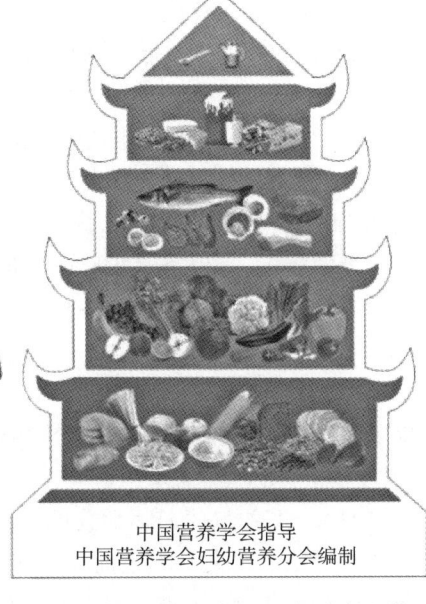

图 5-1 中国备孕妇女平衡膳食宝塔

（2）保证足量碘的摄入　鉴于孕期对碘的需要量增加、碘缺乏对胎儿危害严重、孕早期妊娠反应影响碘的摄入以及碘盐在烹调等环节可能损失，建议备孕妇女除规律食用碘盐外，每周再摄入 1 次海带、紫菜或贻贝等富含碘的食物以保证一定量的碘储备。

（3）补充叶酸　准备怀孕前 3 个月开始补充叶酸，可以预防胎儿神经管畸形。

3. 健康生活，做好孕育新生命的准备

夫妻双方应共同为受孕进行充分的营养、身体和心理准备：怀孕前 6 个月夫妻双方戒烟、禁酒并远离吸烟环境，避免烟草及酒精对胚胎的危害；遵循平衡膳食原则摄入充足的营养素和能量，纠正可能导致营养缺乏的不良饮食习惯；保持良好的卫生习惯，避免感染炎症，有条件时进行全身健康体检，积极治疗相关炎症疾病（如牙周病），避免带病怀孕；保证每天至少 30min 中等强度的运动；规律生活，保证充足睡眠，保持愉悦心情，准备孕育新生命。

二、孕妇的营养与膳食

1. 孕妇营养与母婴健康的关系

（1）孕妇营养与孕妇自身健康的关系　孕妇所摄取的营养素不但要维持自身需要，还要供给胎儿生长发育。如孕妇摄取营养素不足，较未怀孕妇女更易导致自身营养不良，如：孕妇蛋白质摄入不足，易发生妊娠合并症（如"先兆子痫"）；孕妇蛋白质摄入严重不足或维生素 B_{12} 严重缺乏会导致营养不良性水肿；孕妇钙摄入量不足，易患钙缺乏症，如手足抽搐或骨质软化症；孕妇铁摄入不足或铁质量不高，易患缺铁性贫血；孕妇叶酸缺乏易患巨红细胞性贫血等。据调查，我国巨红细胞性贫血孕妇患者占总患者的 43.2%。

（2）孕妇营养对胎儿与婴儿健康的影响　优生优育、提高人口素质是关系到国家未来发展的命脉,也是每个家庭倍加关注的大事。胎儿的生长发育靠母体营养供给,因此孕妇的营养状况将显著地影响胎儿死亡率、新生儿死亡率、婴儿体格和智力发育。

①孕妇营养与出生婴儿体格发育的关系。若孕妇的膳食质量好,出生婴儿的体格状况就好;反之就差,甚至导致低出生体重(<2500g)婴儿及早产儿(妊娠期<37周)。人类一生中决定牙齿的整齐度、坚固度的关键时期是胎儿期和婴儿期,胎儿牙齿和骨骼在2个月时即开始钙化,8个月后猛然加速,出生时乳牙已俱形成,第一个恒牙也已钙化,如胎儿期没有供给充足的钙、磷及维生素D,婴儿不仅出牙时间推迟,而且出生后也有患佝偻病的可能。另外,孕妇缺乏维生素亦使胎儿发育受到很大影响:孕妇缺乏维生素A,可能会导致胎儿出现畸形、生长受损、早产等情况;孕妇缺乏叶酸,可能会导致胎儿神经管畸形、唇腭裂、先天性心脏病等;孕妇缺乏维生素K,新生儿易发生出血性疾病;孕妇缺乏维生素B_6,新生儿易出现缺乏维生素B_6性的抽搐;孕妇摄入足量维生素C,则婴儿出生后2~3个月体内储存的维生素C可供生理需要,若孕妇患维生素C缺乏症,则新生儿出生后即出现相关症状。

②孕妇营养与胎儿、新生儿死亡率关系。孕妇营养状况好坏直接影响到胎儿体重及生长发育。孕妇营养不良易造成自然流产或新生儿出生体重低,低出生体重婴儿体质差、抗病力弱、易引起死亡。

③孕妇营养与婴儿智力发育的关系。妊娠5个月后胎儿的脑开始逐渐形成,降生时脑细胞可达100亿至140亿个,脑重达400g左右。婴儿在出生前3个月至出生后1年是大脑细胞分裂的激增期。如果在该期孕妇、乳母营养不良会使胎儿、婴儿营养状况差,进而细胞分裂减慢或停止,导致婴儿头围小,智力发育迟缓,可导致到儿童期仍存在思维迟钝、记忆力差及学习效率低下等现象,甚至到成年期其大脑功能仍差于一般人。

2. 孕妇的生理特点

妊娠是一个复杂的生理过程,孕妇需进行一系列的生理调整以适应胎儿的发育,胎儿的代谢废物也要通过孕妇的排泄排出体外。因此,孕妇各器官的功能发生了较大变化:孕妇消化液分泌减少、肠蠕动减弱、胃肠道张力下降,易出现胀气和便秘,在妊娠早期有恶心、呕吐或食欲下降等症状;孕妇泌尿系统需排出自身和胎儿的代谢废物,肾小管过滤量增加,当过滤量大于重吸收量时出现尿糖等现象;孕妇母体要贮留一部分钠,分布于细胞外液中及供给胎儿需要,在贮留钠的同时也贮留了水,母体细胞外液、胎儿体内、胎盘、羊水、子宫和乳房等处共增加贮水量约7kg;孕妇母体需向胎儿供血,所以循环血容量增加,虽然红细胞量也增加,但不及血容量增加多,血液被稀释,易出现"生理性贫血";孕期甲状腺功能增高,基础代谢率增强;此外,孕妇对钙、铁、维生素B_{12}和叶酸等的吸收能力增强。

3. 孕期的营养需要

(1) 能量 妊娠全过程中孕妇体重要增加12kg左右,孕中、后期每天要增长60g。每增加1g体重需热能5kcal,故孕妇每日需多摄入300kcal用于胎儿生长、胎盘及母体组织增长和代谢耗能。孕前肥胖的妇女孕期不要采取膳食减肥,并需密切注意体重增长情况。中国营养学会建议自妊娠4个月至临产,每日能量供给量比非孕时增加300~450kcal。

(2) 蛋白质 蛋白质用于胎儿生长及胎盘和母体组织增长,孕妇有关器官及胎儿的发育需蛋白质950g;孕期自尿中排出的氨基酸较多、蛋白质消化吸收率有个体差异。中国营养学会建议孕早期每日膳食蛋白质参考摄入量为5g/d,孕中期70g/d,孕晚期85g/d。

(3) 脂类 孕期需要3~4kg的脂肪积累以备产后泌乳。DHA和ARA是脑磷脂合成所必需的长链多不饱和脂肪酸。为了胎儿的脑发育应多摄入富含磷脂的豆类和卵黄，不必过于限制胆固醇的摄入。虽然孕期储存脂肪较多，但孕妇血脂已较非孕时增加，故不宜增加脂肪过多，脂肪供热比能达到25%即可。注意少摄入富含饱和脂肪酸的畜肉、禽肉，多摄入植物油。

(4) 碳水化合物　葡萄糖是胎儿唯一的能量来源。如果母体摄入葡萄糖不足，需动员体内脂肪分解，易产生酮体，发生酮症酸中毒，影响胎儿智力发育。孕妇应以摄入淀粉类多糖为宜，不必直接摄入葡萄糖或过多蔗糖以免引起血糖波动。

(5) 矿物质　孕妇易缺乏的矿物质为钙、铁、锌、碘等，应足量摄入。

(6) 维生素　孕妇维生素A长期摄入不足会引起眼睛适应能力减弱，并使胎儿生长发育受阻；而维生素A长期过量摄入则会出现中毒症状，表现为胎儿骨骼发育异常和畸形。早产儿在产前维生素E贮备不足，出生后肠道对维生素E的吸收能力差，易发生溶血性贫血。维生素B_6可使谷氨酸转换成为γ-氨基丁酸，前者对大脑有兴奋作用，而后者有抑制作用，当维生素B_6缺乏时这种转换作用受阻，中枢神经系统兴奋发生妊娠呕吐，维生素B_6缺乏还可使色氨酸代谢受阻，胰岛素活力下降，出现糖代谢障碍；另外，维生素B_6还与血红素合成有关。叶酸、维生素B_{12}与红细胞形成和成熟有关，孕妇对这两种维生素需要量增加，若摄入不足易患巨幼红细胞性贫血，同时可使畸形儿发生比率增加。维生素C可促进组织胶原的形成，有利于骨骼、牙齿的正常发育，有利于创伤愈合；孕妇缺乏维生素C易患贫血，且由早产、流产、新生儿有出血的倾向，孕妇对抗坏血酸的摄入量应相应增加。

4. 孕妇的合理膳食

妊娠期妇女体内的各器官、系统均处于特殊生理状态，对膳食有着特殊的营养要求，不同妊娠期的营养要求不完全相同。

(1) 孕早期（1~3个月）　孕早期的胎儿很小且生长缓慢，每日体重平均只增加1g，孕妇对各种营养素的需要增加很少，基本上与备孕时相同。在此期，孕妇常伴有恶心、呕吐、食欲不振等症状，因此孕早期的膳食应尽量做到以下几点：少量多餐；食物应清淡、少油腻、易消化，且色、香、味要符合孕妇口味；有些孕妇早晨易恶心、呕吐，可在午餐和晚餐多补充食物；应多吃蔬菜、水果来调节口味、促进消化，并增加矿物质和维生素摄入；少量进食奶、肉、禽、蛋和鱼等营养价值高的食品；适量补充叶酸和维生素B_{12}含量丰富的食物，膳食叶酸的推荐摄入量为600μgDEF/d，维生素B_{12}为2.4mg/d。

(2) 孕中期（4~6个月）和孕晚期（7~9个月）　孕中期时早孕反应一般已结束，胎儿生长加快，平均每日增加体重10g，母体也开始在体内贮备蛋白质、脂肪、钙、铁等多种营养素以备分娩和泌乳期的需要。孕晚期时胎儿生长最快，膳食中优质蛋白质、富含钙的食物要充足。合理营养和平衡膳食，并保证各类食品一定数量是孕中期和孕晚期的膳食要求，根据《中国居民膳食指南（2022）》，中国孕期妇女的平衡膳食宝塔见图5-2。

三、乳母的营养与膳食

1. 乳母的合理营养

母乳是婴儿理想的天然食品，乳汁的质和量直接与乳母的膳食营养有关。如乳母膳食中某些营养素供给不足，首先会动用母体的营养储备以稳定乳汁的营养成分。乳母营养长期供给不足将导致母体营养缺乏，乳汁的分泌量也随之减少。因此，应重视乳母的合理营养以保证母婴健康。

(1) 能量　哺乳期妇女的基础代谢上升，分泌乳汁需消耗能量，加之带孩子操劳使能量

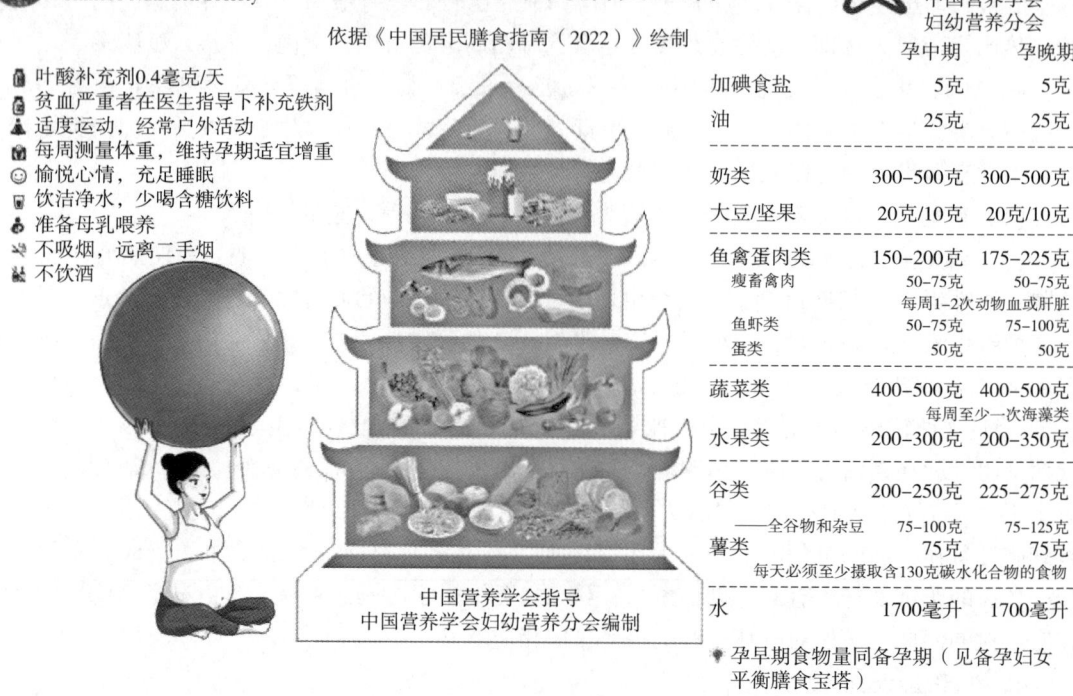

图 5-2　中国孕期妇女平衡膳食宝塔

消耗增多，因此乳母每日能量摄入应比正常妇女增加。

（2）蛋白质　母乳的蛋白质含量平均为1.2%，按日泌乳量750g计，约需蛋白质9g，而且是高生物价的蛋白质。

（3）脂肪　膳食中若供给的脂肪小于每千克体重1g时，泌乳量会下降，乳中脂肪量也下降。母乳脂肪酸的种类与膳食有关，当膳食中脂类所含必需脂肪酸多时则乳汁中相应的必需脂肪酸也增多，因此乳母最好每日能食用数个核桃和少量花生、芝麻等。

（4）矿物质　正常乳汁中钙含量较为稳定，为30~34mg/100mL，而且不论乳母膳食中钙含量是否充足都是如此。当膳食中钙供应不足时会动用母体骨牙组织中的钙贮备来维持乳中的钙量稳定，如母体长期处于钙的负平衡状态则会出现骨牙酸痛，重者引起骨软化症。母体血清中铁与铜不能通过乳腺，因此母乳中铁、铜含量极少（0.1mg/100mL），不能满足乳儿需要，6个月内婴幼儿靠出生前的储存来满足需要，但为了防止母体贫血及产后复原的需要，膳食中应多供给含铁丰富的食物。

（5）维生素　乳母膳食中各种维生素必须相应增加以维持乳母健康、促进乳汁分泌。维生素A能少量通过乳腺，如乳母食物中富含维生素A，则乳汁中维生素A的量可满足乳儿需要，但食物中的维生素A转到乳汁中的数量有一定限度，即使乳母大量摄入，其乳汁中的含量也并不按比例增加；维生素D几乎不能通过乳腺，婴幼儿应适当多晒太阳或补充鱼肝油才能满足需要；水溶性维生素可大量自由通过乳腺，但乳腺有调节作用，达到饱和后乳汁中含量不会继续升高。

（6）水　乳母的乳汁分泌量与水分摄入量密切相关，水分不足时直接影响泌乳量。乳母除每天饮水外，还要多食用肉汤、骨头汤、鲫鱼汤及各种粥类等流质食品，既可补充水分又可补充其他营养素。

2. 乳母的膳食

乳母对各种营养素的需要量都相应增加，因而必须选用营养价值较高的食物，合理调配、平衡膳食。为保证母婴健康，乳汁分泌量多、质量高，每天可吃 5 餐，最好持续到断奶为止，工作紧张、休息不好及营养状况差都会影响泌乳的质和量。根据《中国居民膳食指南（2022）》，中国哺乳期妇女的平衡膳食宝塔见图 5-3。

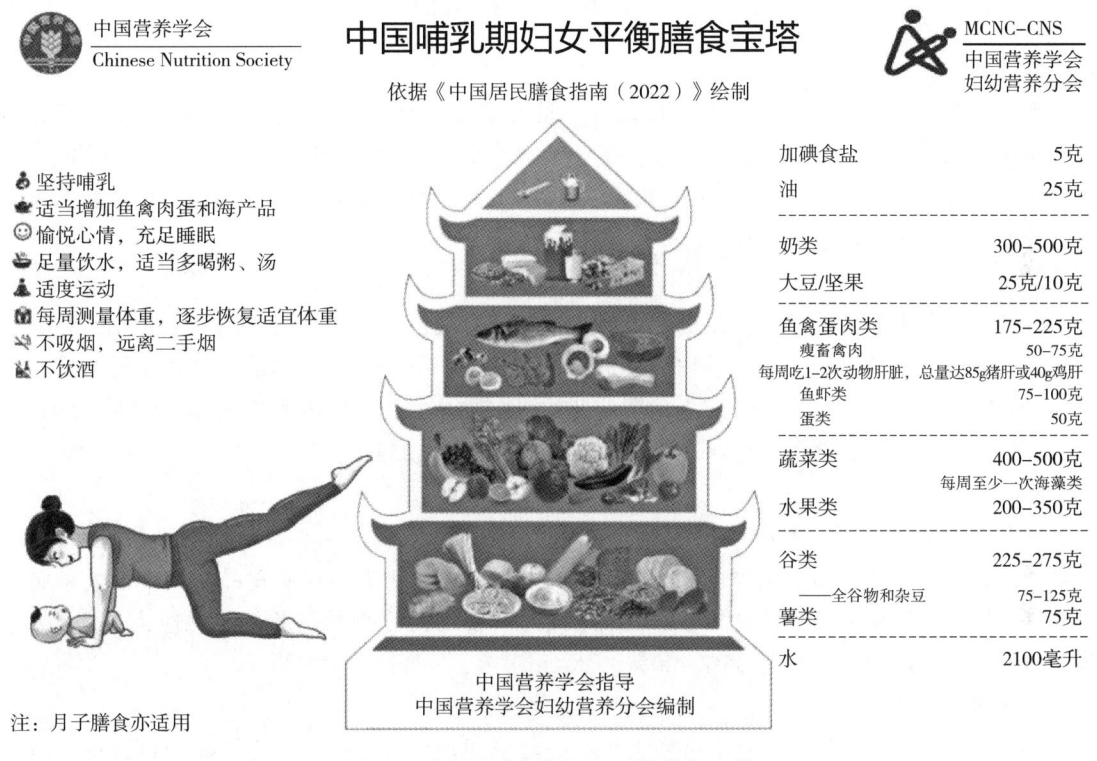

图 5-3　中国哺乳期妇女平衡膳食宝塔

我国民间有产妇多吃鸡蛋、红糖、小米和芝麻的习惯，南方提倡多吃鸡汤、猪蹄汤等都是符合营养原则的，但总膳食必须满足平衡膳食的需要。

第二节　婴幼儿的营养与膳食

婴幼儿一般是指 0~2 岁（24 月龄）的小龄孩子，其中出生到满月的孩子被称为新生儿，而满月到 1 岁的孩子被称为婴儿，1 岁以后到满 2 岁之前属于幼儿期。婴幼儿期也是生命早期 1000d 的重要阶段，该阶段的良好营养和科学喂养是孩子近期和远期身心健康最重要的保障，并为其一生发展奠定良好的基础。

一、婴幼儿的身体特点

婴幼儿正处于生长发育旺盛阶段,需要大量的各种营养素,但婴幼儿的各种生理机能尚未发育成熟,消化吸收功能较差,因而婴幼儿的膳食不同于成人。正在生长发育的婴幼儿的各种组织、细胞都在不断增大,除每天摄入一定数量营养素供体内能量消耗和组织、细胞修复更新需要外,还要提供生长发育所需的全部营养素,所以婴幼儿营养需要相对较成人高。

二、婴幼儿的营养需要

1. 能量

婴儿时期是第一个发育高峰期。婴幼儿的能量需要主要用于基础代谢、食物热效应、活动、排除和储存,婴幼儿的基础代谢率高于成人。0~6月龄内婴幼儿能量需要量的AI为90kcal/(kg体重);7~12月龄内婴幼儿能量需要量的AI为80kcal/(kg体重);1~2岁男童的RNI为1100kcal/d,女童的为1000kcal/d。

2. 蛋白质

生长旺盛的婴幼儿必须有充足的蛋白质为生长发育提供必需的物质基础,但婴儿的肾脏及消化器官未发育完全,过多摄入蛋白质会加重肾脏负担。婴幼儿单位体重蛋白质的需要量大于成人,必需氨基酸比率同样大于成人。婴幼儿的蛋白质RNI为:0~6月龄内婴儿的AI为9g/d;7~12月龄内婴幼儿的RNI为20g/d;1~2岁幼儿的RNI为25g/d。

3. 脂肪

脂肪是能提供高能量的营养素,并可以满足必需脂肪酸的供给、促进脂溶性维生素吸收。婴幼儿膳食脂肪供能应占总能量的35%~50%,主要来源是奶类和代奶食品,其中母乳脂肪占比50%~55%,不饱和脂肪酸占55%以上。不同月龄婴幼儿膳食的脂肪供能比应为:6月龄内为45%~50%;6月龄~2岁为35%~40%。

4. 碳水化合物

婴幼儿应有28%~63%的能量由糖类供给,母乳组成中37%~38%的能量来自乳糖,而牛奶中仅有26%~30%。婴儿3个月时开始分泌淀粉酶,多糖类食物要在4~6个月才能慢慢添加。糖类可为婴幼儿提供能量,但不能摄入过多,特别是精制糖的摄入要适度,防止从小养成偏喜甜食的习惯而影响正常食欲,且易发生龋齿。

5. 矿物质

钙的摄入可以基本上由母乳和牛奶供给。正常新生儿有足够的铁储存可以满足4~6个月的需要,4~6月后要添加含铁辅助食品。

6. 维生素

母乳中维生素D含量稍低,可以考虑每天额外补充维生素D 5~10μg。母乳不足时,婴幼儿可能缺乏维生素C。

7. 水

小儿年龄越小需水量越大,进食量大、摄入蛋白质和无机盐多者,水的需要较多。

三、婴幼儿的喂养

婴幼儿生长发育快,但消化功能发育尚未完善,喂养不当容易发生腹泻和营养不良。婴幼儿喂养通常分为母乳喂养、人工喂养和混合喂养，其中母乳喂养是婴幼儿喂养的最佳选择，近年来世界各国都提倡母乳喂养。凡不用母乳而以牛奶、羊奶或其他奶品喂养婴儿的称人工喂养；若母乳和牛奶等同时喂养的称混合喂养。无母乳时，如能正确掌握人工喂养也可以使婴幼儿正常生长发育。

1. 0~6月龄婴儿的喂养

6月龄内婴儿处于生命早期1000d健康机遇窗口期的第二个阶段，需要完成从子宫内依赖母体营养到子宫外依赖食物营养的过渡。营养作为最主要的环境因素对其生长发育和后续健康持续产生至关重要的影响，来自母体的乳汁是完成这一过渡的最好食物，任何其他食物喂养都不能与母乳喂养相媲美。婴儿出生后应尽早开奶。

一般情况下，母乳喂养能够完全满足6月龄内婴儿对能量、营养素和水的需要而不会出现任何营养不良问题，因此6月龄内的婴儿应给予纯母乳喂养。母乳中丰富的营养和活性物质是一个复杂系统，既可提供优质、全面、充足和结构适宜的营养素，助其在离开母体保护后仍能顺利地适应自然环境、健康成长，又能完美地适应其尚未成熟的消化能力，促进其器官发育和功能成熟，且不增加其肾脏的负担；母乳内乳糖含量比牛奶高，对婴儿大脑发育有利；含有的双歧乳杆菌具有抑制肠道致病菌生长的作用；含有的免疫球蛋白能与肠内细菌及病毒结合而有去毒的作用；母乳由母亲直接哺喂，不易污染且温度适宜、经济方便；采用母乳喂养，可促进母亲产后子宫复原及身材恢复，同时可加深母子间的感情。中国0~6月龄婴儿母乳喂养关键推荐见图5-4。

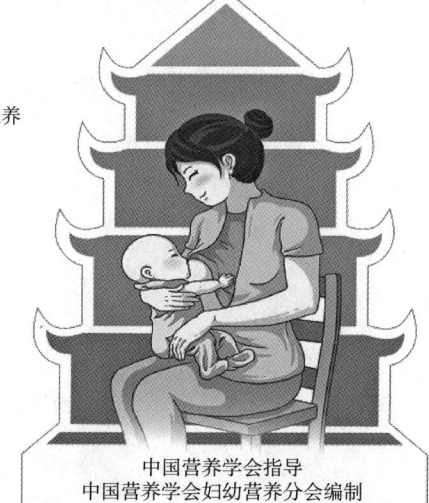

图5-4　中国0~6月龄婴儿母乳喂养关键推荐

2. 7~24月龄婴幼儿的喂养

通常6个月后的婴幼儿可开始用牛奶或豆浆代替1~2次母乳，7个月后可逐渐增加牛奶量及其他辅助食品。

（1）配方奶粉　配方奶粉是最常见的婴幼儿食品，基本要求如下：增加脱盐乳清粉；添加与母乳同型的活性顺式亚油酸和适量 α-亚麻酸；α-乳糖和 β-乳糖按 4∶6 的比例添加；脱去牛奶中部分 Ca、P、Na 盐，将 K/Na 比例调整至 2.5~3.0，Ca/P 调整至 2；强化维生素 A、维生素 D 及适量的其他维生素；强化牛磺酸、核酸、肉碱等；可用大豆蛋白作为蛋白质来源生产配方奶粉。

（2）婴幼儿辅食添加　随着月龄的增加，婴幼儿对能量及各营养素的需求量也不断增加，需要根据其月龄及身体健康状况做好辅食添加。一般建议如下。

4~5 月龄：米糊、粥、水果泥、菜泥、蛋黄、鱼泥、豆腐及动物血。

6~9 月龄：饼干、面条、水果泥、菜泥、全蛋、肝泥和肉糜。

10~24 月龄：稠粥、烂饭、面包、馒头、碎菜及肉末。

1 周岁前：避免含盐量或调味品多的家庭膳食。

辅食添加原则为：先单纯后混合，先液体后固体，先谷类、水果、蔬菜后鱼、蛋、肉。

根据婴幼儿营养需要，结合食物供给情况，应尽量为 7~24 月龄的婴幼儿制作一些多样化的断奶食品。断奶食品的作用不仅在于补充婴幼儿生长时期的营养，而且可以加强婴幼儿的吞咽能力、咀嚼能力和消化能力。

断奶后的幼儿虽已能适应多种食品，但咀嚼能力和消化能力仍未完全成熟，对其膳食仍须细心照顾：一方面应按照幼儿营养需要，特别注意富含蛋白质、钙、铁和维生素食品的供给；另一方面要求食物通过烹饪后达到软、细、碎烂，便于幼儿咀嚼，而且品种要多样化，注意色、香、味以促进幼儿食欲。

幼儿进食应在培养对食物的兴趣基础上逐步养成不需成人照顾的良好习惯，做到定时、定点、定量进食，注意饮食卫生。除 3 顿主餐外，上午 10 时及下午 4 时各加一餐点心。避免养成吃零食、挑食、偏食或暴食暴饮、饥饱不匀等坏习惯。

根据《中国居民膳食指南（2022）》，中国 7~24 月龄婴幼儿平衡膳食宝塔见图 5-5。

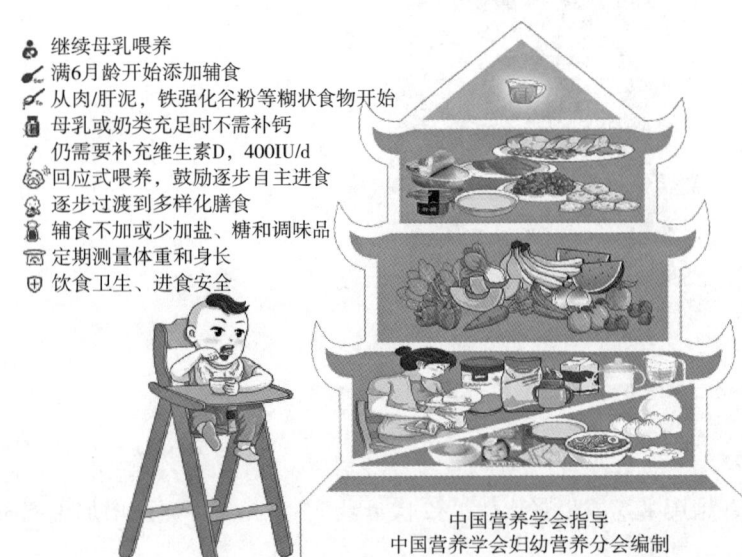

图 5-5　中国 7~24 月龄婴幼儿平衡膳食宝塔

第三节 儿童、青少年及大学生的营养与膳食

一、学龄前儿童的营养与膳食

1. 易产生的营养问题

满 2 岁到未满 6 岁的孩子被称为学龄前儿童。学龄前儿童的生长速度略低于 2 岁前，但仍属于迅速增长阶段。该年龄段儿童活泼好动，能量消耗大，智力发育迅速，是逐渐形成个性、培养良好习惯和品德的重要时期。此时乳牙已出齐，咀嚼能力增强，消化、吸收能力基本接近成人。他们对能量和各种营养素的需要量按每千克体重计大于成人，为了使幼儿膳食中各种营养素供给量平衡，食谱应多样化。每日仍可保持三顿饭和一餐点心，除脂肪、糖太多的食物及浓茶、辣椒和其他刺激性物品或不易消化的食物外，成人吃的所有东西学龄前儿童也都可以食用。

学龄前儿童主要会产生以下营养问题：食物摄入不足导致营养素缺乏；挑食、偏食导致营养素缺乏，尤其是微量元素铁、锌及维生素的缺乏；农村地区主要是蛋白质及能量摄入不足；城市地区主要是因脂肪类食物摄入过多或运动过少造成的肥胖。

2. 营养需求及合理膳食

（1）能量　学龄前男童的能量需求为 1250~1400kcal/d，女童为 1200~1300kcal/d。

（2）蛋白质　学龄前儿童摄入蛋白质的最主要目的是满足细胞和组织的增长。蛋白质缺乏将直接影响其体格和智力发育，表现为体重偏低、生长发育迟缓，严重的会出现水肿和干瘦。中国营养学会建议学龄前儿童的蛋白质摄入量为 25~35g/d。

（3）脂肪　学龄前儿童生长发育所需的能量、免疫功能的维持、脑和神经系统的发育都需要脂肪，特别是必需脂肪酸。建议使用含有 α-亚麻酸的大豆油、低芥酸菜籽油或脂肪酸比例适宜的调和油为烹饪油。可多食用鱼类等富含长链多不饱和脂肪酸的海产品。脂肪供能应控制在每日膳食摄入总能量的 30%~35%。

（4）碳水化合物　学龄前儿童膳食完成从奶和奶制品为主向谷类过渡。谷类所含有的碳水化合物是其主要的供能来源，供能比应为 50%~60%。应以含有复杂碳水化合物的谷类和豆类为主，不宜用过多的精制糖和甜食。

（5）矿物质　钙的主要功能是满足学龄前儿童的骨骼生长，其 RNI 为 600~800mg/d；学龄前儿童缺铁容易患缺铁性贫血，需要主要依赖食物补充铁，其 RNI 为 9~10mg/d；缺锌易导致儿童厌食甚至患异食癖，其 RNI 为 4.0~5.5mg/d；儿童缺碘会导致生长发育障碍，其 RNI 为 90μg/d。

（6）维生素　学龄前儿童主要膳食维生素的 RNI 为：维生素 A 为 310~360μg/d；维生素 B_1 为 0.6~0.8mg/d，维生素 B_2 为 0.6~0.7mg/d；维生素 C 为 40~50mg/d。

中国学龄前儿童平衡膳食宝塔见图 5-6。

二、学龄儿童与青少年的营养与膳食

1. 身体特点

7~12 岁学龄儿童的生长发育相对缓慢和稳定，身高平均每年增长 5cm，体重平均每年增

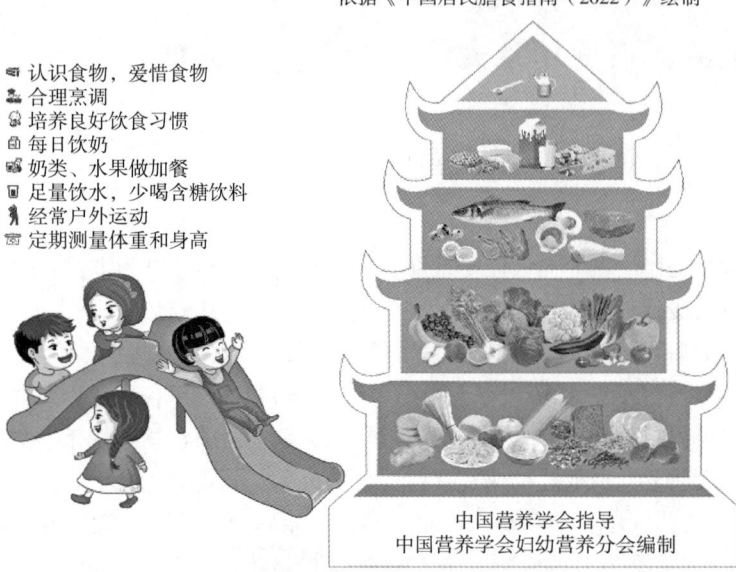

图 5-6 中国学龄前儿童平衡膳食宝塔

加 2~3kg，抵抗疾病能力比幼儿期增强。女孩约 10 岁、男孩约 12 岁，开始进入人生第二次生长发育突增期——青春发育期，并且性征和性器官开始发育和成熟。在青春期身高年增长值 5~7cm，个别可达 10~12cm；体重年增长值 4~5kg，个别可达 8~10kg。女性直至 17 岁，男性 22 岁左右身高基本停止增长。为满足生长发育所需，儿童和青少年对热能和营养素摄取量相对高于成人。该年龄段的人群主体是中小学生，合理营养也是完成紧张学习任务和参加体育锻炼的基本条件。

2. 营养需求

（1）能量 学龄儿童与青少年的能量需要为 1350~1800kcal。

（2）蛋白质 男性学龄儿童与青少年的膳食推荐摄入量为 40~75g/d，女性为 40~60g/d。

（3）脂肪 脂肪供能比应控制在 20%~30%。

（4）碳水化合物 供能比应为 50%~65%。

（5）矿物质 钙能满足骨骼生长，推荐摄入量为 1000~1200mg/d；缺铁容易患缺铁性贫血，男性学龄儿童与青少年的膳食推荐摄入量为 13~16mg/d，女性为 13~18mg/d；缺锌易导致厌食甚至异食癖，推荐摄入量为 7~10mg/d；缺碘会导致生长发育障碍，推荐摄入量为 90~110μg/d。

（6）维生素 男性学龄儿童与青少年维生素 A、维生素 B_1 和维生素 B_2 的推荐摄入量分别为 500~820μgRAE/d、1.0~1.6mg/d 和 1.0~1.5mg/d，女性的分别为 500~630μgRAE/d、1.0~1.3mg/d 和 1.0~1.2mg/d；维生素 C 的推荐摄入量为 65~100mg/d。

各营养素的来源及推荐种类基本上与学龄前儿童相同。

3. 合理膳食

中国营养学会对学龄儿童与青少年合理膳食的核心推荐包括以下几点。

（1）主动参与食物选择和制作，提高营养素养。学习食物营养知识，认识食物、了解食物与环境及健康的关系，了解并传承中国饮食文化，充分认识合理营养的重要性，建立为自己的健康和行为负责的信念；主动参与食物选择和制作，会阅读食品标签，和家人一起选购和制作食物，不浪费食物，并会进行食物搭配，家庭和学校共同构建健康食物环境；除提供平衡膳食外，还应通过营养教育、行为示范、制定食物规则等，鼓励和支持学龄儿童提高营养素养并养成健康饮食行为。

（2）吃好早餐，合理选择零食，培养健康饮食行为。清淡饮食、不挑食偏食、不暴饮暴食，养成健康饮食行为，做到一日三餐、定时定量、饮食规律；早餐食物应包括谷薯类、蔬菜水果、动物性食物以及奶类（或大豆、坚果）这四类食物中的三类及以上；可在两餐之间吃少量的零食，零食选择清洁卫生、营养丰富的食物；在外就餐时要注重合理搭配，少吃含高盐、高糖和高脂肪的食物。

（3）喝奶，足量饮水，不喝含糖饮料，禁止饮酒。每天摄入 300mL 及以上液态奶或相当量的奶制品；主动足量饮水，每天 800~1400mL，首选白开水，不喝或少喝含糖饮料；禁止饮酒和喝含酒精饮料。

（4）多户外活动，少视屏时间。每天应累计至少 60min 中高强度的身体活动；每周至少 3 次高强度的身体活动，3 次抗阻力活动和骨质增强型活动；增加户外活动时间，减少静坐时间，视屏时间每天不超过 2h，且越少越好；保证充足睡眠；家长、学校、社区共建积极的身体活动环境，鼓励孩子掌握至少一项运动技能。

（5）定期监测体格发育，保持体重适宜增长。定期测量身高和体重，监测生长发育情况；正确认识体型，科学判断体重状况；合理膳食、积极身体活动，预防营养不足和超重肥胖；个人、家庭、学校、社会共同参与儿童肥胖的防控。

中国 6~10 岁学龄儿童平衡膳食宝塔见图 5-7，中国 11~13 岁学龄儿童平衡膳食宝塔见图 5-8，中国 14~17 岁学龄儿童平衡膳食宝塔见图 5-9。

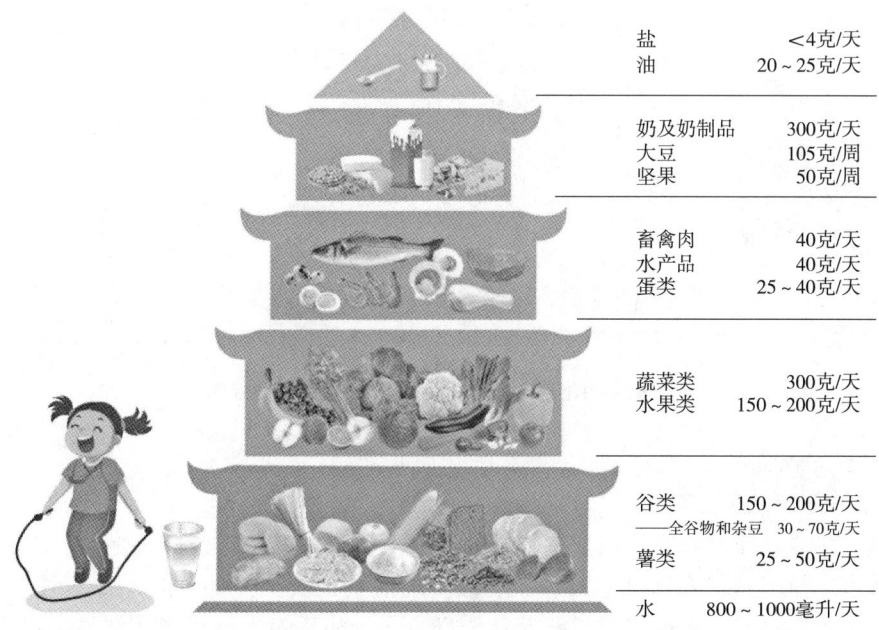

图 5-7　中国 6~10 岁学龄儿童平衡膳食宝塔

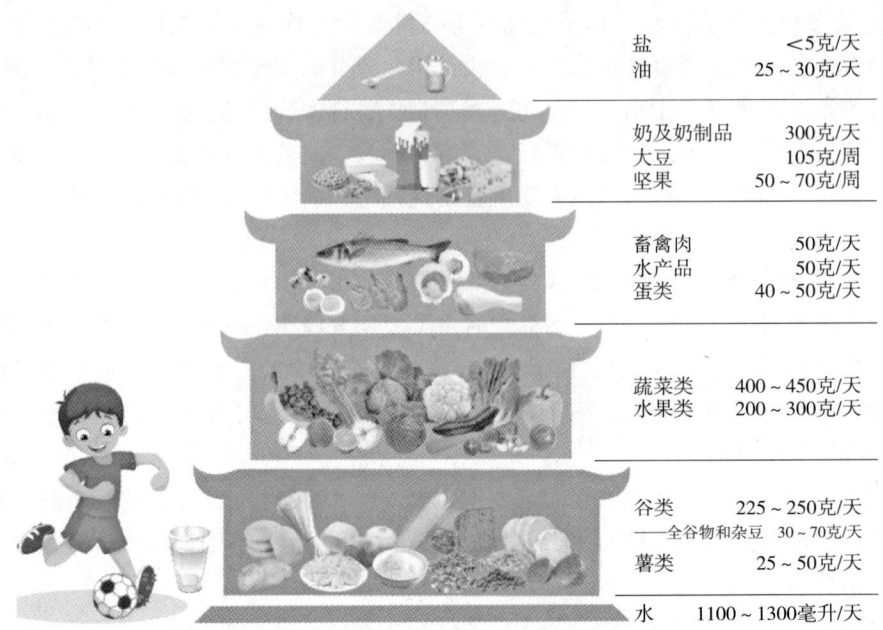

图 5-8 中国 11~13 岁学龄儿童平衡膳食宝塔

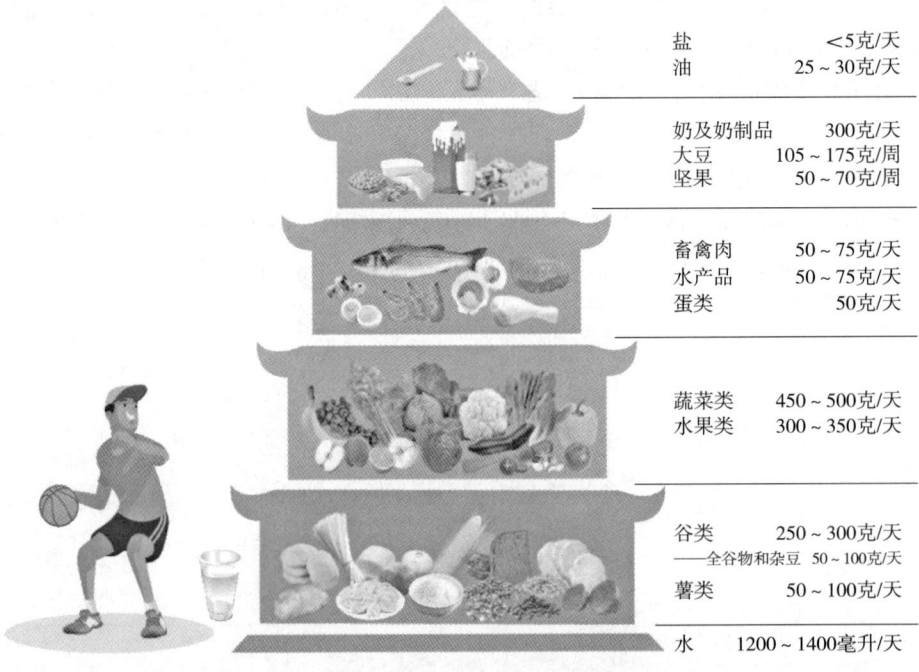

图 5-9 中国 14~17 岁学龄儿童平衡膳食宝塔

4. 培养良好饮食习惯

（1）合理安排一日三餐

①早餐：学生和家长都要认识到吃好早餐的重要意义。学校里上午一般有四节课，还有早自习和课间操，学习负荷和活动量都较大，故消耗能量也大；另外，前一日晚餐热量几乎耗尽，进食间隔时间过长，血糖下降，脑活动能量不足。如果不吃好早餐，则易出现反应迟钝、

精力不集中等现象。早餐的进食量应适量,在食品营养选择上除应提供足量的谷类食品以保证热量摄入外,还要提供奶类、肉类、豆类、蛋类等蛋白质含量高的食品。早餐食品既应有主食,又要有副食;既有固体食品,又有液体食品。

②午餐:学生经过上午的紧张学习,已消耗大量体内能量,并且还要为下午继续学习和活动贮备能量,所以午餐要吃饱,要成为一日三餐的主餐。应吃谷类食品 150~250g,肉、蛋、豆制品等蛋白质含量高食品 50~100g,各种蔬菜 200~250g。为使学生进食的各类食品符合营养原则,使营养素摄入量达供给量标准,十分有必要全面实施学校午餐制,我国已全面推广学生营养午餐制的城市有北京、广州、上海、沈阳和杭州等,营养午餐应既保证卫生,又符合中、小学生对各种营养素和能量的需要。

③晚餐:晚餐食物量要根据活动量和上床时间迟早而定。一般说来,学生在晚上活动量不大,所以能量消耗少,进食量也可适当少些。一方面要纠正早餐马虎、午餐凑合、晚餐丰富,误把晚餐当主餐的错误倾向,另一方面也要避免晚餐过少,胃排空早,在睡眠中或上床时感到饥饿的现象发生,这对健康也十分不利。

(2) 科学安排课间加餐 学龄儿童、青少年正处于生长发育的重要阶段,并且活动量大,学习任务繁重,所以对膳食能量和各种营养素需要量大,并且目前不少学生往往吃不到符合营养要求的早餐,因此十分必要采取课间加餐制。我国推行的学生"豆奶计划",即课间加餐,使学生每天喝一杯豆奶或牛奶,对增进学生身体健康十分有益。研究表明,加餐学生身高体重的增长均优于不加餐者,加餐学生听课精力集中,学习效果好,成绩优良。可见,课间加餐对于全面提高学生素质有重要意义。

目前市场上出售的方便食品,如酸奶、无菌包装的纯牛奶、豆浆、豆奶、饮料、糕点、面包、饼干,都宜做课间加餐食品。课间加餐食品有如下要求:提供含量高、质优的蛋白质,并富含钙、铁、维生素 A 和维生素 B_2;提供的食物量和营养素要适量,不能因课间进食过多而影响午餐的食欲;食品和包装要符合卫生要求,学生食前应洗手。

(3) 养成良好的饮食习惯 青少年喜结伴行动、互相模仿,在饮食习惯上也常相互影响,容易发生饮食无节制、偏食、爱吃零食,以及女孩子为怕肥胖而盲目节食减食等行为,因此应正确加以诱导、启发,使其自觉抵制不良习性,养成良好的饮食习惯。

三、大学生的营养与膳食

1. 营养需求

大学生正处于青春年盛、向成年过渡时期,不仅身体需要足够的营养,而且繁重的脑力劳动和较大量的体育锻炼也需大量消耗能量。因此,合理的营养和膳食有助于提高大学生的身体素质和学习效率。大学生的合理膳食包括以下几方面。

(1) 充足的主食、丰富的副食 大学生饮食除应保证充分的能量需要外,还应补充足够的、多样的副食品,一般每人每天平均需供给肉类 75~100g、豆类 50~100g、鸡蛋 1~2 个、牛奶 250mL、蔬菜 500g 及水果 1~2 个,基本能满足一天各种营养素的需要。膳食中的蛋白质最好以动物蛋白或豆类为主,优质蛋白能占总蛋白量的 50% 以上,并应平均分配在一日三餐中。

(2) 补充多种矿物质和维生素 人们在精神紧张时维生素 B_1、维生素 B_2、维生素 C 及烟酸等的消耗会增加。大学生日常学习紧张,应从食物中及时补充这些维生素。此外,我国居民传统膳食中比较容易导致缺乏或不足的营养素有钙、铁、维生素 A 和维生素 B_2 等,大学生尤其是以食堂就餐为主的大学生更应注意预防上述营养素的缺乏。维生素 A 和维生素 B_2 又与视力有关，大学生用眼时间较长，更需特别注意这两种维生素的补充。含维生素 A 和维生素 B_2 丰富的食物除猪肝、鸡蛋和牛奶外，柑橘类水果和黄绿色蔬菜中的含量也较丰富。如每天能进食 250g 以上的柑橘类水果或黄绿色蔬菜，就能提高这两种维生素的摄入量，从而满足营养需求。

女大学生每月有生理期，对铁的需要量增多，很容易出现缺铁性贫血。因此，女大学生更应注意多食含铁丰富且吸收利用率高的猪肝、瘦肉、动物血、木耳、红枣、海带等食物。钙和碘元素对大学生的身体发育和适应繁重的学习任务具有重要意义，每天膳食中应注意多食牛奶、鸡蛋、大豆、虾皮、海带、紫菜、各种海鱼等含钙和碘丰富的食物。

另外，卵磷脂是构成神经细胞的脑细胞代谢的重要物质，多食富含磷脂的食物如鸡蛋、豆类、瘦肉、肝和牛奶等对提高大学生的智力和精力都有益处。

2. 常见的饮食问题

（1）挑食、偏食　很多人有偏食、忌食的不良习惯。进入大学后，脱离了父母的监管，饮食上的单一性就愈显突出，这就必然会妨碍营养物质的摄取，甚至产生某种营养物质的缺乏病。

（2）饮食无规律　大学生中有相当一部分人由于学习紧张或其他原因不吃早餐，或者进食无规律，饥饱不定，这些做法都是不可取的。人的脑力活动主要靠血中葡萄糖的氧化供给能量，如果晚上 5 点半吃饭，到第二天早晨 5 点半已间隔了 12h，这时血糖已降到较低水平，如果不及时补充饮食，血糖还会继续下降。血糖量不足，脑力活动会因能量缺乏而减退，引起注意力不集中、思维紊乱并出现饥饿、头昏、四肢乏力、手抖和心慌等症状。经常这样会使机体抵抗力下降，容易患各种疾病。

（3）三餐量的分配不合理　大学生中普遍存在早餐吃得太少、对早餐的质量不够重视特别忽视优质蛋白质的摄入、而晚餐常吃得过饱等现象，有些学生常有晚上入睡前加餐的习惯。晚餐特别要控制脂肪类食物的摄入，否则胰岛素将不断分泌，所吸收的糖类因夜间睡眠时运动少或不运动很容易变成脂肪，造成皮下脂肪增多导致肥胖。如果三餐膳食不平衡，体内能量储备不足，在日常学习、工作、社交活动中常常会感到疲劳和力不从心，会影响学习和工作效率。

（4）减肥不当　很多女生因想减肥而节食。学生处于身体新陈代谢旺盛时期，当时可能感觉不到，于是盲目追求身材，到了一定年龄阶段，可能弊端就会暴露。人体能量摄入减少，会使身体抵抗力、免疫力下降。建议一日三餐能量的分配比例是早餐 25%，午餐 50%，晚餐 25%。可以采用低脂、低碳水化合物，同时给予高蛋白的食谱控制能量的超量摄入，限制糖类、甜食、甜薯类和油炸食物、肥肉等的摄入，特别要严格控制冰淇淋、花生、巧克力、奶油蛋糕等含能量很高的食品，多吃含纤维素多的蔬菜与水果，减少脂肪和胆固醇含量高的食品摄入，多吃供给充裕的鱼类、豆制品、瘦肉等高蛋白食品。

（5）怕冷、畏寒现象　大学女生应该青春勃发、活力四射，然而有些同学总是在秋、冬季节手脚冰凉、精神萎靡，这种现象多半是体质虚弱引起，只有长期进行饮食调养才能使体质有所改善。怕冷的原因复杂，往往与贫血、低血压、瘦弱等有关，也与不吃早餐、节食过度、运动不足等有关。三餐定时定量有助于控制体温节律。早餐质量对于一天的体温十分重要，因此怕冷者务必摄入充足的早餐。食物和饮料应尽可能温热、易消化。B 族维生素对身体的能量供应很有帮助，蛋白质可以增加身体的热量散发，因此膳食中应多补充些牛奶、鸡蛋、豆类和肉类食品。维生素 E 可以使血液循环顺畅，调整体内激素平衡，因此可以多吃些葵花籽、核桃、芝麻等坚果和海鱼、豆制品等食物，或直接服用维生素 E 丸。有些食物对身体的产热机能有特别的帮助,怕冷者可经常用它们来配菜食用,如胡萝卜、韭菜、葱、姜、大蒜、洋葱和辣椒等。

3. 良好饮食习惯

在讲究用膳科学性的同时,大学生必须注意养成良好的饮食习惯。

(1) 不暴饮暴食 暴饮暴食使食物摄入量突然增加,超过胃容量的正常水平,轻者会影响消化系统的功能,重者会导致急性胃扩张、胃穿孔,有时还能诱发急性胰腺炎而危及生命。

(2) 不饭、水同进 因为进食后,胃受到食物刺激,会分泌出相应量的胃酸、胃液(消化液)使食物易于吸收。而水和汤会冲淡胃酸、胃液的作用,影响食物的消化,也就影响到营养素的吸收、利用。

(3) 不边吃饭边看书或电视 边吃饭边干其他事情,会抑制中枢神经系统的活动,同时由于看书、看电视时情绪紧张,流入大脑的血流量增多,相对减少了胃肠的血流量,使消化液的分泌量减少,胃肠道吸收的营养也就相应减少。长期如此,容易发生慢性消化道疾病。

(4) 注重三餐质量 大学生的课程主要集中在上午和下午,应注意提高早餐质量。学校的晚餐时间早,几个小时晚自习后,多数同学或多或少感到饥饿,晚自习后适当进食夜点是有必要的,但要注意科学性,最好进餐半小时或一小时后再入睡。

4. 特殊阶段的营养

(1) 考试阶段的营养 考试阶段用脑时间久可能出现头昏脑涨的现象,这是血糖低、脑缺氧的反应。蛋白质直接影响到大脑皮层活动,可增加记忆力并使精力集中,所以考试阶段应吃些奶、蛋、鱼、瘦肉和大豆制品等优质蛋白质含量丰富的食品以改善脑部营养,同时需要多吃含水溶性维生素丰富的食物,如蔬菜、水果、蛋类、豆类及动物性食品。参加考试的学生如缺乏维生素 B_1,往往会出现疲倦、健忘、易怒、食欲不振等情况。考试期间,大学生夜以继日攻读、迎考,眼睛视力损害明显,对维生素 A 的需求量增加,要多食用绿色、红色、黄色的蔬菜和水果及肝、肾等动物性食品。

(2) 运动期间的营养 对于体育专业的大学生来说,良好而合理的营养有利于消除运动疲劳,促进体力恢复、体格发育和比赛成绩的提高。运动膳食不仅强调营养素的质与量以及色、香、味、质,还需要结合训练竞赛的内容及气温等情况适当调整,如力量型训练应供给足量高蛋白质食品,速度型训练应注意营养素的全面与平衡,耐力型训练应供给充裕的能量及水和无机盐。

进餐时间宜安排在运动前 2h,使摄入胃内的食物在运动开始时已大部分消化。若餐后 1h 即参加剧烈运动,将导致消化腺的分泌机理处于抑制状况,并由于运动导致食物在胃内振荡而会感到恶心、不适、运动能力下降。若饭后 4~5h 运动又会出现空腹感或血糖下降,影响运动的兴奋性和耐久力。运动结束后也应休息 40~60min 再进餐,此时机体的循环和呼吸机能已恢复到正常状态,有利于食物的消化和吸收。

5. 大学生食谱举例

(1) 营养早餐食谱

①肉末菜粥、豆沙包、芹菜豆腐干。

肉末菜粥:粳米、糯米、肉末、菠菜、胡萝卜。

豆沙包:面粉、赤豆沙、果脯、猪油。

芹菜豆腐干:芹菜、豆腐干丝、茭白丝、香菇。

②燕麦粥、菜肉包、什锦泡菜。

燕麦粥:燕麦片、火腿丝、胡萝卜末、香菜。

菜肉包：面粉、肉末、腌小白菜、豆腐干、香菇。

什锦泡菜：大白菜、榨菜、小黄瓜、辣椒等。

③菜肉馄饨、白果糕、鹌鹑蛋。

菜肉馄饨：面粉、肉末、腌小白菜、香菇、姜。

白果糕：糯米、粳米、白果、核桃、葡萄干。

鹌鹑蛋：鹌鹑蛋、绿豆芽、青椒丝。

（2）营养午餐菜谱

①海带肉丝-素什锦。

主菜：鲜肉、浸海带、榨菜、青椒。

副菜：芹菜、西蓝花、油面筋、水发肉皮。

②韭芽猪肝丝-素什锦。

主菜：韭芽、猪肝、瘦肉。

副菜：茭白、油面筋、芦笋、黑木耳。

③莴笋肉丁-木耳菜。

主菜：肥瘦肉、莴笋、胡萝卜。

副菜：木耳菜、花生、虾皮。

（3）营养晚餐菜谱

①胡萝卜烧牛肉-黄豆芽。

主菜：胡萝卜、牛肉、青蒜。

副菜：黄豆芽、雪菜、虾皮。

②肉末豆腐-麻酱拌菜心。

主菜：猪肉、豆腐、咸鱼干、青椒。

副菜：白菜心、胡萝卜、粉条、芝麻酱。

③炒五丝-白菜黑木耳。

主菜：鱿鱼、红萝卜、洋葱、甜椒、豆腐干。

副菜：白菜、黑木耳、虾皮。

第四节　中老年人群的营养与膳食

一、中老年人的身体特点

衰老也称老化，是生物在生命过程中机体的形态、结构、功能逐渐衰退的总体表征，是不可避免的自然规律。大多数人的身体机能在30岁前后达到巅峰。此后，皮肤会不同程度逐渐出现日光性雀斑（老年斑）；头发会因黑色素细胞减少而变白；大脑部分功能会衰退；骨骼中的钙会逐渐流失而导致骨头慢慢变"脆"、易骨折；肾脏细胞数量不断减少、过滤血液的能力不断下降，可能导致更加频繁上厕所、起夜；肌肉组织的数量和肌肉力量开始下降，肌肉开始变"松"；另外，平衡感、视力、嗅觉、血管弹性、肺活量、血糖调节能力等也会逐步下降。

在衰老过程中，人体生理功能将发生以下系列变化。

1. 基础代谢减慢

基础代谢随年龄增加而减慢：儿童较高，成人次之，老年人较低。

2. 身高、体重和体成分改变

据报道，男性身高在30~90岁之间平均减少2.25%，女性减少2.5%。大多数人50岁以后体重逐渐减轻，60岁以后明显减轻；而部分人由于能量摄入大于消耗，体力活动减少，导致体重增加。但是体脂占体重的百分比则随年龄增长而增多，一般女性体脂占体重比率大于男性；随着年龄的增长，女性体脂增长比例小于男性。

3. 器官功能减退

主要包括：口腔黏膜过度角化、牙齿磨损、脱落、牙周组织退化，唾液淀粉酶分泌减少；胃黏膜萎缩，胃液和肠液分泌减少，胃肠运动功能减弱；胰腺分泌减少，胰蛋白酶和淀粉酶活性下降；肝细胞数量减少，肝细胞线粒体数减少而体积增大，血清白蛋白减少，胆囊胆管变厚、胆汁变浓，含大量胆固醇，易患胆结石；吸收速度减慢，脂肪吸收延迟，钙、铁、硫胺素及核黄素吸收减慢；泌尿系统表现为肾血流量下降，肾小球过滤率下降；神经系统表现为视力和听力下降、注意力减退、意识障碍、感觉迟钝；骨骼肌肉萎缩，表现驼背、肌肉老化、皮肤起皱、出现老年斑；毛发变稀、脱落，指甲生长缓慢、变脆。除上述一些功能变化外，尚有心血管、呼吸、生殖、内分泌等系统发生退行性变化。

4. 疾病发生率高

老年人由于各系统在形态和功能上都发生退行性变化，故各种疾病患病率明显增高。其中与营养有关的疾病主要有心血管病、肥胖、糖尿病、骨质疏松症、缺铁性贫血和肿瘤等。

二、中年人群的营养与膳食

中年人一般指是指年龄在45~59岁的人，中年期又被称为老年前期。

1. 中年人的营养需求

（1）能量 中年人的饮食应以维持标准体重为原则控制总能量的摄入，保持能量摄入与消耗的大致相等。体重偏轻的应适当增加热能供应，主要是补充碳水化合物；体重超过标准者应控制进食量，主要是限制动物性油脂和糖。

（2）蛋白质 中年人对蛋白质的利用率下降，因此膳食中蛋白质的供应量应略高一些，每日每千克体重应不少于1g，而且优质蛋白质约占1/3为好。

（3）脂肪 中年人的脂肪摄取以占每天摄取总热量的20%~25%较为适宜，每日供给量不超过60g，而且应以含不饱和脂肪酸较多的植物油为主，控制动物脂肪，保持低脂肪、低胆固醇。

（4）碳水化合物 中年以后，人的胰腺功能也随之减退，过多摄入含碳水化合物比较多的食物会增加胰腺负担，引发糖尿病或导致肥胖。所以，日常除粮谷类外，尽量少摄入糖，可以适当增加糖含量低、膳食纤维素多的水果和蔬菜，不仅可以促进肠道蠕动，还可以清除胆固醇和甘油三酯。

（5）维生素和矿物质 维生素对中年人有重要功能，要足量供应。维生素A、维生素C、维生素E和B族维生素对中年人尤为重要，可以促进机体代谢，增强机体抵抗力，且有防治高血脂症、动脉粥样硬化、胆结石和糖尿病的作用。中国男性中年居民膳食维生素A、维生素B_1和维生素B_2的推荐摄入量分别为800μgRAE/d、1.4mg/d和1.4mg/d，女性为700μgRAE/d、1.2mg/d和

1.2mg/d；维生素 E 为 14（mgα-TE）/d；维生素 C 的推荐摄入量为 100mg/d。中年人主要需要增加矿物质钙、铁的摄入，限制钠盐，以预防骨质疏松、贫血、高血压的发生。钙的摄入量应不少于 1000mg/d；男性铁的推荐摄入量为 12mg/d，女性为 20mg/d；食盐不超过 5g/d。

（6）膳食纤维　中年人膳食中应适量增加膳食纤维丰富的食物，做到粗细搭配。粗粮中的膳食纤维含量比较高，此外还含有铬和锰等多种微量元素。

2. 中年人的合理膳食

合理膳食是满足营养需求的关键，中年人更要注重自身营养的需求，做好健康储备、延缓衰老。如不能合理膳食则身体会透支，从而导致各种疾病的发生。中年人的膳食原则应为：控制总热量避免肥胖；保持适量的蛋白质；适当限制糖类；饮食要低脂肪，低胆固醇；多吃含钙质丰富的食物；注意食用防癌饮食；少食盐；注意饮食总量。

建议常摄入以下食物。

（1）谷类　主食以粗粮为主，常食根茎类，限制摄入精制糖。

（2）鱼类　鱼肉中丰富的蛋白质和必需氨基酸可促进人体蛋白质、酶、激素的合成，构成机体活动和调节的物质基础，鱼肉中还含有丰富的磷、硒、钙等矿物质，可延缓衰老，防止骨质疏松。

（3）豆类　大豆含有 40% 以上的优质蛋白且必需氨基酸含量丰富，是人体合成蛋白质的重要原料；大豆还含有丰富的维生素 E，能延缓衰老并降低血清胆固醇；大豆中还含有铁、钙等矿物质，可防止贫血和骨质疏松。

（4）坚果　坚果含有丰富的蛋白质及不饱和脂肪酸，有益于增强体质及预防动脉粥样硬化，长期服用能延年益寿。

（5）菌菇类　香菇、蘑菇、木耳及银耳等含有多种氨基酸，能够提高机体抗病毒、抗血栓形成及防止动脉硬化和抗癌的能力，还有助于促进消化功能。

（6）藻类　海带等藻类食物中含有多种维生素及矿物质，具有软化血管、预防冠心病等作用，还含有丰富的碘，有利于预防碘缺乏。

三、老年人的营养与膳食

《中华人民共和国老年人权益保障法》规定六十周岁以上的公民为老年人。人口老龄化是 21 世纪各国面临的严峻挑战。世界卫生组织界定：当一个国家 65 岁及以上人口比例达到 7% 或者 60 岁及以上人口比例达到 10% 时即为老龄化国家。我国 2021 年第七次全国人口普查结果显示：60 岁及以上人口为 26402 万人（占 18.70%），其中 65 岁及以上人口为 19064 万人（占 13.50%）。我国是典型的老龄化国家，也是世界上唯一老年人口过亿的国家。

1. 老年人的营养需求

随着人体活动的减少，虽然老年人对能量的需求降低，但对多种营养素的需要并没有减少，特别是对蛋白质、钙、矿物质和维生素的需求还有所增加。

（1）能量　相对于青年人，老年人基础代谢率降低，活动量减少，能量消耗量下降。为保持能量平衡，应减少能量摄入。老年人体重保持正常者各种疾病患病率低，体质健壮；过胖会导致高血压、冠心病的高发病率；过瘦会导致支气管炎、肺心病等。老年人的 BMI 最好保持在 $20 \sim 26.9 kg/m^2$，如超出范围，则应在饮食和身体活动方面进行适度调整使体重平缓回到正常范围，不应采取让体重在短时间内产生大幅度变化的极端措施。

(2) 蛋白质　蛋白质对老年人极为重要。衰老过程中，蛋白质以分解代谢为主，合成过程逐渐减慢，因此老年膳食中应多摄入鱼、禽畜肉、蛋类、奶制品及大豆类等蛋白质营养价值和生物利用率高的食物。老年人由于消化功能降低，肾脏功能减退，过高的动物性蛋白质又会加重肝、肾负担，还会增加体内胆固醇的合成。老年人膳食摄入的蛋白质应占总供能的12%~14%。

(3) 脂肪　老年人胆汁分泌量减少，脂酶活性降低，脂肪代谢减慢，所以应减少膳食脂肪摄入量，尤其要减少动物性脂肪的摄入、增加亚油酸摄入以防脑细胞退化，多摄入富含卵磷脂的食物可预防老年性痴呆。脂肪供能比应为20%~30%，其中多不饱和脂肪酸、单不饱和脂肪酸及饱和脂肪酸的供能比应分别占8%~10%、10%和6%~8%为宜。

(4) 碳水化合物　老年人碳水化合物供能比应为50%~60%。老年人的碳水化合物应主要来自谷类中的大分子碳水化合物，控制精制糖的摄入量。为防止便秘，老年人应适当吃些粗杂粮、蔬菜和水果，以增加膳食纤维的摄入量。

(5) 维生素　老年人需要充足的各种维生素，不少老年性疾病的发生与维生素摄入不足有关：维生素A具有防癌、抗癌作用；维生素D对预防老年性骨质疏松尤为重要；维生素E可以保护细胞膜不受脂质过氧化而破坏，还可消除衰老组织中脂褐质色素的沉积；维生素C具有解毒作用、可提高免疫功能和防癌等，是老年人不可缺少的维生素；此外，老年人对维生素B_6、叶酸和维生素B_{12}的供给也必须引起重视。

(6) 矿物质　老年人肠道吸收钙能力下降，易发生负钙平衡，进而引起骨质疏松症。为防止骨质疏松，老年人应多摄入维生素D、多晒太阳和保持体育运动，更应注意摄入足量钙。老年人对铁的吸收能力下降，缺铁性贫血患病率高，应多摄取鱼、肉等含铁丰富的食物。铬是胰岛素辅助因子，可增强胰岛素降血糖效能，补充铬可改善糖耐量，老年人铬缺乏可导致糖尿病；铬还可降低血清总胆固醇，增高高密度脂蛋白，预防动脉粥样硬化。硒是谷胱甘肽过氧化物酶的组成成分，具有抗氧化作用；硒与维生素E协同保护细胞膜免受脂质过氧化，起到抗衰老作用。

2. 老年人的合理膳食

(1) 合理膳食原则　老年人的食品消费观已由"食以味为先"转为"食以补为先"。老年人应注意节制饮食、清淡少盐、少量多餐、易于消化以及多补钙和铁。老年人的膳食原则为：平衡膳食，粗细搭配，易于消化，充足的蔬果，适度体力活动，保持能量平衡，注意食品的色、香、味、形和硬度。

(2) 膳食要求　合理膳食、充足营养是老年人健康长寿的基础。为帮助老年人更好适应身体机能的改变，做到合理膳食、均衡营养，预防和延缓疾病发生发展，延长健康寿命，提高生活质量，实现健康老龄化，全国老龄工作委员会办公室、中国营养学会共同启动"全国老年营养改善行动（2022—2025年）"，并在《中国居民膳食指南（2022）》中将老年人膳食指南分为"一般老年人（65~79岁）膳食指南"和"高龄老龄人（≥80岁以上）膳食指南"两部分。

一般老年人的膳食指南核心推荐为：食物品种丰富，动物性食物充足，常吃大豆制品；鼓励共同就餐，保持良好食欲，享受食物美味；积极户外活动，延缓肌肉衰减，保持适宜体重；定期健康体检，测评营养状况，预防营养缺乏。

高龄老年人的膳食指南核心推荐为：食物多样，鼓励多种方式进食；选择质地细软、能量和营养素密度高的食物；多吃鱼禽肉蛋奶和豆类，适量蔬菜配水果；关注体重丢失，定期营养筛查评估，预防营养不良；适时合理补充营养，提高生活质量；坚持健身与益智活动，促进身心健康。

(3) 每日膳食构成　老年人一日的合理膳食组成应包括：谷类250g，瘦肉、禽类、野味类及鱼类 50~100g，蛋 40g，豆类及其制品适量，新鲜蔬菜 250~300g，烹调用油 20~30g，有条件者还可选用鲜奶、新鲜水果等。经常食用花生、核桃、芝麻、海鱼、紫菜、贝类等对预防血管硬化和血栓形成有益。

（4）抗衰老、延年益寿的天然食品　虽然目前还未发现能使人"长生不老"的食物或药品，但人们却发现了许多可延年益寿的天然食品。

①碱性食物：豆类（大豆、红豆）、蔬菜（萝卜、番茄）、海藻（海带、紫菜、绿藻）、水果（橘子、草莓、柠檬、香蕉、葡萄）及不加糖的果汁。

②抗氧化的食物：蔬菜中的红心地瓜、胡萝卜、茼蒿、菠菜、绿葱、南瓜等含有丰富的 β-胡萝卜素；猕猴桃、橘子、番茄等是维生素 C 的良好来源，此外还有哈密瓜、桃子、李子等水果。

③富含膳食纤维的食物：蔬菜、水果、糙米、全麦面粉、绿豆、黑豆、杏仁、芝麻、黑枣等。

④含雌激素的食物：雌激素是一类重要的女性激素，包括雌二醇、雌甾醇和孕激素等。在女性的抗衰老之路上，雌激素扮演着重要的角色。一些食物可以激发人体雌激素的分泌，促进皮肤保持年轻和健康，如大豆及其制品、富含蛋白质的食物、蔬菜和水果、蜂王浆等。

⑤其他：如香菇、蘑菇、木耳、枸杞、蜂王浆、蜂蜜等。

课后练习

1. 分别简述不同生理状况下人群的营养需求。
2. 请绘制不同生理状况下人群的膳食平衡宝塔。
3. 为什么要鼓励母乳喂养？
4. 请记录自己或亲人的一周食谱，分析其是否合理。
5. 简述老年人的膳食核心推荐。

思维导图

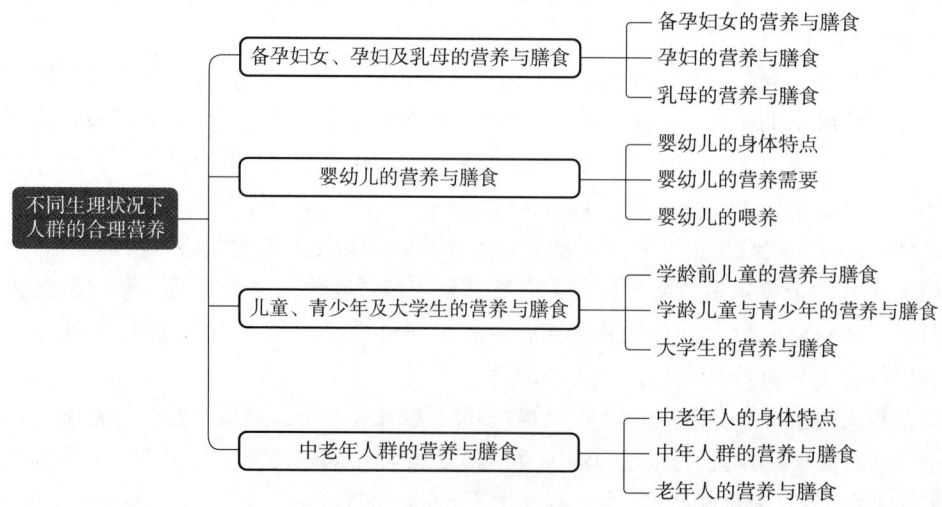

第六章 合理营养与食谱编制

学习目标

1. 掌握膳食营养素参考摄入量的概念,理解营养素摄入量标准和膳食指南与食品营养及人类健康的关系。
2. 掌握膳食结构的基本内容,能够合理运用平衡膳食宝塔搭配食物。
3. 掌握膳食类型与合理膳食的构成。
4. 理解食谱编制的基本原则,掌握食谱编制的常用方法。

第一节 膳食营养素参考摄入量

营养素需要量(Nutritional requirement)是指维持人体正常生理功能所需要的营养素质量,摄入量低于该质量会对机体产生不良影响;或者说能满足身体维持生命、发育、生长、妊娠及哺乳所需营养素的最低量,无安全缓冲限。为满足这一质量,人体必须摄入足够的食物以提供能量、蛋白质、矿物质及维生素。显然,每个健康人体对营养素的需要量是特定的,因膳食种类、体重、身高、年龄、性别、生理状态和体力活动而有所不同,必须考虑存在个体差异。

每日膳食营养素供给量(Recommended dietary allowance,RDA)是以正常营养素需要量为参考,考虑了人群间个体差异、饮食习惯、应激状态、食物生产、社会发展等多方面因素,而制定的膳食中必须含有的能量等各种营养素的质量,膳食营养供给量略高于营养素需要量,以保证群体中绝大多数人都能获得所需的营养素。这是一种为保证正常人群健康而提出的膳食质量指标,是为人群取得良好营养状况而设计的膳食营养准则。但是,随着经济发展、食品工业进步和膳食模式的改变,各国纷纷出现了一些慢性病高发问题,加之有关营养素需要量研究的新进展,都对每日膳食营养素供给量提出了新的修改要求,因此在每日膳食营养素供给量基础上提出了膳食营养素参考摄入量(Dietary Reference Intakes,DRIs)的概念。

一、美国的 RDAs 和 DRIs

美国于 1941 年由国家研究院(NRC)制定了第一个推荐的膳食营养素供给量

（Recommended daily amounts，RDAs），其目的主要是为了预防营养缺乏症，之后的数十年中，根据国民生活水平的变化和营养科学的研究成果曾修改过多次，1989 年发表了第十版 RDAs。美国居民的膳食模式中，油脂所占的能量比较高，约为 40%或更高，营养学家希望通过努力，降至 35%，甚至 30%，但 RDAs 中未具体提出脂肪的能量比。

1992—1996 年，美国的营养学界对 RDAs 的修改展开了广泛的讨论，并形成了一篇关于 DRIs 概念的权威性文章。之后由美国和加拿大两国的著名营养学专家组成了 7 个专业组和 2 个分委员会，分别研究、制定当时美、加两国的 DRIs，2000 年 7 月一些专业组已分别完成了有关报告的编写和出版工作，并计划出版一部关于 DRIs 的说明和应用的著作，用以指导 DRIs 的实施。

二、英国和日本的 RDAs

1. 英国

1979 年英国人提出了自己的 RDAs，经过实践认为 RDA 定义不清，容易造成误解，1991 年决定采用新的术语，用 EAR（Estimated average requirement）表示人群平均的需要量，用 RNI（Recommended necessary intakes）表示人群个体的推荐摄入量，用 LRNI（Limited recommend necessary intakes）表示低于此水平对大多数人是不适宜的摄入量。

2. 日本

1969 年日本首次发布日本人的 RDAs，至今已修改多次，目前使用的是 1990 年修订的。日本是世界上公认的长寿国，这与他们合理的食物搭配有很大关系，日本居民年均每人消费谷类食品 150kg，动物性食品 143kg，在动物食品中水产品的蛋白质又占动物蛋白的 50%，油脂供能占总能量的 28%、蛋白质占 12.8%、碳水化合物占 59.2%。

三、中国居民 DRIs 简介

我国最早制定的膳食营养素需要量标准是在 1937 年，以后曾修改过 6 次。1988 年中国营养学会对 RDAs 做了第六次修订，这次修订对年龄分组、宏量营养素的供能以及某些微量营养素的建议值做了一些调整或说明，出发点仍然是以防治营养缺乏症为主，尚未考虑到预防某些有关慢性疾病的问题。

1. 概述

中国营养学会根据 20 世纪 90 年代营养科学的新进展及中国社会进步给居民生活带来的重大影响，决定革新传统的 RDA 概念，引入"膳食营养素参考摄入量"即 DRIs 这一比较系统的新概念，修订 1988 年的 RDA。

中国营养学会于 1996 年成立了"制定中国居民 DRIs 专家委员会"工作组，并于 2000 年 10 月正式颁布了《中国居民膳食营养素参考摄入量（Chinese DRIs）》，形成了我国第一版 DRIs。它的问世标志着我国膳食营养素参考摄入量的研究和应用进入了一个新的时期。《中国居民 DRIs》在 2013 年完成了一次修订。

2023 年 9 月，中国营养学会发布了《中国居民膳食营养素参考摄入量（2023 版）》，新版本在多个方面体现了营养学研究的理论发展与实践进步。

（1）强调循证营养学与风险评估原则　在确定能量、营养素和膳食成分的 DRIs 数值时，大多引用 Meta 分析和/或随机对照（RCT）研究结果，增加了证据的可靠性和结论的科学性。

(2) 重视以中国居民为对象的膳食调查或营养需要量研究结果　在国家专项基金以及其他研究基金的支持下，中国居民营养与健康状况监测以及有关能量、蛋白质、钙、铁、硒、碘、氟及维生素 A、维生素 K 等研究都取得了显著进展。中国居民 DRIs 纳入这些成果，使其内容具有更强的民族和地域特色，也使营养个性化理念得到更好体现。

(3) 更新某些营养素的 DRIs 数值　对能量、宏量营养素、矿物质、维生素等进行了修订。能量：各年龄阶段均有降低。碳水化合物：糖类摄入不超过 50g/d。蛋白质：65 岁以上老人推荐摄入量上升。脂肪：儿童青少年也要补充 EPA 和 DHA。钙：孕妇钙需求量降低。铁：孕妇铁需求量变高。维生素：1~7 岁维生素 A 推荐摄入量增高。

(4) 完善预防非传染性慢性病（Non-communicable chronic diseases，NCD）的相关指标和数值　肥胖、高血压、血脂异常、糖尿病、脑卒中、心肌梗死以及某些癌症等非传染性慢性病，已经成为危害各国居民健康、导致死亡率增加的首要危险因素。不合理膳食对这类疾病的发生发展具有非常重要的影响。鉴于此，一些国家的营养学术团体在修订 DRIs 时提出了预防 NCD 的指标，例如欧美营养学界使用"宏量营养素可接受范围（AMDR）"；日本学者采用"目标摄入量（DG）"。为了减少 NCD 对中国居民健康造成的危害，《中国居民膳食营养素参考摄入量（2023 版）》完善 AMDR 的概念，并更新"预防非传染性慢性病的建议摄入量"和"特定建议值"两个新指标，以期通过调节营养素或其他膳食成分的摄入量，减少发生 NCD 的危险性。

①宏量营养素可接受范围（Acceptable macro-nutrient distribution range，AMDR）：为脂肪、蛋白质和碳水化合物等三种产能营养素设立的合理摄入范围，其显著的特点之一是具有上限和下限。达到营养素的下限摄入水平即可以满足机体对该营养素的生理需要，而控制在上限水平以内则有利于降低慢性病的发生危险。AMDR 常用其能量占能量摄入总量的百分比表示。

②降低膳食相关非传染性疾病风险的建议摄入量（Proposed intake for reducing the risk of diet related non-communicable diseases，PI-NCD）：简称建议摄入量（PI）。PI-NCD 是以膳食相关非传染性疾病一级预防为目标，提出的必需营养素的每日摄入量（水平）。当 NCD 易感人群该营养素的摄入量达到 PI 时，可以降低他们发生 NCD 的风险。

③特定建议值（Special proposed levels，SPL）：SPL 是以降低成年人膳食相关非传染性疾病风险为目标，提出的其他膳食成分（Other dietary components）的每日摄入量（水平）。当该成分的摄入量达到 SPL，可能有利于降低疾病的发生风险或死亡率。从 NCD 预防的角度来说，其概念与 PI-NCD 类同。SPL 是中国营养学界基于营养学研究的大量证据，并结合本国居民的膳食营养特点而提出的。

(5) 在方法学方面的发展　《中国居民膳食营养素参考摄入量（2023 版）》有关研究新证据、制定方法或推导公式引起改变、新增或取消。这类修订数值主要包括：能量、蛋白质、碳水化合物、维生素 A、烟酸、钙、锌、碘、铬、氟、水和其他多个成分。在 2013 版中国居民 DRIs 修订方针的基础上，进一步加以完善。按照循证营养学、风险评估的原则和方法，收集、比较和筛选国内外有关研究资料，应用论证强度高的科学证据，并经过严格系统的分析以得到可靠的、具有指导价值的结论。强调要使用"公认的或充分的、有说服力的科学证据"，并优先考虑中国人群已经有充分试验证据的数据，对每个营养素推荐量进行评估。

2. DRIs 的概念、制定方法及应用

(1) DRIs 的概念　膳食营养素参考摄入量 (DRIs) 是在 RDAs 基础上发展起来的一组每日平均膳食营养素摄入量的参考值，其中包括 4 项内容：平均需要量 (EAR)、推荐摄入量 (RNI)、适宜摄入量 (AI) 和可耐受最高摄入量 (UL)。

①平均需要量 (Estimated average requirement, EAR)：EAR 是某一个特定人群的平均需要量，主要用于计划和评价群体的膳食。根据某一年龄、性别组中摄入量低于 EAR 个体百分比来评估群体中摄入不足的发生率，评价其营养素摄入情况是否适宜。EAR 也可作为计划或制定人群推荐摄入量的基础。如果个体摄入量呈常态分布，一个人群组的目标摄入量可以根据 EAR 和摄入量的变异来估计。为了保证摄入量低于 EAR 的个体少于 2%～3%，推荐摄入量的平均值应在 EAR 加两个标准差以上。针对个体，可以检查其摄入不足的可能性。如果个体的摄入量低于 EAR 减两个标准差，则可以肯定不能达到该个体需要量。

②推荐摄入量 (Recommended nutrient intake, RNI)：RNI 相当于传统使用的 RDA (Recommended dietary allowance)，是可以满足某一特定性别、年龄及生理状况群体中绝大多数 (97%～98%) 个体需要量的摄入量。RNI 是个体适宜营养素摄入水平的参考值，是健康个体膳食摄入营养素的目标。RNI 不是评价个体或群体膳食质量的标准，也不是为群体作膳食计划的根据。当某个体的营养素摄入量低于其 RNI 时，并不一定表明该个体未达到适宜营养状态。RNI 在评价个体营养素摄入量方面的作用有限，如某个体的摄入量低于 RNI，可以认为有摄入不足的危险；如果某个体的平均摄入量达到或超过 RNI，可以认为该个体没有摄入不足的危险。膳食摄入量或其他任何单一指标都不能作为评价个体营养状况的根据。摄入量经常低于 RNI 可能提示需要进一步用生化试验或临床检查来评价其营养状况。应当指出，对个别身高、体重超过此参考范围较多的个体，可能需要按每千克体重的需要量调整其 RNI。如果需求量呈正态分布时，则 RNI = EAR + 2SD（SD 为标准差），如果 EAR 的变量不足以计算 SD 时，可假设 10%EAR = 1SD，则 RDA = 1.2EAR。RNI 的主要用途是作为个体每日摄入该营养素的目标值。

③适宜摄入量 (Adequate intakes, AI)：AI 是根据某一人群或亚人群能够维持一定营养状态的平均营养素摄入量，通过对群体而不是个体的观察过实验研究得到的数据。AI 主要用于个体的营养素摄入目标，也用于限制过多摄入的标准。一般大于 EAR，也可能大于 RNI，但小于 UL。AI 不一定是一个理想摄入量。在个体需要量的研究资料不足而不能计算 EAR，因而不能求得 RNI 时，可设定 AI 来代替 RNI。例如纯母乳喂养的足月产健康婴儿，从出生到 4～6 个月，他们的营养素全部来自母乳，母乳中供给的营养素量就是他们的 AI 值。AI 的主要用途是作为个体营养素摄入量的目标。

④可耐受最高摄入量 (Tolerable upper intake levels, UL)：UL 是平均每日摄入营养素的最高限量，这个量对一般人群中的几乎所有个体似不致引起不利于健康的作用。UL 主要用于检查个体摄入量是否过高，避免发生中毒。当摄入量低于 UL 时，不会产生不良反应。当摄入量超过 UL 而进一步增加时，损害健康的危险性随之增大。UL 并不是一个建议的摄入水平，"可耐受"指这一剂量在生物学中大体是可以耐受的，但并不表示是有益的，健康个体摄入量超过 RNI 或 AI 是没有益处的。由于人们食用营养素类强化食品和膳食补充剂日益增多，有必要引入 UL 指导安全消费，在大多数情况下，UL 包括膳食、强化食品和添加剂等各种来源的营养素之和。其目的是限制膳食和来自强化食物及膳食补充剂中某一营养素的总摄入量，以防止该营

养素引起不良作用（图 6-1）。

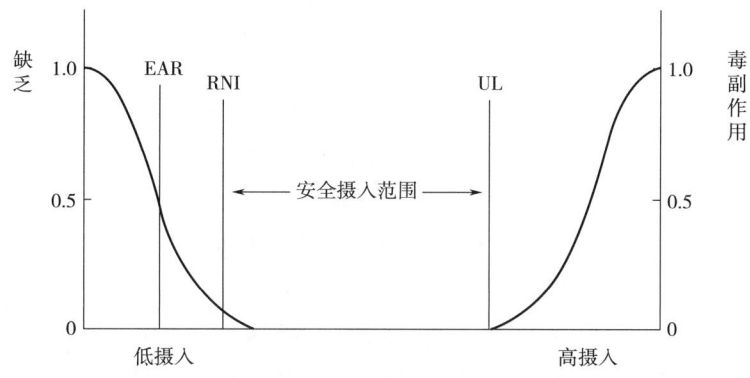

图 6-1　营养素摄入不足和过多的危险性图解

（2）DRIs 的制定　制定 DRIs 的主要目的是为了满足在应用中不断发展的需要,以往只有 RDAs,在制定人群食物供应计划和营养教育计划、评价个体和群体的食物消费资料,以及指导食品加工和营养标签等都参考同一套推荐值,这样会产生针对性不强,特别是评估过量摄入的危险性可能存在。DRIs 的制定是通过对人体进行全面的生理、生化测定而得出的,确定 DRIs 的每一个指标都要做大量的工作,如在有代表性人群中,以特定年龄组为对象,求出其平需要量,再按每一年龄组内的统计学上的个体差异,求测健康人群所需要增加的营养素数量。这些数值有些是在人体直接测定而来,有些则由于研究技术、人道主义等原因,间接推测估计而来,一般通过以下方法而获得。

①在正常的健康人群中收集食物消费种类、数量及营养素摄入量的数据资料。

②用生物化学方法研究特定营养在组织中的浓度及饱和度,分子功能适应状况,研究通过合理膳食等方法增加营养食物后的效果改变。

③用流行病学方法观察特定人群营养现状以及改进后的效果。

④以平衡试验确定特定营养物质的状态与摄入量两者之间的关系。

⑤对营养缺乏病进行研究,通过耗空和补充试验,对特定受试者,按最低限度供给特定营养素,使之处于低的或轻度缺乏状态,再补充定量的该种特定营养素,观察改善状况。

⑥进行动物试验,并将动物试验的数据资料,外推到人体的需要量上。

⑦由毒理学实验所得最大无作用剂量及人体食用膳食以外的强化食品与膳食补充剂的观察结果,作为提出 UL 的基础。

⑧根据影响各种营养素吸收利用和活性形式转变的因素,结合各国上述特点,考虑提出 DRI 的有效性。

新制定的 DRIs 指标,将预防营养缺乏病的传统重点扩展到帮助个体和人群安全地摄入各种营养素,预防与营养有关的慢性病方面。

（3）DRIs 的应用　由于食物生产、经济收入、气候环境、民族、生活习惯等的不同,不同国家和地区之间的 DRIs 也有所区别。中国营养学会 2023 年修订了膳食营养素参考摄入量（表 6-1 和表 6-2）,主要为人群或个体的健康服务,从宏观上指导食物的生产与分配,指导特殊生理和职业人群的膳食计划和配给,并作为营养性治疗、营养监测、食品工业开发新产品、食品营养标签等的依据。

3. 中国居民的 DRIs

（1）中国居民膳食蛋白质、碳水化合物、脂肪和脂肪酸的参考摄入量　蛋白质是生物体中广泛存在的一类生物大分子，是人体必需的宏量营养素之一。蛋白质是一切生命的物质基础，且含量丰富，是人体细胞、组织及多种具有重要生理功能的物质的组成成分。碳水化合物是人类最主要的能量来源，也是构成机体组织的重要物质，具有重要的生理功能。人体内脂肪主要分布在皮下、腹腔和肌肉纤维之间，因其所含的脂肪酸碳链长短、饱和程度和结构不同而发挥不同功能。在脂肪膳食营养素参考摄入量的制定中，应考虑到其预防缺乏症的必需性。

表 6-1　中国居民膳食蛋白质、碳水化合物、脂肪和脂肪酸的参考摄入量

年龄/岁（生理阶段）	蛋白质				总碳水化合物 EAR/（g/d）	亚油酸 AI/%E	α-亚麻酸 AI/%E	EPA+DHA AI/mg
	EAR/（g/d）		RNI/（g/d）					
	男	女	男	女				
0~			9（AI）	9（AI）		7.3（150mg[a]）	0.87	100[b]
0.5~	15	15	20	20		6.0	0.66	100[b]
1~	20	20	25	25	120	4.0	0.60	100[b]
4~	25	25	30	30	120	4.0	0.60	
7~	30	30	40	40	120	4.0	0.60	
11~	50	45	60	55	150	4.0	0.60	
14~	60	50	75	60	150	4.0	0.60	
18~	60	50	65	55	120	4.0	0.60	
50~	60	50	65	55	120	4.0	0.60	
65~	60	50	65	55	120	4.0	0.60	
80~	60	50	65	55	120	4.0	0.60	
孕妇（早）	+0		+0		130	4.0	0.60	250（200[b]）
孕妇（中）	+10		+15		130	4.0	0.60	250（200[b]）
孕妇（晚）	+25		+30		130	4.0	0.60	250（200[b]）
乳母	+20		+25		160	4.0	0.60	250（200[b]）

注：a 为花生四烯酸，b 为 DHA，E% 为占能量的百分比。选引自中国营养学会《中国居民膳食营养素参考摄入量（2023 版）》。

（2）中国居民膳食维生素的 RNI 或 AI 值　膳食维生素分为脂溶性维生素和水溶性维生素。在日常生活中是一类容易出现缺乏的营养素，维生素的 DRIs 曾经过多次修订。

表 6-2　　中国居民膳食维生素的 RNI 或 AI 值

年龄/岁	A (μg RE/d)	D (μg/d)	E (mg α-TE/d)	K (μg/d)	B_1 (mg/d)	B_2 (mg/d)	烟酸 (mg/d)	B_6 (mg/d)
	RNI	AI	AI	AI	RNI	RNI	RNI	AI
0~	300 (AI)	10	3	2	0.1 (AI)	0.4 (AI)	2 (AI)	0.2
0.5~	350 (AI)	10	4	10	0.3 (AI)	0.5 (AI)	3 (AI)	0.4
1~	310	10	6	30	0.6	0.6	6	0.6
4~	360	10	7	40	0.8	0.7	8	0.7
7~男	500	10	9	50	1.0	1.0	11	1.0
女	500	10	9	50	1.0	1.0	10	1.0
11~男	670	10	13	70	1.3	1.3	14	1.3
女	630	10	13	70	1.1	1.1	12	1.3
14~男	820	10	14	75	1.6	1.5	16	1.4
女	620	10	14	75	1.3	1.2	13	1.4
18~男	800	10	14	80	1.4	1.4	15	1.4
女	700	10	14	80	1.2	1.2	12	1.4
50~男	800	10	14	80	1.4	1.4	14	1.6
女	700	10	14	80	1.2	1.2	12	1.6
65~男	800	15	14	80	1.4	1.4	14	1.6
女	700	15	14	80	1.2	1.2	11	1.6
80~男	800	15	14	80	1.4	1.4	13	1.6
女	700	15	14	80	1.2	1.2	10	1.6
孕妇（早）	+0	+0	+0	+0	+0	+0	+0	+0.8
（中）	+70	+0	+0	+0	+0.2	+0.2	+0	+0.3
（晚）	+70	+0	+0	+0	+0.3	+0.3	+0	+0.3
乳母	+600	+0	+3	+5	+0.3	+0.3	+3	+0.3

注：选引自中国营养学会《中国居民膳食营养素参考摄入量（2023 版）》。

第二节　膳食结构和膳食指南

　　膳食是多种食物组合，并非单一食物或者营养需求，膳食研究中并非单独研究单一食物的营养及其对健康的影响，而是整体分析各类食物相互之间的协同关系所表现出对健康的影响。人类膳食中的营养素主要有蛋白质、脂类、碳水化合物、维生素、矿物质（包括微量元素）、水和膳食纤维七大类，任何一种单一食物都不能提供人体所需的全部营养素。膳食、营养与人们生活息息相关，合理的膳食模式是健康的基础和保障。

近20年来，我国经济社会正处于快速发展和转轨时期，我国城乡居民的膳食状况明显得到改善，但由于某些膳食结构不合理，体力活动减少，生活压力过大，导致肥胖、高血压、糖尿病、高血脂等慢性非传染性疾病的患病率也呈逐年上升趋势，营养过剩及相关慢性病已成为我国城乡居民健康的最大威胁，每年因患与营养相关的慢性疾病而死亡的人群占70%以上，对劳动生产力、家庭造成巨大伤害，并消耗大量国家和个人财富，因此合理调节食物膳食结构很有必要。为指导人们合理膳食的实践，通常将食物进行分类并量化指导人们进食。膳食指南就是针对各国各地具体存在的问题而提出的一个通俗易懂、简明扼要的合理膳食基本原则，用以引导居民合理消费食物。

一、膳食结构

膳食结构指一定时期内特定人群膳食中动植物等食品的消费种类、数量及比例关系，它与国家的食物生产加工、人群经济收入、饮食习俗、身体素质有关。日常生活中，膳食结构是指整体性分析各种食物营养摄入和人类的健康关系，包含了食用食物的数量和种类、组成的成分和微量元素等。膳食结构反映了人群营养水平，是衡量其生活水平和经济发达程度的标志之一。根据这一概念，目前世界各国的膳食结构大体上可划分为以下四种基本类型。

1. 以动物性食物为主的膳食结构

以西方发达国家为代表的膳食结构中，粮谷类食物过少，而动物性食物和食粮占比较大，因而膳食营养上具有高热量、高脂肪（胆固醇）、高蛋白质的"三高"特点。这种膳食结构的优点是动物性食物占有的比例大，优质蛋白在膳食结构中占的比例高，同时，动物性食物中所含的无机盐一般利用率较高，脂溶性维生素和B族维生素含量也较高，比如美国居民人均日能量摄入高达3833kcal，脂类摄入达165g。蛋白质摄入充足，较少发生优质蛋白质缺乏等症状，维生素A等脂溶性维生素和B族维生素等摄入量比较充足，脂类摄入较多热量供应相对过剩，高热量、高脂肪和高蛋白质的摄入量超过推荐水平，增加了非传染性慢性病的发生概率。

2. 以植物性食物为主的膳食结构

中国居民的传统膳食以植物性食物为主，谷类、薯类和蔬菜的摄入量较高，肉类的摄入量比较低。豆制品总量不高且随地区而不同，奶类消费在大部分地区不高。中国传统膳食模式与BMI和心脏风险代谢呈负相关，降低腹部肥胖风险，采取中国传统膳食的人群罹患代谢综合征的风险降低28%。但中国正经历着营养转型，"现代"模式的快餐食品，牛奶和油炸食品的含量很高，超重和肥胖、糖尿病、高血压和其他心脏代谢风险的患病率上升已成为中国的一个公共卫生问题。某些东南亚国家以植物性食物消费为主，如印度尼西亚，能量主要来源于以谷物为主的碳水化合物，可避免一些肥胖、超重等造成的非传染性慢性疾病发生，但由于植物性食物提供的优质蛋白质和脂类较少，易导致一些矿物质和维生素的缺乏，甚至会导致贫血、蛋白质缺乏等营养不良的相关疾病，不利于健康发展。

3. 动物性、植物性食物相均衡的膳食结构

所谓膳食均衡是指膳食中所含的营养素种类齐全、数量充足、比例适当，即氨基酸平衡、热量营养素平衡、酸碱平衡以及各种营养素摄入量之间也要平衡，只有这样才利于营养素的吸收和利用。以日本为代表的动植物饮食均衡模式集东西方膳食结构的优点，其能量、蛋白质、脂类和其他营养物质摄入水平基本能够满足人体所需的要求，比单纯的"动物性食物为主"

和"植物性食物为主"更加合理均衡，符合人体所需的三大营养物质功能比重范围。动物性食物占20%，动物性蛋白质在蛋白质摄入中占约30%，日本脂类摄入量为87.3g，约是同期美国居民的一半。日本人是世界上心脑血管发病率低发国家，也是世界上人均寿命最长的国家之一，这与"动、植物性食物相均衡"的膳食结构有很大关系。

4. 地中海膳食结构

地中海饮食的特点是植物性食物丰富（包括水果、蔬菜、全谷物、坚果和豆类等），饮食富含多酚、单不饱和脂肪酸和多不饱和脂肪酸等生物活性成分，可减少炎症和氧化应激指标，改善脂质分布、胰岛素敏感性和内皮功能以及抗血栓形成特性。严格遵守地中海饮食习惯会对肠道菌群和相关代谢组产生有益影响，脑卒中风险降低29%，抑郁症相对风险降低32%，认知障碍相对风险降低40%。有关研究统计报告显示，以希腊为代表的地中海沿岸国（包括葡萄牙、西班牙、法国、意大利等14国）其心、脑血管疾病和癌症发病率、死亡率最低，平均寿命较长。其膳食结构特点如下。

（1）膳食富含水果、蔬菜、五谷杂粮　富含该类食物的均衡食谱可以促进健康，控制体重。这类食物主要提供维生素、矿物质、能量、抗氧化剂及膳食纤维。地中海沿岸各个国家饮食结构固有不同，但有一种蔬菜是各国的菜谱里都不会缺少的，那就是番茄，番茄可以抑制胆固醇的氧化，减少患心脏病的风险。番茄红素的一个显著特点是抗癌，尤其对胃癌、结肠癌、直肠癌、前列腺癌等的预防非常有效。五谷杂粮则包括小麦、大麦、燕麦、大米、稞麦、玉米等。为了防止大量维生素、矿物质、膳食纤维被破坏，加工烹饪的时候应尽量简化。用粗粮制成的面条和面包主要成分是碳水化合物。在地中海人的典型食谱中，面条通常只是前菜和头盘，并不当作主食吃，三明治吃得也很少，所以实际上地中海饮食法中的面食并不可怕，人们按照传统的地中海食谱吃面食，既能保证身体得到足够的"燃料"，又不会发胖。

（2）橄榄油是地中海饮食的核心　当地居民普遍有生吃橄榄的习惯，并用橄榄油作为食用油来烹饪、烘烤食品和调拌沙拉。橄榄油味道有点辛辣，富含单不饱和脂肪酸，是非常健康的油脂，有助于降低胆固醇水平。而橄榄油的另一好处是能使血液变稀，有助于防止形成微小的血液凝块，从而防止心肌梗死等心脏疾病的发生。

（3）坚果、豆类、种子是健康脂肪、蛋白质和膳食纤维的重要来源　它们丰富了地中海菜肴的美味与口感。豆类能缓慢、平稳地把糖分释放到血液中，只要每天摄取25g豆类蛋白，就可降低血液里的胆固醇和甘油三酯的含量，如果再配合低胆固醇和低饱和脂肪饮食，则可降低心脏病的发病率。豆类蛋白对癌症、肾病及糖尿病等的治疗也有帮助。

（4）香料　香料的运用可以改善食物色香味，同时减少烹饪中油盐的用量，使菜肴变得清淡健康。同时，香料本身富含广谱抗氧化剂。添加大量多样的香料是地中海美食的一大特色。常吃大蒜可以使高血压发病率降低33%以上。大蒜最显著的好处是能降低胆固醇水平，降低血压和血液黏稠度。

（5）酸奶、奶酪　每日少量适量吃些酸奶或奶酪也是地中海膳食的一个特点。该类食品中的钙能促进骨骼健康。低脂脱脂的奶制品也降低了该类食品中原有脂肪带来的副作用。

（6）鱼虾海鲜　鱼虾海鲜可以给食用者提供大量健康的蛋白质。金枪鱼、鲱鱼、沙丁鱼、三文鱼、鳊鱼富含对心脏有益的α-亚麻酸ω-3不饱和脂肪酸。地中海海域盛产沙丁鱼，沙丁鱼肉中含有丰富的ω-3不饱和脂肪酸，有助于降低血液黏稠度和血压，保持正常的心律，提高有益的高密度脂蛋白的水平。科学研究发现，如果人体摄入较多的ω-3不饱和脂肪酸，能够大大降低心脏病发病的风险和预防心跳停止导致的猝死，对关节炎、抑郁症等疾病的发生也有很好的控制作用。含有类似营养的贝壳类海鲜有蚌、蛤、虾等。烹调鱼虾时应少用面糊油炸。

（7）鸡蛋　是优质蛋白质的主要来源，尤其适合不吃肉的人。地中海地区居民烹调鸡蛋的主要方式是用于烘烤食品。

（8）猪肉、牛肉、羊肉（统称为红肉）　地中海地区居民只吃少量红肉，并主要吃瘦肉。

（9）红酒　红酒对心脏有益是大家公认的。但饮酒要适量，男性每天不超过两杯，女性不超过一杯。

（10）水　是生命之源。每天适量饮水有益于保护身心健康、保持好的心情、保证精力充沛。

二、膳食指南

1. 膳食指南的概念

膳食指南（Dietary guideline，DG）是为促进平衡膳食和人类健康，根据营养学原则，以良好科学证据为基础，结合国情和居民营养状况所提出的食物选择和身体活动的健康指南。膳食指南不仅是从科学研究到生活实践的科学共识，也是国家健康教育和公共政策的基础性文件，是国家实现促进食物消费及促进全人群健康的目标的一个重要组成部分。膳食指南的对象是全体健康人民，引导民众怎样选择食物、合理配膳才能防止膳食原因如高脂膳、高动物蛋白膳、低膳食纤维引起的心脑血管疾病及某些癌症等。

世界上第一个膳食指南由瑞典于1968年提出。美国于1977年正式提出自己的膳食指南，至2023年前后修改过9次，1995年版把过去的定性描述改为定量描述。其他发达国家也纷纷于20世纪70年代至80年代各自提出本国的膳食指南，主要以预防慢性病为首要目标，之后发展中国家也纷纷制定了符合本国国情的膳食指南。目前，在全世界的224个国家和地区中，已有96个国家（地区）有适用本国居民的膳食指南，占比达到42.8%。各国的膳食指南形式不一，有的以指导手册或文件的形式呈现，详细易懂；有的以推荐条目的形式呈现，简明扼要。

2. 世界各国膳食指南简介

20世纪50年代以来，工业发达国家中非传染性疾病死亡人数占总死亡数的比例不断增高，主要死因为心脑血管疾病和癌症，它们占了主导地位；20世纪70年代以来一些发展中国家的经济发达地区也出现了这几种疾病死因特点。经多途径的研究证明与其生活方式、环境条件等改变有关，其中膳食模式转变占重要地位。不利的生活方式有体力劳动过少，生活节奏紧张而促进应激，吸烟、饮酒过度等；环境条件改变主要是大气、水质的污染以致农田受污染引起农作物即食品原料不同程度受污染；膳食模式方面，促成心脑血管疾病、癌症等慢性病发生率增多主要与长期摄入高脂肪、高动物蛋白和精制碳水化合物组成的高能量膳食有关。

现行的来自六大洲的90多个国家（地区）公开发表的膳食指南（欧洲35、亚洲21、南美洲9、北美洲17、非洲5、大洋洲3）在宣传图形和关键推荐等很多方面存在异同，但在这些膳食指南中大都包含了如下内容。

（1）欧洲地区中，比利时强调能量平衡，减少脂肪、钠和添加糖的摄入量，用含碘盐代替食盐，改善特定微量元素的缺乏（铁、维生素D、钙、叶酸、碘）。法国建议每天至少5份水果和蔬菜，限制脂肪、糖和盐的摄入，并强调食用富含钙质的食物。芬兰建议多吃水果、蔬菜、浆果和全谷物，加强运动，规律饮食，并强调多关注食物营养标签。德国建议适量摄入脂肪、盐和糖，避免过度烹调，并强调食物不仅要满足营养需求，还要兼备美味以及进餐的心情，要好好地享受吃饭的时间。匈牙利建议低脂肪、低盐、低糖的饮食，适度的酒精摄入，每天 6~8 杯水，少食多餐，食物多样化，并强调注意食品安全和食物标签。英国推荐日常多吃鱼，并强调早餐的重要性。冰岛建议冬季使用维生素 D 补充剂和鱼肝油。法国因为是红酒的产地并具有地中海饮食的特点，因此在关键条目推荐中对饮酒的限定相较于其他国家而言略显宽松，比如饮酒以女性每天 2 杯以内，男性 3 杯以内为标准。荷兰建议每天饮茶 3 杯，并提倡用饮用过滤后的咖啡。此外，阿尔巴尼亚、俄罗斯以及斯洛文尼亚则特别在关键条目中提到婴儿前 6 月需纯母乳喂养。

（2）亚洲地区中，中国建议食物多样，谷类为主；吃动平衡，健康体重；多吃蔬果、奶类、大豆；适量吃鱼、禽、蛋、瘦肉；少盐少油，控糖限酒；传承优良饮食文化，树健康饮食新风。越南、新加坡、尼泊尔、菲律宾、马来西亚、阿富汗、孟加拉国以及印度强调婴儿 0~6 月需母乳喂养。韩国建议主食以米饭为主，并且因为其传统菜肴中会采用很多腌渍、发酵的食材，例如辣白菜、大酱等各种调味酱料等，因此强调烹饪少放盐。日本建议可适当摄入植物油或鱼油。马来西亚结合当地饮食习惯建议吃适量大米、谷物和块茎。印度建议限制印度酥油/黄油/氢化植物油的摄入量，同时提出老年人需补充微量营养素。伊朗特别强调低脂肪的蔬菜油和橄榄油，多吃白肉和少吃加工肉，以及限制糖摄入量。阿曼也特别指出粗制全谷麦类、食品安全、零食选择的重要性。

（3）北美洲地区中，美国膳食指南每 5 年一更新，不断与时俱进。美国农业部 2016 年 1 月 7 日发表了最新版的《2020—2025 美国居民膳食指南》，主要有 5 点。

① 始终保持健康的饮食模式。
② 选择食物应该重视食物多样性、营养素密度和食物总量。
③ 限制添加糖、饱和脂肪酸的摄入，减少食盐摄入。
④ 食物选择要向健康转变。
⑤ 鼓励全民参与健康饮食行动。

在美国，"食物金字塔"最早是在 1992 年推出的，包含谷物、蔬菜、水果、脂类、奶制品、肉类和豆类等不同类别的食物，位于塔底的食物应该多摄入，塔顶的应该少吃。但由于图表复杂，而且所需的量不够具体，多年来饱受专家批评。2011 年 6 月，时任美国第一夫人米歇尔·奥巴马（Michelle Obama）、农业部长汤姆·维萨克（Tom Vilsack）以及卫生局局长里贾纳·本杰明（Regina Benjamin）共同公布了"我的餐盘"（图 6-2），这个餐盘图将饮食区分为大致相当的 4 部分，分别是谷物、蛋白质、蔬菜和水果，其中的谷物一半以上应该是"全谷物"，蛋白质以瘦肉为主。另外，在餐盘的右上方还有一个小盘，意思是每天还应摄入 1 杯低脂或脱脂的奶制品。美国在 2020—2025 版膳食指南中，强调在所需热量内保证充足的营养素，特别是铁、叶酸、维生素 D、维生素 B_{12}，经常吃高纤维的水果、蔬菜和全谷，要特别控制饱和脂肪酸、食盐、添加糖和酒精的摄入。通过调整饮食、加强运动、控制体重和关注食品安全来预防慢性疾病。

加拿大的膳食指南将食物分为 4 类：蔬菜、谷物、奶制品和肉类。每一类有相应的食用建议（量、选择等），建议多吃绿色蔬菜，每天喝牛奶，每周吃一定量鱼，吃多样化的全谷类，

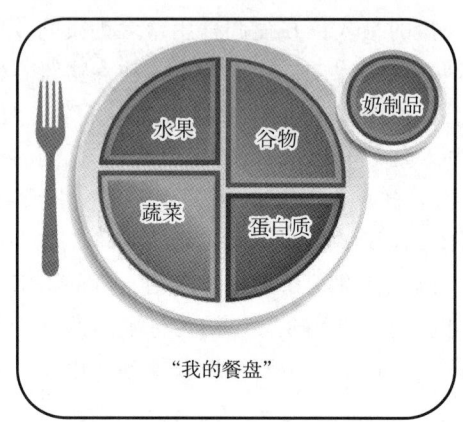

图 6-2　美国"我的餐盘"

并强调关注食物营养标签。同时，在膳食指南中还给出了食物"份"的示例，例如1份奶制品，代表多少毫升牛奶，或者多少克酸奶，或者多少克的奶酪。古巴强调饮食多样性、体重控制及早餐的重要性等。多米尼加共和国建议早餐多吃谷类和淀粉类食物，每天摄入营养强化食品，每天饮用至少8杯水，每餐前洗手以避免传染性疾病等。圣卢西亚结合当地饮食特点，建议居民多食用豌豆和大豆类食物，加强体育运动，多吃蔬菜和水果等。

（4）非洲地区中，纳米比亚提出食物多样化，至少一天三餐规律饮食，体重控制，注意食品安全。南非提出限制高糖高脂高盐的精加工食品的食用；尼日利亚建议体力劳动者比久坐不动者摄取更多营养素，并鼓励多食用当季水果；贝宁认为传统食物比精加工食品更健康，并提议适量饮酒；塞拉利昂提出食用加碘盐，并限制油脂摄入。

（5）大洋洲地区中，澳大利亚和斐济均提到母乳喂养的重要性，强调健康体重、加强体力运动和营养多样化的重要性。

根据各国膳食指南关键条目传达的信息，排名前位分别是：蔬菜水果、盐、运动、糖、多样化、脂肪、水、鱼、油、奶制品、谷物、饮料、体重/肥胖、酒、蛋类，这一排序体现了世界范围内膳食指南关注的重点营养问题。大洲各国膳食指南具有以下共性的重要原则：多吃蔬菜和水果，鼓励食物多样化，保持能量平衡，维持健康体重；选择营养素丰富的各类食品；控制盐、糖、油和酒精；足量饮水；加强运动锻炼等。

三、中国居民膳食指南及平衡膳食宝塔

1. 中国居民膳食指南

膳食指南是健康教育和公共政策的基础性文件，是国家推动食物"合理消费、提升国民科学素质、实施健康中国-合理膳食行动"的重要措施。《中国居民膳食指南（2022）》由2岁以上大众膳食指南、特定人群膳食指南、平衡膳食模式和膳食指南编写说明三部分组成，包含2岁以上大众膳食指南以及9个特定人群指南。

（1）中国膳食指南的主要内容　1989年发布《中国居民膳食指南》以来，中国营养学会已先后于1997年、2007年和2016年进行了三次修订并发布，在不同时期对指导居民通过平衡膳食改变营养健康状况、预防慢性病、增强健康素质发挥了重要作用。基于经济社会发展和中国居民的营养状况的变化，中国营养学会组织近百位专家对膳食指南进行再次修订，经过近3

年的努力，在对近年来我国居民膳食结构和营养健康状况变化做充分调查的基础上，依据营养科学原理和最新科学证据，结合当前疫情常态化防控和制止餐饮浪费等有关要求，形成《中国居民膳食指南科学研究报告（2021）》，在此基础上完成《中国居民膳食指南（2022）》，并于2022年4月26日上午在北京发布。膳食指南是健康教育和公共政策的基础性文件，是国家实施《健康中国行动（2019—2030年）》和《国民营养计划（2017—2030年）》的一个重要技术支撑，本次修订后的指南提炼出平衡膳食八准则及其核心推荐。

①食物多样，合理搭配。坚持谷类为主的平衡膳食模式；每天的膳食应包括谷薯类、蔬菜水果、畜禽鱼蛋奶和豆类食物；平均每天摄入12种以上食物，每周25种以上，合理搭配；每天摄入谷类食物200~300g，其中包含全谷物和杂豆类50~150g，薯类50~100g。

②吃动平衡，健康体重。各年龄段人群都应天天进行身体活动，保持健康体重；食不过量，保持能量平衡。坚持日常身体活动，每周至少进行5d中等强度身体活动，累计150min以上；主动身体活动最好每天6000步；鼓励适当进行高强度有氧运动，加强抗阻运动，每周2~3d；减少久坐时间，每小时起来动一动。

③多吃蔬果、奶类、全谷、大豆。蔬菜水果、全谷物和奶制品是平衡膳食的重要组成部分；餐餐有蔬菜，保证每天摄入不少于300g的新鲜蔬菜，深色蔬菜应占1/2；天天吃水果，保证每天摄入200~350g的新鲜水果，果汁不能代替鲜果；吃各种各样的奶制品，摄入量相当于每天300mL以上液态奶；经常吃全谷物、大豆制品，适量吃坚果。

④适量吃鱼、禽、蛋、瘦肉。鱼、禽、蛋类和瘦肉摄入要适量，平均每天120~200g；每周最好吃鱼2次或300~500g，蛋类300~350g，畜禽肉300~500g；少吃深加工肉制品；鸡蛋营养丰富，吃鸡蛋不弃蛋黄；优先选择鱼，少吃肥肉、烟熏和腌制肉制品。

⑤少盐少油，控糖限酒。培养清淡饮食习惯，少吃高盐和油炸食品。成年人每天摄入食盐不超过5g，烹调油25~30g；控制添加糖的摄入量，每天不超过50g，最好控制在25g以下。反式脂肪酸每天摄入量不超过2g；不喝或少喝含糖饮料；儿童青少年、孕妇、乳母以及慢性病患者不应饮酒。成年人如饮酒，一天饮用的酒精量不超过15g。

⑥规律进餐，足量饮水。合理安排一日三餐，定时定量，不漏餐，每天吃早餐；规律进餐、饮食适度，不暴饮暴食、不偏食挑食、不过度节食；足量饮水，少量多次。在温和气候条件下，低身体活动水平成年男性每天喝水1700mL，成年女性每天喝水1500mL；推荐喝白水或茶水，少喝或不喝含糖饮料，不用饮料代替白水。

⑦会烹会选，会看标签。在生命的各个阶段都应做好健康膳食规划；认识食物，选择新鲜的、营养素密度高的食物；学会阅读食品标签，合理选择预包装食品；学习烹饪、传承传统饮食，享受食物天然美味；在外就餐，不忘适量与平衡。

⑧公筷分餐，杜绝浪费。选择新鲜卫生的食物，不食用野生动物；食物制备生熟分开，熟食二次加热要热透；讲究卫生，从分餐公筷做起；珍惜食物，按需备餐，提倡分餐不浪费；做可持续食物系统发展的践行者。

《中国居民膳食指南（2022）》除了针对2岁以上大众膳食指南外，还包括乳母膳食指南、婴幼儿喂养指南、儿童膳食指南、老年人膳食指南和素食人群膳食指南。为方便百姓应用，本次修订还完成《中国居民膳食指南》科普版，帮助百姓做出有益健康的饮食选择和行为改变。同时还修订完成了中国居民平衡膳食宝塔、中国居民平衡膳食餐盘和儿童平衡膳食算盘等可视化图形，以指导大众在日常生活中进行具体实践。

（2）中国居民营养与健康现状　居民营养与慢性病状况是反映国家经济社会发展、卫生保健水平和人口健康素质的重要指标。2015—2019 年，国家卫生健康委员会组织中国疾病预防控制中心、国家癌症中心、国家心血管病中心开展了新一轮的中国居民慢性病与营养监测，覆盖全国 31 个省（区、市）近 6 亿人口，现场调查人数超过 60 万，具有国家和省级代表性，根据监测结果编写形成《中国居民营养与慢性病状况报告（2020 年）》。报告结果显示，近年来，随着健康中国建设和健康扶贫等民生工程的深入推进，我国营养改善和慢性病防控工作取得积极进展和明显成效。国家重大公共卫生服务项目中国居民营养与健康状况监测工作已于 2022 年在全国范围内全面启动，在各省（自治区）相关行政部门和疾病预防控制中心积极行动下，相关行政部门大力配合，按照监测工作的既定任务，并遵照相关工作及质量控制要求开展现场调查工作。经过努力，人民健康水平不断提高。2015—2020 年，人均预期寿命从 76.34 岁提高到 77.93 岁，婴儿死亡率从 8.1‰ 降至 5.4‰，5 岁以下儿童死亡率从 10.7‰ 降至 7.5‰，孕产妇死亡率从 20.1/100000 降至 16.9/100000，主要健康指标居于中高收入国家前列，个人卫生支出占卫生总费用的比重下降到 27.7%。同时也应看到，我国仍面临多重疾病威胁并存、多种健康影响因素交织的复杂局面。新发突发传染病风险持续存在，一些已经控制或消除的传染病面临再流行风险。慢性病发病率上升且呈年轻化趋势，患有常见精神障碍和心理行为问题人数逐年增多，食品安全、环境卫生、职业健康等问题仍较突出。同时，人口老龄化进程加快，康复、护理等需求迅速增长。优生优育、婴幼儿照护服务供给亟待加强。需要加快完善国民健康政策，持续推进健康中国建设，不断满足人民群众日益增长的健康需求。

（3）中国居民营养与健康现状　随着社会经济的发展，中国居民膳食结构逐渐由"粮菜为主"向"多元化消费"转变，膳食质量普遍提高的同时动物源食品摄入量大幅增加。从食物消费累计总量来看（图 6-3），中国居民年消费的食物总量呈现减少趋势。1981 年中国居民年消费口粮（原粮）、食用油、肉禽蛋水产品、奶类及其制品、蔬菜瓜果共计 419.4kg，至 2018 年下降至 356.8kg，减少了 60.4kg，减少量占 1981 年食物消费总量的 14.4%。食物消费总量的降低主要是由口粮消费量减少造成的，1981—2018 年，中国居民年口粮消费量由 260.1kg/人下降到 127.2kg/人，降低了 132.9kg/人。相对口粮消费量减少，动物性食物消费量增加，1981—2018 年，中国居民人均肉禽蛋水产品年消费量由 16.2kg 增加至 59.6kg，40 年间增加了 2.7 倍，奶类人均消费量也由 4.2kg 上升到 12.2kg。从总量上看，蔬菜和瓜果的消费总量增加不明显，1981 年与 2018 年中国居民人均蔬菜瓜果的消费量分别为 134.0kg 和 149.1kg，但实际上，中国居民蔬菜消费量整体呈持续下降趋势，由 1981 年的 129.7kg 下降到 2018 年的 96.1kg，而水果的消费量明显增加，尤其是 2001 年后，1981、2001 与 2018 三年的水果消费量分别为 4.3、35.2 和 52.1kg。

（4）2020—2030 年我国食物与营养发展总体目标　《国民营养计划（2017—2030 年）》中指出，到 2030 年，营养法规标准体系更加健全，营养工作体系更加完善，食物营养健康产业持续健康发展，传统食养服务更加丰富，"互联网+营养健康"的智能化应用普遍推广，居民营养健康素养进一步提高，营养健康状况显著改善，实现以下目标。

①降低人群贫血率，5 岁以下儿童贫血率和孕妇贫血率控制在 10% 以下。

②五岁以下儿童生长迟缓率下降至 5% 以下；0~6 个月婴儿纯母乳喂养率达到 60%。

③农村中小学生的生长迟缓率保持在 5% 以下，进一步缩小城乡学生身高差别；学生肥胖率上升趋势得到有效控制。

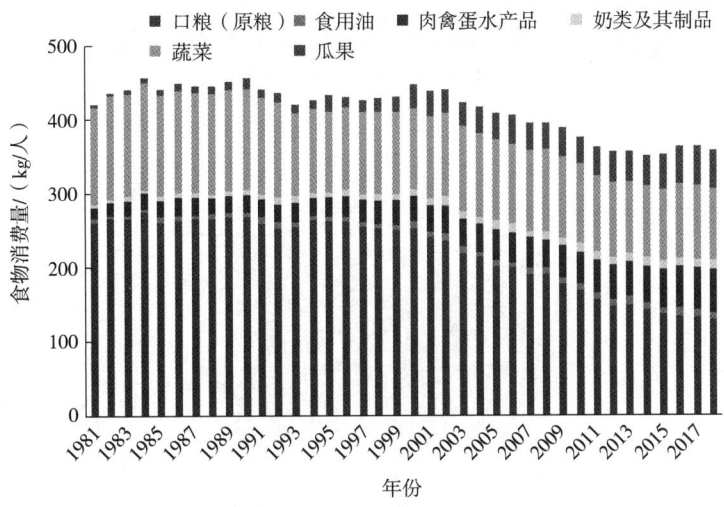

图 6-3　1981—2018 年中国居民主要食物消费量

注：选引自辛良杰. 中国居民膳食结构升级、国际贸易与粮食安全［J］. 自然资源学报，2021，36（6）：1469-1480.

④提高住院病人营养筛查率和营养不良住院病人的营养治疗比例。

⑤居民营养健康知识知晓率在 2020 年的基础上继续提高 10%。

⑥全国人均每日食盐摄入量降低 20%，居民超重、肥胖的增长速度明显放缓。

2. 中国居民平衡膳食宝塔

中国居民平衡膳食宝塔（Chinese Food Guide Pagoda，以下简称"宝塔"）（图 6-4）是根据《中国居民膳食指南（2022）》的准则和核心推荐，把平衡膳食原则转化为各类食物的数量和所占比例的图形化表示。中国居民平衡膳食宝塔形象化的组合，遵循了平衡膳食的原则，体现了在营养上比较理想的基本食物构成。宝塔共分 5 层，各层面积大小不同，体现了 5 大类食物和食物量的多少。5 大类食物包括谷薯类、蔬菜水果、畜禽鱼蛋奶类、大豆和坚果类以及烹调用油盐。食物量是根据不同能量需要量水平设计，宝塔旁边的文字注释，标明了在 1600～2400kcal 能量需要量水平时，一段时间内成年人每人每天各类食物摄入量的建议值范围。

平衡膳食宝塔共分五层，包含我们每天应吃的主要食物种类。

第一层：谷薯类食物

谷薯类是膳食能量的主要来源（碳水化合物提供总能量的 50%～65%），也是多种微量营养素和膳食纤维的良好来源。膳食指南中推荐 2 岁以上健康人群的膳食应做到食物多样、合理搭配。谷类为主是合理膳食的重要特征。在 1600～2400kcal 能量需要量水平下的一段时间内，建议成年人每人每天摄入谷类 200～300g，其中包含全谷物和杂豆类 50～150g；另外，薯类 50～100g，从能量角度，相当于 15～35g 大米。谷类、薯类和杂豆类是碳水化合物的主要来源。谷类包括小麦、稻米、玉米、高粱等及其制品，如米饭、馒头、烙饼、面包、饼干、麦片等。全谷物保留了天然谷物的全部成分，是理想膳食模式的重要组成，也是膳食纤维和其他营养素的来源。杂豆包括大豆以外的其他干豆类，如红豆、绿豆、芸豆等。我国传统膳食中整粒的食物常见的有小米、玉米、绿豆、红豆、荞麦等，现代加工产品有燕麦片等，因此把杂豆与全谷物归为一类。2 岁以上人群都应保证全谷物的摄入量，以此获得更多营养素、膳食纤维和健康益处。薯类包括马铃薯、红薯等，可替代部分主食。

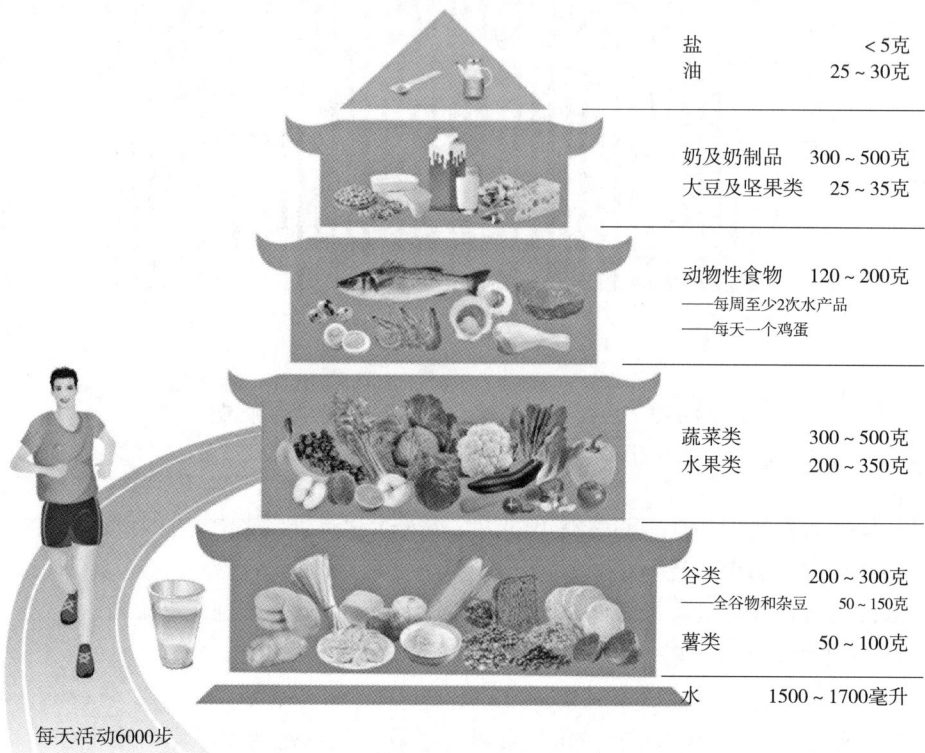

图 6-4　中国居民平衡膳食宝塔（2022）

注：选引自中国营养学会《中国居民膳食指南（2022）》。

第二层：蔬菜水果

蔬菜水果是膳食指南中鼓励多摄入的两类食物。在 1600~2400kcal 能量需要量水平下，推荐成年人每天蔬菜摄入量至少达到 300g，水果 200g。蔬菜水果是膳食纤维、微量营养素和植物化学物的良好来源。蔬菜包括嫩茎、叶、花菜类、根菜类、鲜豆类、茄果瓜菜类、葱蒜类、菌藻类及水生蔬菜类等。深色蔬菜是指深绿色、深黄色、紫色、红色等有颜色的蔬菜，每类蔬菜提供的营养素略有不同，深色蔬菜一般富含维生素、植物化学物和膳食纤维，推荐每天占总体蔬菜摄入量的 1/2 以上。水果多种多样，包括仁果、浆果、核果、柑橘类、瓜果及热带水果等。推荐吃新鲜水果，在鲜果供应不足时可选择一些含糖量低的干果制品和纯果汁。

第三层：鱼、禽、肉、蛋等动物性食物

鱼、禽、肉、蛋等动物性食物是膳食指南推荐适量食用的食物。在 1600~2400kcal 能量需要量水平下，推荐每天鱼、禽、肉、蛋摄入量共计 120~200g。新鲜的动物性食物是优质蛋白质、脂肪和脂溶性维生素的良好来源，建议每天畜禽肉的摄入量为 40~75g，少吃加工类肉制品。目前我国汉族居民的肉类摄入以猪肉为主，且增长趋势明显。猪肉含脂肪较高，应尽量选择瘦肉或禽肉。常见的水产品包括鱼、虾、蟹和贝类，此类食物富含优质蛋白质、脂类、维生素和矿物质，推荐每天摄入量为 40~75g，有条件可以优先选择。蛋类包括鸡蛋、鸭蛋、鹅蛋、鹌鹑蛋、鸽子蛋及其加工制品，蛋类的营养价值较高，推荐每天吃 1 个鸡蛋（相当于 50g 左右）。吃鸡蛋不能丢弃蛋黄，蛋黄含有丰富的营养成分，如胆碱、卵磷脂、胆固醇、维生素 A、叶黄素、锌、B 族维生素等，无论对多大年龄人群都具有健康益处。

第四层：奶类、大豆和坚果

奶类和豆类是鼓励多摄入的食物。奶类、大豆和坚果是蛋白质和钙的良好来源，营养素密度高。在 1600~2400kcal 能量需要量水平下，推荐每天应摄入至少相当于鲜奶 300g 的奶类及奶制品。在全球奶制品消费中，我国居民摄入量一直很低，多吃各种各样的奶制品，有利于提高奶类摄入量。大豆包括黄豆、黑豆、青豆，其常见的制品如豆腐、豆浆、豆腐干及千张等。坚果包括花生、葵花籽、核桃、杏仁、榛子等，部分坚果的营养价值与大豆相似，富含必需脂肪酸和必需氨基酸。推荐大豆和坚果摄入量共为 25~35g，其他豆制品摄入量需按蛋白质含量与大豆进行折算。坚果无论作为菜肴还是零食，都是食物多样化的良好选择，建议每周摄入 70g 左右（相当于每天 10g 左右）。

第五层：烹调油和盐

油盐作为烹饪调料必不可少，但建议尽量少用。推荐成年人平均每天烹调油不超过 30g，食盐摄入量不超过 5g。按照 DRIs 的建议，1~3 岁人群膳食脂肪供能比应占膳食总能量 35%；4 岁以上人群占 20%~30%。在 1600~2400kcal 能量需要量水平下脂肪的摄入量为 36~80g。其他食物中也含有脂肪，在满足平衡膳食模式中其他食物建议量的前提下，烹调油需要限量。按照 25~30g 计算，烹调油提供 10% 左右的膳食能量。烹调油包括各种动植物油，植物油如花生油、大豆油、菜籽油、葵花籽油等，动物油如猪油、牛油、黄油等。烹调油也要多样化，应经常更换种类，以满足人体对各种脂肪酸的需要。我国居民食盐用量普遍较高，盐与高血压关系密切，限制食盐摄入量是我国长期行动目标。除了少用食盐外，也需要控制隐形高盐食品的摄入量。酒和添加糖不是膳食组成的基本食物，烹饪使用和单独食用时也都应尽量避免。

第三节 膳食类型与合理膳食的构成

膳食结构平衡与否，已成为影响人类健康的主要因素。一个 70 岁的人，摄取食物总质量约为体重的 1000 倍，也就是说每人每年平均饮食消费达 1t 之多。人之所以能够维持生命、工作、思维，都能依靠食物中的营养供应。有些人不相信平衡膳食对健康的作用，觉得不像吃药那样立竿见影。殊不知，膳食安排不合理，就会每天都损害健康，日久天长，自然带来百病丛生的后果。20 世纪 70 年代，美国心脏健康会议发布了《维多利亚宣言》，提出遵循健康生活方式、预防心脏病的四项原则，所谓"健康四大基石"——即合理膳食、适当运动、戒烟戒酒、心理平衡，把合理膳食放在了第一位。

一、膳食与膳食类型

1. 膳食（Diet）

膳食一词最早出自《管子·入国》："劝子弟：精膳食，问所欲，求所嗜。此之谓老老。"

其中的意思是日常吃的饭和菜。人每天都需要进食，简单地说，膳食就是人们有规律进食的食物或食品。

2. 膳食类型（Style of diet）

实际生活中，由于地区、民族或个人信仰与生活习惯等的不同，世界各国人们有不同的膳食结构和食物消费。膳食类型指人们长期经常进食食物的质与量的组成及烹饪方式的类型；在医学上医生也会根据患者的病况作出不同的膳食医嘱。

（1）素膳（Vegetarian diet） 主要或完全是由植物性食品构成，因此，也称为植物性膳食，分为纯素膳和广义素膳两种膳食类型。纯素膳是完全不含动物性食品的膳食，主要由谷类、豆类、水果和蔬菜等植物性食品组成的膳食，此外，在纯素膳中尚有部分生食膳，这似乎难以满足人体全面的营养需要。广义素膳是完全无肉的膳食，即仅排除由屠宰动物制成食品的膳食，有乳素膳和蛋乳素膳的区别。乳素膳除植物性食品外还含有奶和奶制品，蛋乳素膳则还包括蛋和蛋制品。广义素膳可以保证机体达到氮平衡，营养价值高于纯素膳。

（2）混合膳食（Mixed diet） 由植物性食品和动物性食品组成，具有更好的营养作用，实际应用最为广泛，我们平时一日三餐食用的即为混合膳食。

（3）平衡膳食（Balanced diet） 膳食中所含营养素不仅种类齐全、数量充足，而且配比适宜，既能满足机体的生理需要，又可避免因膳食构成的营养素比例不当，甚至某种营养素缺乏或过剩所引起的营养失调。此膳食供给的营养素与身体所需的营养保持平衡，从而对促进身体健康能发挥最好的作用。

（4）合成平衡膳食（Man-made diet） 由纯净的 L-氨基酸、单糖、必需脂肪酸、维生素和矿物质等人工合成的膳食，其配比符合平衡膳食的要求，不含高分子类难消化的物质，因此，可被机体全部吸收利用，比如宇宙飞行员食用的宇宙食品。要素膳适用于外科手术的病人食用，尤其是肠切除和肠瘘管病人，因为它在小肠上段已基本吸收完毕，故医生可在肠道排空的情况下施行手术，手术后病人也可避免因消化道产气和排便等引起的不适。

（5）药膳（Medicated diet） 为辅助治疗某些疾病，根据辩证施治的原则加入中药配制而成的非定型包装菜肴。

二、合理膳食的构成

合理膳食是指对人体提供符合卫生要求的平衡膳食，是膳食的质和量都能适应人体的生理、生活、劳动以及一切活动的需要；也就是保证摄食者一日三餐所摄入食物提供的热量和多种营养素与其完成日常生活和锻炼所需能量和各种营养素之间保持平衡。

1. 满足身体的各种营养需要

食物中三种产能营养素的比例应适当，碳水化合物供能占总能量的 55%~65%、脂肪占 20%~30%、蛋白质占 11%~14% 为宜；维生素 B_1、维生素 B_2 和烟酸这三种维生素的摄入量都与能量的消耗有关，即每消耗 4185.9kJ 能量它们应保持的适宜比例为 0.5mg：0.5mg：5mg；蛋白质中的必需氨基酸之间的比例应符合理想氨基酸模式；每天所摄入的脂类中，饱和脂肪酸与单不饱和、多不饱和脂肪酸最好各占 1/3，而且多不饱和脂肪酸中（ω-3 系列）：（ω-6 系列）最好能大于 1；可消化的碳水化合物与膳食纤维之间也应保持平衡，膳食纤维的每天推荐摄入量为 30g；食物中的钙磷比例最好为 1：1，此时钙的吸收率较高；每天摄取的酸性食品和碱性食品应保持平衡，以便维持体液的酸、碱度，防止酸中毒；动、植物性食品之间的比例也应适当，动物性食物最好占 1/3，并且，每天都能摄取一定量的豆类制品；此外，须有充足的水分以维持体内各种生理活动的正常进行。

2. 合理的膳食制度

合理地安排一日的餐次，两餐之间的间隔及每餐的数量和质量，使进餐与日常生活制度和生理状况相适应，并使进餐和消化过程协调一致，如安排适当有利于提高劳动和工作效率。

（1）合理膳食的原则

①餐次及间隔。我国人民的生活习惯一般每日三餐，两餐之间时间间隔不应太长，否则有高度饥饿感，使耐劳力和工作效率受影响；但若间隔太短，上餐食物在胃中尚未排空，消化器官得不到适当休息，功能不易恢复，会影响食欲和消化，一般混合物胃中停留 4~5h，因此，两餐之间的间隔以 4~6h 为宜。

②促进消化、引起食欲。有良好的饮食习惯和生活卫生习惯，做到三餐定时，细嚼慢咽，保证充足的睡眠和适当的户外活动，每天正常排泄，用餐时有良好的用餐环境和愉快的情绪。

③保证清洁卫生，防止食物被污染，减少营养素的损失。

（2）合理膳食构成指标　中国营养学会吸取西方和日本膳食构成的经验教训，在我国传统膳食结构模式的基础上，制定了我国近期成人合理膳食构成指标，在编制食谱时可以参考。

①粮食：包括各种粗、细粮，每天约 475g。

②薯类：包括甜薯、马铃薯、山药等，每天 100g。

③豆类：包括大豆、小豆、绿豆等，每天约 250g 豆浆，或 100g 豆腐，或 50g 豆腐干。

④肉类：包括猪、牛、羊、鸡、鸭、鹅、驴、兔等，每天 150g。

⑤蔬菜：每天约 400g。

⑥其他：每天 1 个鸡蛋，每周至少摄入 2 次水产品，每天摄入奶或奶制品约 250g、大豆及坚果类约 30g，每天至少摄入约 300g 水果，油的摄入量每天不超过 30g，盐不超过 5g。

对其他类食品，可分项集中，分次使用于配餐，如隔日或三日吃一次鱼、蛋、奶等。

以上食物结构，平均每日约可供应 10042kJ 能量和 70g 左右的蛋白质，可以保证从事轻体力劳动的成年男子和从事中等劳动的女子对能量和蛋白质的需要。

第四节　食谱编制

食谱（Recipe）是反映膳食的食物配制及烹调方法的一种简明的文字形式。将每日各餐主、副食的品种、数量、烹调方法、用餐时间排列成表，称为食谱，分为一日食谱和一周食谱。

食谱编制是社会营养的重要工作内容。对正常人来说是保证其合理营养的具体措施，对营养性疾病患者来说是一种基本的治疗措施。食谱也是炊事人员配餐的依据，可提高工作效率，保证工作质量。

食谱编制是将《中国居民膳食指南》和"推荐的每日膳食中营养素供给量"，具体落实到用膳者的每餐膳食中，使其按照人体生理需要摄入足够的能量和各种营养素，以达到合理营养、促进健康的目的。

根据人体对各种营养素的需要，结合当地食物的品种、生产情况、经济条件和个人饮食习惯合理选择各类食物，可提高人民的生活质量，用有限的经济开支来取得最佳的营养效果，节约食物资源。

一、食谱编制的原则

食谱编制总的原则是满足平衡膳食及合理营养的要求，并且食物应多样，尽量做到主食有米有面有杂粮，副食有荤有素有汤，注意菜肴的色、香、味、形。食品要求安全无害，选择食物烹调方法时，应尽量减少营养素的损失。同时，应考虑用膳者饮食习惯、进餐环境、用膳目的和经济能力，结合当时气候情况、食物供应情况、食堂的设备条件和厨师的烹调技术等因素，以编制切实可行的食谱。要及时更换调整食谱，每1~2周可更换一次食谱。食谱执行一段时间后应对其效果进行评价，不断调整食谱。

(1) 按照中国营养学会制定的《中国居民膳食营养素参考摄入量》所规定的各种营养素的数量来选择食物原料。

(2) 按季节及市场食物的变动情况、膳食者的消费水平、食堂设备和厨师的技术能力，应尽可能以分量少、品种多的方式进行食物调配。

(3) 烹调方式应能使主、副食的感官性状良好和符合多样化的要求，尽量适应进食者的饮食习惯、民族习惯和地方习惯以及特殊需要。

(4) 根据进食者的体力活动强度、生理和生活规律安排进餐的次数和时间，应将全天的食物适当地分配到各餐中去。每餐要努力做到既有饱腹感，又有舒适感，营养物质各餐分配也要恰当，不可一餐过多、一餐过少，或者一周食谱中前5d清淡，后2d丰盛。

二、食谱编制的方法

食谱通常有两种编制方法，即营养成分计算法和食品交换份法，目前已有一些食谱编制软件可以使用。

1. 营养成分计算法

营养成分计算法主要是从"推荐的每日膳食中营养素供给量"中查找相关数据，利用食物用量计算表进行计算，来编排食谱。营养成分计算法的基本步骤如下。

(1) 确定用餐对象全日能量供给量　用膳者一日三餐的能量供给量可根据膳食营养素参考摄入量（DRIs）中能量的推荐摄入量（RNI），根据用餐对象的劳动强度、年龄、性别等确定。例如一个14岁的中学女生，查DRIs表得出其能量的供给量为10046kJ。集体就餐对象的能量供给量标准可以以就餐人群的基本情况或平均数值为依据，包括人员的平均年龄、平均体重，以及80%以上就餐人员的活动强度。如80%以上的就餐人员为中等体力活动的男大学生，则每日所需能量供给量标准为11301.8kJ。能量供给量标准只是提供了一个参考的目标，实际应用中还需参照用餐学生的具体情况加以调整，如根据用餐对象的胖瘦情况制定不同的能量供给量。因此，在编制食谱前应对用餐对象的基本情况有一个全面的了解。

(2) 计算宏量营养素　一般的食谱编制，我们营养师主要针对宏量营养素，因为矿物质和一些维生素在烹饪加工过程中变数很大,往往采用食物频率表的办法,也就是在三天或七天的范围内保持相对均衡就可以了,比如动物肝脏、动物血、海产品等等,内陆地区需要在一周内有补充就可以,而不一定要求每天食谱上都要体现出来。能量的主要来源为蛋白质、脂肪和碳水化合物,为了维持人体健康,这三种营养素产能占总能量的比例应当适宜,一般蛋白质占 12%～15%,脂肪占 20%～30%,碳水化合物占 55%～65%。

例如,已知某大学生(男性)每日能量需要量为 11301.8kJ,若三种产能营养素占总能量的比例取中等值,分别为碳水化合物占 60%,脂肪占 25%,蛋白质占 15%,则三种产能营养素各应提供的能量如下:碳水化合物应提供 11301.8kJ×60%＝6781.1kJ;脂肪应提供 11301.8kJ×25%＝2825.5kJ;蛋白质应提供 11301.8kJ×15%＝1695.3kJ。

(3) 计算三种产能营养素每日的需要量　根据三种产能营养素的能量供给量及其能量折算系数,即 1g 碳水化合物产生能量为 16.7kJ;1g 脂肪产生能量为 37.6kJ;1g 蛋白质产生能量为 16.7kJ。可求出全日蛋白质、脂肪、碳水化合物的需要量。碳水化合物需要量(g)＝6781.1kJ÷16.7kJ/g≈406g;脂肪需要量(g)＝2825.5kJ÷37.6kJ/g≈75g;蛋白质需要量(g)＝1695.3kJ÷16.7kJ/g≈102g。

(4) 计算三种产能营养素每餐需要量　根据上一步计算结果,按照 30%、40%、30% 的三餐供能比例(对于低幼年龄段的儿童来说,餐次还可以增加到五餐),其早、中、晚三餐各需摄入的三种产能营养素数量如下。

早餐:蛋白质＝102g×30%≈31g,脂肪＝75g×30%≈23g,碳水化合物＝406g×30%≈122g。
午餐:蛋白质＝102g×40%≈41g,脂肪＝75g×40%＝30g,碳水化合物＝406g×40%≈162g。
晚餐:蛋白质＝102g×30%≈31g,脂肪＝75g×30%≈23g,碳水化合物＝406g×30%≈122g。

(5) 主、副食品种和数量的确定

①主食品种、数量的确定。由于粮谷类是碳水化合物的主要来源,故根据碳水化合物的数量通过查找食物成分表可确定主食品种和数量。一般每 100g 谷类食物含碳水化合物 75g 左右。主食的品种主要根据用餐者的饮食习惯来确定,北方习惯以面食为主,南方则以大米居多。

②副食品种、数量的确定。主食品种、数量确定后,接着需要考虑蛋白质的食物来源。蛋白质广泛存在于动植物性食物中。除了谷类食物能提供蛋白质外,各类动物性食物及豆制品也是优质蛋白质的主要来源。因此,副食品种、数量的确定应在已确定主食用量的基础上,依据副食应提供的蛋白质的量来确定。

2. 食品交换份法

(1) 食品交换份法的概念　食物交换份法是指将食物按照来源、性质分为四大类,这四类食物之间都能确定一个交换份,每一份食物能量单位确定为 376.56kJ,且同类食物在每一份能量单位内包含的产能营养素和能量都相近,因此在进行餐食搭配时可等值互换。食物交换份法在国际中是通用的控制糖尿病饮食的方法,糖尿病患者可根据自己的饮食习惯、经济条件、生活环境及市场供应状况选择食物,控制全天的总热量,调整一日三餐。

(2) 食物交换份法的作用　食物交换份法是控制和预防糖尿病的重要措施,实践表明,食物交换份法能帮助糖尿病患者获得更好的营养治疗,进而控制糖尿病。食物交换份法可帮助患者控制饮食摄入,同时能使饮食更丰富多样。普通人进行营养搭配也十分有必要,食物交换份法能根据进食者的各项特征,在满足进食者喜好的同时,通过更多元化的食物搭配,充分发挥食物交换份法在平衡膳食过程中的优势。

食物交换份法将日常常用食物按所含营养素的特点进行分类，按照各类食物的习惯食用量，确定一份适当的食物质量，计算出每份食物中三大营养素和热能的含量，列表对照以供交换使用，然后根据不同的热能需要量，按蛋白质、脂肪、碳水化合物的推荐摄入量标准比例计算出各类食物的交换份数。每个人按照其年龄、性别、工作性质、劳动强度、所需热量，对照选配食物，基本上能满足平衡膳食的需要。如表6-3所示。

表6-3　每单位交换份食品的营养价值

食品类别	交换份	质量/g	能量/kJ	蛋白质含量/g	脂肪含量/g	碳水化合物含量/g
谷类	1	约50	752.4	4	1	38
蔬菜类水果类	1	蔬菜类350~500 水果类200~250	334.4	5	—	15
肉蛋奶类 豆类	1	瘦肉类50 鸡蛋约60 牛奶250 豆干100 豆腐100 干黄豆40	376.2	10	5	2
供应能量的食品	1	油脂类20 食糖20	334.4	—	油脂类9	食糖类20

（3）食品交换份法制定食谱的步骤

①计算标准体重［标准体重（kg）= 身高（cm）-105］，需要注意的是实际体重超过标准体重的20%就是肥胖，实际体重小于标准体重的20%为消瘦，并且年龄超过50岁的人群，年龄每增加10岁，总热量需要酌减10%左右。

②每日所需总热量的计算［每日所需的总热量（kJ）= 每日每千克体重所需热量（kJ）× 标准体重（kg）］，需要重视的内容是每日每千克体重所需要热量，要查询不同劳动强度人群每公斤标准体重每日需要热量表。

③计算全天食物交换份数（全天食品交换份份数=每日所需的总热量/376.56kJ）。

④按照比例将食品交换份数分配至各类食物中。

⑤将各类食物的食品交换份数转化成具体的食物品种及数量。

⑥要以一日三餐食谱的形式表示出来，值得注意的是早餐供能约占全天总能的30%，中餐供能约占全天总能量的40%，晚餐供能约占全天总能量的25%，因此要重视搭配早餐中热量和营养。

三、食谱举例

1. 儿童营养套餐

（1）材料　大米100g；基围虾100g；芹菜150g；豆腐干30g；冬瓜100g；花生油10g；橘子50g。

（2）品名　米饭；盐水虾；芹菜炒豆腐干；冬瓜汤；橘子。

（3）营养成分　蛋白质32g，脂肪15g，糖类98g，能量2616kJ。

2. 低脂减肥食谱

（1）材料　白饭200g；鳕鱼150g；洋葱40g；蘑菇20g；白菜100g；番茄1个；调味料少许；杨桃270g。

（2）品名　银纸烤鱼；干煸番茄；杨桃。

（3）营养成分　蛋白质29g，脂肪9g，糖类75g，能量2081kJ。

3. 预防高血压食谱

（1）材料　黑豆20g；荞麦（带皮）50g；玉米面（白）50g；小白菜120g；豆腐20g；大蒜10g；茄子100g；海带100g；鲤鱼20g；花生油10g。

（2）品名　黑豆荞麦粥；玉米面馒头；小白菜炖豆腐；蒜泥茄子；凉拌海带；清蒸鲤鱼。

（3）营养成分　蛋白质28g，脂肪18g，糖类86g，能量2474kJ。

4. 高脂血症患者食谱

（1）材料　大米125g；豆腐75g；鲫鱼75g；香菇25g；油菜75g；胡萝卜100g；小葱5g；花生油10g。

（2）品名　米饭；豆腐烧鲫鱼；香菇油菜；炖胡萝卜。

（3）营养成分　蛋白质36g，脂肪21g，糖类127g，能量3245kJ。

5. 肥胖型糖尿病患者食谱

（1）材料　大米100g；基围虾100g；芹菜150g；豆腐干30g；冬瓜100g；花生油10g；橘子50g。

（2）品名　米饭；盐水虾；芹菜炒豆腐干；冬瓜汤；橘子。

（3）营养成分　蛋白质32g，脂肪15g，糖类98g，能量2616kJ。

> **课后练习**
>
> 1. 什么是营养素参考摄入量？试说明营养素摄入量标准与膳食指南与食品营养和人类健康的关系。
> 2. 试说明《中国居民膳食指南（2022）》和平衡膳食宝塔的主要内容。
> 3. 简述世界范围内主要膳食结构类型，并分析合理膳食的主要构成。
> 4. 食谱编制的主要方法有哪些？简要叙述食谱编制的主要过程。

思维导图

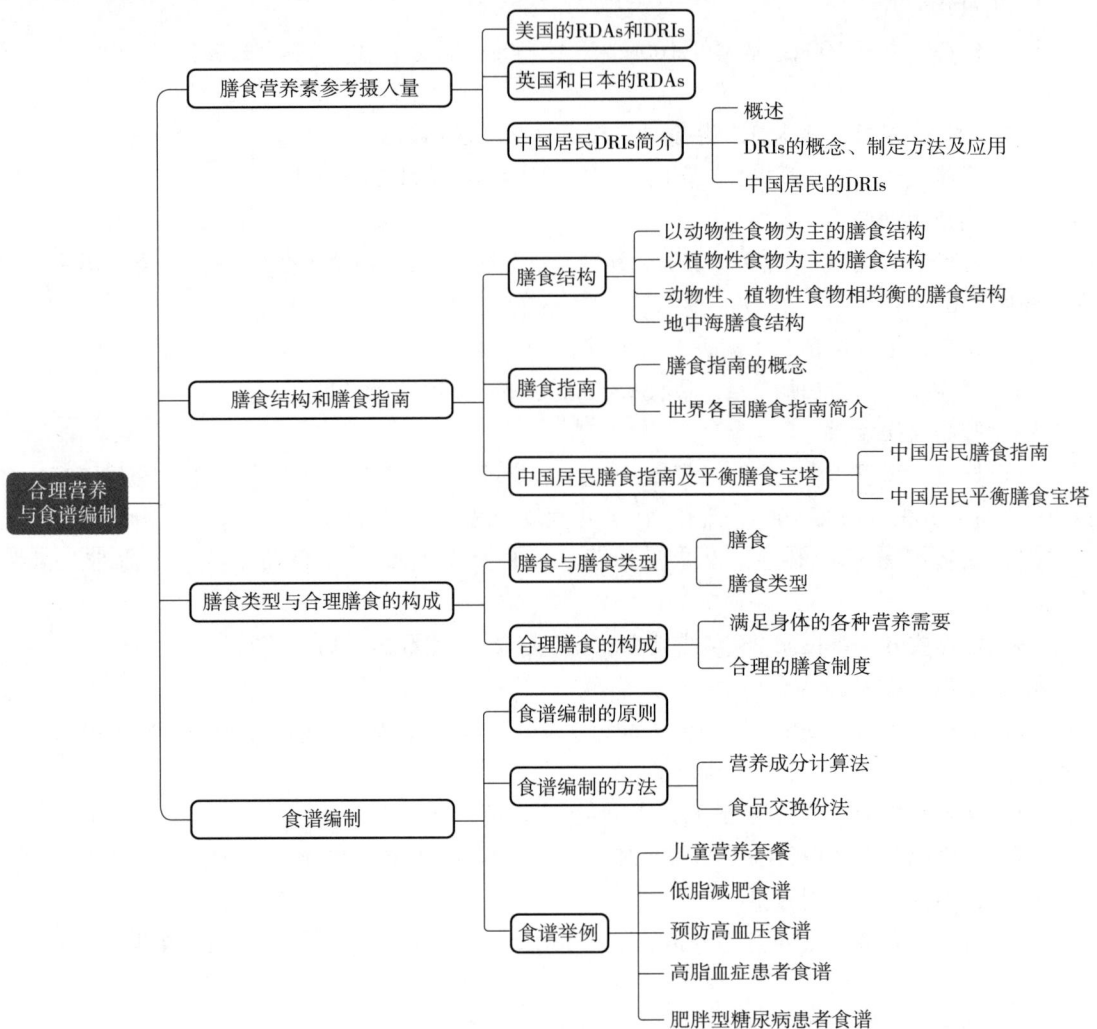

第七章

食品营养标签

学习目标

1. 掌握食品营养标签的主要内容和基本要求。
2. 理解并掌握食品标签营养素参考值与营养素参考摄入量的含义和异同。
3. 掌握食品营养标签的标示准则。
4. 了解中美食品营养标签的异同之处。

第一节 中国食品营养标签管理规范

一、食品营养标签

1. 食品营养标签的作用和意义

食品营养标签是指预包装食品标签上向消费者提供食品营养信息和特征的说明,包括营养成分表、营养声称和营养成分功能声称。

营养标签

根据国家营养调查结果,我国居民不仅存在营养不足,也有营养过剩的问题,特别是脂肪和钠(食盐)的摄入较高,是引发慢性病的主要因素。通过实施营养标签标准,要求预包装食品必须标示营养标签内容,有利于宣传普及食品营养知识,指导公众科学选择膳食,促进消费者合理平衡膳食和身体健康以及规范企业正确标示营养标签,科学宣传有关营养知识,促进食品产业健康发展。

国际组织和许多国家都非常重视食品营养标签,国际食品法典委员会(CAC)先后制定了多个营养标签相关标准和技术文件,大多数国家制定了有关法规和标准。特别是世界卫生组织/联合国粮农组织(WHO/FAO)的《膳食、营养与慢性病》报告发布后,各国在推行食品营养标签制度和指导健康膳食方面出台了更多举措。世界卫生组织(WHO)2004年调查显示,74.3%的国家有食品营养标签管理法规。

早在1994年和1992年我国就制定了强制性的GB 7718—1994《食品标签通用标准》和GB 13432—1992《特殊营养食品标签》,让我国食品标签管理进入标准化的轨道,但随着国际上食品标签法规的发展,这2项标准分别被废止和替代。直至2011年我国为了与国际食品管理的先进理念并轨,制定了GB 28050—2011《食品安全国家标准 预包装食品营养通则》,强制要求食品加工企业在其产品销售包装上标注核心营养素含量,包括能量、蛋白质、脂肪、碳水化合物和钠,该标准于2013年1月1日正式实施。

食品营养标签是向消费者提供食品营养信息和特性的说明,也是消费者直观了解食品营养组分、特征的有效方式。根据《中华人民共和国食品安全法》有关规定,为指导和规范我国食品营养标签标示,引导消费者合理选择预包装食品,促进公众膳食营养平衡和身体健康,保护消费者知情权、选择权和监督权,原中华人民共和国卫生部(现中华人民共和国国家卫生健康委员会)在参考国际食品法典委员会和国内外管理经验的基础上,组织制定了GB 28050—2011《食品安全国家标准 预包装食品营养标签通则》。

食品营养标签是消费者最便捷获取营养知识的途径,也是均衡膳食,提高公众健康的基础性内容。它不仅简洁明了地表明了单位包装食品中的各种营养成分的种类和数量,引导消费者合理选择食品,促进膳食营养平衡,保护消费者知情权和身体健康;同时对规范企业的正确标注,促进食品贸易,对食品加工企业提高生产技术水平,生产出合乎营养与健康的食品提出了明晰的要求。

实行食品营养标签,将预包装食品的生产提升到新的高度,对我国发展食品工业、普及和提高居民营养学知识、指导人群合理选择食物和安排日常膳食及保持身体健康都有积极作用。

2. 食品营养标签的主要内容

(1) 营养成分表　营养成分表是标有食品营养成分名称、含量和占营养素参考值(Nutrient reference values,NRV)百分比的规范性表格。表格中强制标示的内容包括能量、核心营养素的含量值及其占营养素参考值的百分比,此外,对除能量和核心营养素或营养成分功能声称时,在营养成分表中还须标示出该营养成分的含量及其占营养素参考值的百分比。能量和营养成分的含量应以每100g和(或)每100mL和(或)每份食品可食部中的具体数值来标示。当用份标示时,应标明每份食品的量,份的大小可根据食品的特点或推荐量规定。营养成分中能量和核心营养成分的标示顺序为:能量、蛋白质、脂肪、碳水化合物、钠。

(2) 营养声称　营养声称是指对食物营养特性的描述和声明,如能量水平、蛋白质含量水平。营养声称包括含量声称和比较声称。

①含量声称:是指描述食物中能量或营养含量水平的声称。声称用语包括"含有""高""低"或"无"等。

a. 固体食品的蛋白质含量≥20% NRV,液体食品≥10% NRV时就可以说"高蛋白",即≥12g/100g(固体)或6g/100mL(液体)时,均可以声称"高蛋白质"或"富含蛋白质"。

b. "低糖"食品要求每100g或100mL的食品中糖含量≤5g。

c. "脱脂"奶制品是指100mL液态奶和酸奶的脂肪含量≤0.5g,或100g奶粉的脂肪含量≤1.5g,这时可以标示"脱脂"。

②比较声称:是指与消费者熟知的同类食品的营养成分含量或能量值进行比较后的声称。声称用语包括"增加"和"减少"等。使用比较声称的条件是其能量值或营养成分含量差异必须≥25%。

(3) 能量与营养成分功能声称　营养成分功能声称是指某营养成分可以维持人体正常生长、发育和正常生理功能等作用的声称。应使用GB 28050—2011《食品安全国家标准 预包装食品营养标签通则》中能量和营养成分功能声称标准用语。

食品营养标签的标示应当真实、客观，不得虚假，不得夸大产品的营养作用。任何产品标签标示和宣传等不得对营养声称方式和用语进行删改和添加，也不得明示或暗示治疗疾病的作用。

3. 食品营养标签的适用范围

GB 28050—2011《食品安全国家标准 预包装食品营养标签通则》规定了直接提供给消费者的预包装食品，应按照本标准规定标示营养标签（豁免标示的食品除外）；非直接提供给消费者的预包装食品，可以参照本标准执行，也可以按企业双方约定或合同要求标注或提供有关营养信息。

根据国际上实施营养标签制度的经验，营养标签标准中规定了可以豁免标识营养标签的部分食品范围。鼓励豁免的预包装食品按本标准要求自愿标识营养标签。下列预包装食品豁免强制标示营养标签。

（1）生鲜食品，如包装的生肉、生鱼、生蔬菜和水果、禽蛋等。

（2）乙醇含量≥0.5%的饮料酒类。

（3）包装总表面积≤100cm² 或最大表面面积≤20cm² 的食品。

（4）现制现售的食品。

（5）包装的饮用水。

（6）每日食用量≤10g 或 10mL 的预包装食品。

（7）其他法律法规标准规定可以不标示营养标签的预包装食品。

豁免强制标示营养标签的预包装食品，如果在其包装上出现任何营养信息时，应按照本标准执行。

4. 食品营养标签标示的基本要求

（1）预包装食品营养标签标示的任何营养信息，应真实、客观，不得标示虚假信息，不得夸大产品的营养作用或其他作用。

（2）预包装食品营养标签应使用中文。如同时使用外文标示的，其内容应当与中文相对应，外文字号不得大于中文字号。

（3）营养成分表应以一个"方框表"的形式表示（特殊情况除外），方框可为任意尺寸，并与包装的基线垂直，表题为"营养成分表"。

（4）食品营养成分含量应以具体数值标示，数值可通过原料计算或产品检测获得。

（5）食品企业可根据食品的营养特性、包装面积的大小和形状等因素选择使用其中的一种格式。

（6）营养标签应标在向消费者提供的最小销售单元的包装上。

5. 食品营养标签的标示内容

（1）强制标示内容

①所有预包装食品营养标签强制标示的内容包括能量、核心营养素的含量值及其占营养素参考值（NRV）的百分比。当标示其他成分时，应采取适当形式使能量和核心营养素的标示更加醒目。

②对除能量和核心营养素外的其他营养成分进行营养声称或营养成分功能声称时，在营养成分表中还应标示出该营养成分的含量及其占营养素参考值的百分比。

③使用了营养强化剂的预包装食品，除①的要求外，在营养成分表中还应标示强化后食品

中该营养成分的含量值及其占营养素参考值的百分比。

④食品配料含有或生产过程中使用了氢化和（或）部分氢化油脂时，在营养成分表中还应标示出反式脂肪（酸）的含量。

⑤上述未规定营养素参考值的营养成分仅需标示含量。

（2）可选择标示内容　除上述强制标示内容外，营养成分表中还可以根据产品特点需要标示其他内容，如胆固醇、维生素、矿物质等。

二、食品标签营养素参考值与营养素参考摄入量

1. 食品标签营养素参考值

中国食品标签营养素参考值是食品营养标签上比较食品营养素含量多少的参考标准，是消费者选择食品时的一种营养参照尺度。营养素参考值（NRV）依据我国居民膳食营养素推荐摄入量（RNI）和适宜摄入量（AI）而制定。国际组织和各国都基本有自己国家的NRV，我国NRV的制定也是与世界接轨的。

NRV是以膳食营养素参考摄入量为依据制定的，专门用于食品营养标签，可以方便企业应用和消费者的比较和选择。

2. 推荐膳食营养素供给量、膳食营养素参考摄入量与营养素参考值间的关系

推荐膳食营养素供给量（RDAs）与膳食营养素参考摄入量（DRIs）最早由美国提出，后来开始应用到我国及很多国家中，用作膳食引导。这些设定的数值，随着年龄与性别变化，会出现很大差异，因此RDAs与DRIs均不能作为营养标示应用到食品标签中，或者对不同人群的营养状况进行评估，只能将NRV作为食品营养标示。

NRV是在RDAs与DRIs基础上变化的，所提出的营养素均是单一摄入量，可以满足正常男女及不同年龄人群的摄入量需求，但不包含生理特殊人群，如孕妇与3岁以下儿童等。现阶段NRV已经广泛应用到食品营养标识中，可以引导消费者对某种食品中所提出的营养素所占据的百分数进行评定，进而实现营养膳食的合理搭配，维持人体膳食均衡，而且还可以实现食品标签的规范化发展。

虽然RDAs、DRIs及NRV的应用途径不同，但三者最终的目的相同，均是为人类的卫生保健事业服务，在社会经济、科学技术以及人类饮食结构及食品功能的变化下，三者也会发生变化，具有较强的与时同步性特征。

3. 食品标签营养素参考值及其使用方法

NRV用于比较和描述能量或营养成分含量的多少，使用营养声称和零数值的标示时，用作标准参考值。使用方式为营养成分含量占NRV的百分比，用NRV%表示；指定NRV%的修约间隔为1，如1%、5%、16%等。

营养成分含量占NRV的百分数计算公式如下：

$$营养素参考值百分比（NRV\%）= \frac{X}{NRV} \times 100\%$$

式中　X——食品中某营养素的含量。

NRV——该营养素的营养素参考值。

4. 食品营养的现状与挑战

很多国家已经利用NRV建立了与本国相符的参考数字，如某些国家习惯使用RDA表示食

品营养素含量,例如,新西兰与澳大利亚等国家利用 RDAs 所使用的矿物质与维生素等对安全充足的膳食摄入量进行评估。

现阶段,我国已经开始使用 RNI 或 AI 对食品中营养素所占据的百分数进行评定。实际操作中需要考虑多种因素,但是 NRV 与是否认识到重要性及必要性具有很大关系,目前还没有制定或采取相应的数据。

在同一个国家中,由于各地区因素影响,会导致不同人群的营养素日需要量也存在很大差异,所以实际操作中经常会根据人群特点指导人们的膳食营养素需要量参考值,导致参考摄入量数值随着人群的变化经常存在一定的偏差,增加了人们辨识食品的难度。

市场上很多消费食品均可作为大众可消费食品,此时必须结合年龄变化,合理的选择每日参考摄入量作为营养标示参考值是今后研究中面临的核心问题。实际应用中,当全球还未制定出相对统一的参考值时,各个国家可以结合本国人群及食品的特点制定符合本国的参考值。中国是世界贸易组织和食品法典委员会的主要成员之一,可以根据食品法典委员会和其他国家所制定的参考值,给中国成人包含 4 岁以上儿童制定合理的 NRV。

三、食品营养成分标示准则

营养成分表是标示食品中能量和营养成分的名称、含量及其占 NRV 百分比的规范性表格,如表 7-1 所示。

表 7-1　　　　　　　　　　　营养成分表

项目	每 100g	NRV%
能量	1628 千焦(kJ)	19%
蛋白质	4 克(g)	8%
脂肪	14 克(g)	24%
碳水化合物	59 克(g)	20%
钠	61 毫克(mg)	3%

根据 GB 28050—2011《食品安全国家标准　预包装食品营养标签通则》第 2.1 条规定,食品营养标签包括营养成分表、营养声称和功能声称,但这三部分并不同时标示于食品预包装中。首先营养成分表必须标示,对于营养声称和功能声称,则规定了标示条件。如果标示了营养成分的营养声称和功能声称,则必须标示该营养成分含量及其与 NRV 的百分比。

1. 营养成分表

营养成分表是营养标签的主要描述方式,即通过规范性表格的形式标示食品营养成分名称、含量和占 NRV 百分比。根据国家对食品的预包装的营养成分表的相关规定,关于预包装食品的食品营养成分表的标示要与营养成分的信息说明相适应。同时,对于食品的营养成分表的格式也有特殊的要求,成分表要以方框表的形式展现,为了保持美观和清晰,方框表要与食品外包装的基线垂直,而表格的标题只能标注为"营养成分表"。营养成分表由 5 部分组成,即表头、营养成分名称、含量、NRV% 和方框。一是表头,表头必须是"营养成分表";二是营养成分名称,必须严格按照规定标示能量和营养成分的名称和顺序;三是含量,即含量数值和表达单位,表达单位也可位于营养成分名称后,如蛋白质(g);四是 NRV%。

2. 营养成分的表达方式

(1) 预包装食品中能量和营养成分的含量应以每100g或每100mL或每份食品可食部中的具体数值来标示。当用份标示时，应标明每份食品的量。份的大小可根据食品的特点或推荐量规定。

(2) 营养成分表中强制标示和可选择性标示的营养成分的名称、顺序、表达单位、修约间隔、"0"界限值应符合规定（见表7-2）。当不标示某一营养成分时，依序上移。

(3) 当标示 GB 14880—2012《食品安全国家标准 食品营养强化剂使用标准》和卫健委公告中允许强化的除表7-2外的其他营养成分时，其排列顺序应位于该表所列营养素之后。

表 7-2　　能量和营养成分名称、顺序、表达单位、修约间隔和"0"界限值

能量和营养成分的名称和顺序	表达单位	修约间隔	"0"界限值（每100g或100mL）
能量	千焦（kJ）	1	≤17kJ
蛋白质	克（g）	0.1	≤0.5g
脂肪	克（g）	0.1	≤0.5g
饱和脂肪（酸）	克（g）	0.1	≤0.1g
反式脂肪（酸）	克（g）	0.1	≤0.3g
单不饱和脂肪（酸）	克（g）	0.1	≤0.1
多不饱和脂肪（酸）	克（g）	0.1	≤0.1g
胆固醇	毫克（mg）	1	≤5mg
碳水化合物	克（g）	0.1	≤0.5g
糖（乳糖）	克（g）	0.1	≤0.5g
膳食纤维（或单体成分，或可溶性、不可溶性膳食纤维）	克（g）	0.1	≤0.5g
钠	毫克（mg）	1	≤5mg
维生素A	微克视黄醇当量（μg RE）	1	≤8μgRE
维生素D	微克（μg）	0.1	≤0.1μg
维生素E	毫克-生育酚当量（mg α-TE）	0.01	≤0.28mg α-TE
维生素K	微克（μg）	0.1	≤1.6μg
维生素B_1（硫胺素）	毫克（mg）	0.01	≤0.03mg
维生素B_2（核黄素）	毫克（mg）	0.01	≤0.03mg
维生素B_6	毫克（mg）	0.01	≤0.03mg
维生素B_{12}	微克（μg）	0.01	≤0.05μg

续表

能量和营养成分的名称和顺序	表达单位	修约间隔	"0"界限值 （每100g或100mL）
维生素C（抗坏血酸）	毫克（mg）	0.1	≤2.0mg
烟酸（烟酰胺）	毫克（mg）	0.01	≤0.28mg
叶酸	微克（μg）或微克叶酸当量（μg DFE）	1	≤8μg
泛酸	毫克（mg）	0.01	≤0.10mg
生物素	微克（μg）	0.1	≤0.6μg
胆碱	毫克（mg）	0.1	≤9.0mg
磷	毫克（mg）	1	≤14mg
钾	毫克（mg）	1	≤20mg
镁	毫克（mg）	1	≤6mg
钙	毫克（mg）	1	≤8mg
铁	毫克（mg）	0.1	≤0.3mg
锌	毫克（mg）	0.01	≤0.30mg
碘	微克（μg）	0.1	≤3.0μg
硒	微克（μg）	0.1	≤1.0μg
铜	毫克（mg）	0.01	≤0.03mg
氟	毫克（mg）	0.01	≤0.02mg
锰	毫克（mg）	0.01	≤0.06mg

注：（1）营养成分的表达单位可选择表格中的中文或英文，也可以两者都使用。

（2）当某营养成分含量数值≤"0"界限值时，其含量应标示为"0"；使用"份"的计量单位时，也要同时符合每100g或100mL的"0"界限值的规定。

（3）在奶及奶制品的营养标签中可直接标示乳糖。

3. 特殊膳食类食品营养成分的标示方法

对于特殊膳食类食品的营养成分的标示方法，国家虽然没有和普通食品一样对营养成分的表示顺序、修约间隔、计算方法等方面的内容作强制性要求，但是特殊膳食中食品的能量、核心营养素和其他特殊营养成分的含量都要符合国家规定的含量标准，并在参考相关规定的基础上客观地对营养成分表进行如实标注，以便消费者正确了解。比如，在特殊膳食营养表上，除了要标注能量和四种核心营养素外，还要对国家规定的特殊膳食所必需的成分含量进行标注。

如果该食品中还包含有可选择性的营养成分、营养强化剂及化合物，也要对这些方面的成分、含量清楚标示，并标示其来源。例如，婴幼儿食品中的某个牌子的奶粉，其外包装的配料表中明确标注有钙、维生素、某些氨基酸等成分，这些物质成分都是营养强化剂。因此，该奶粉企业在生产该奶粉时,对于这些营养强化剂的使用范围和使用含量都要严格控制在国家关于婴幼儿特殊膳食的食品营养强化剂含量标准内,且除了在配料表中要标示营养强化剂,也要对其成分、含量及来源进行标注。在检测机构的检测中,同样要对特殊膳食的这类标示按照国家规定一一对照。

4. 营养标签格式

(1) 仅标示能量和核心营养素的格式　仅标示能量和核心营养素的营养成分表见表7-3。

表7-3　营养成分表(仅标示能量和核心营养素)

项目	每100克(g)或100毫升(mL)或每份	营养素参考值或NRV%
能量	千焦(kJ)	%
蛋白质	克(g)	%
脂肪	克(g)	%
碳水化合物	克(g)	%
钠	毫克(mg)	%

(2) 标注更多营养成分　标注更多营养成分的营养成分表见表7-4。

表7-4　营养成分表(标注更多营养成分)

项目	每100克(g)或100毫升(mL)或每份	营养素参考值或NRV%
能量	千焦(kJ)	%
蛋白质	克(g)	%
脂肪	克(g)	%
——饱和脂肪	克(g)	%
胆固醇	毫克(mg)	%
碳水化合物	克(g)	%
——糖	克(g)	%
膳食纤维	克(g)	%
钠	毫克(mg)	%
维生素A	微克视黄醇当量(μgRE)	%
钙	毫克(mg)	%

注:核心营养素应采取适当形式使其醒目。

(3) 附有外文的格式　附有外文的营养成分表见表7-5。

表7-5　营养成分表 Nutrition information(附有外文)

项目/Items	每100克(g)或100毫升(mL)或每份	营养素参考值或NRV%
能量/Energy	千焦(kJ)	%

续表

项目/Items	每100克（g）或100毫升（mL）或每份	营养素参考值或NRV%
蛋白质/Protein	克（g）	%
脂肪/Fat	克（g）	%
碳水化合物/Carbohydrate	克（g）	%
钠/Sodium	毫克（mg）	%

（4）横排格式　横排格式的营养成分表见表7-6。

表7-6　　　　　　　　　　营养成分表（横排格式）

项目	每100克（g）或100毫升（mL）或每份	营养素参考值或NRV%	项目	每100克（g）或100毫升（mL）或每份	营养素参考值或NRV%
能量	千焦（kJ）	%	碳水化合物	克（g）	%
蛋白质	克（g）	%	钠	毫克（mg）	%
脂肪	克（g）	%	—	—	%

注：根据包装特点，可将营养成分从左到右横向排开，分为两列或两列以上进行标示。

（5）文字格式　包装的总面积小于100cm^{2}的食品，如进行营养成分标示，允许用非表格的形式，并可省略营养素参考值（NRV）的标示。根据包装特点，营养成分从左到右横向排开，或者自上而下排开，如示例：

营养成分/100g：能量××kJ，蛋白质××g，脂肪××g，碳水化合物××g，钠××mg。

（6）附有营养声称和（或）营养成分功能声称的格式　附有营养声称和（或）营养成分功能声称的营养成分表见表7-7。

表7-7　　　　　　　营养成分表［附有营养声称和（或）营养成分功能声称］

项目	每100克（g）或100毫升（mL）或每份	营养素参考值或NRV%
能量	千焦（kJ）	%
蛋白质	克（g）	%
脂肪	克（g）	%
碳水化合物	克（g）	%
钠	毫克（mg）	%

营养声称如：低脂肪××。

营养成分功能声称如：每日膳食中脂肪提供的能量比例不宜超过总能量的30%。

营养声称、营养成分功能声称可以在标签的任意位置。但其字号不得大于食品名称和商标。

四、食品营养声称和营养成分功能声称

1. 营养声称

营养声称是指通过用含量声称或比较声称来描述食品营养特性的描述和声明。含量声称是

指用规范用语描述食品中能量或营养成分含量水平。企业在标示含量声称时必须以每100g或每100mL为单位。比较声称是指在与同类食品进行对比后的声称,它主要对比的是营养素含量或能量值,可用"增加"或"减少"等声称用语。

2. 营养成分功能声称

营养成分功能声称是指某营养成分可以对人体机能发挥作用的声称。对于标示功能声称的营养成分没有数量限制,只要符合GB 28050—2011《食品安全国家标准 预包装食品营养标签通则》的要求,即可标示该营养成分的功能声称。但标准对于功能声称用语有严格的限制,必须按照规定使用,不可随意编写和更改。同时,只能对营养成分表中标示了含量及NRV%的营养素进行功能声称,还必须达到一定的条件。例如,如果要对能量进行功能声称,必须先满足能量的含量声称或比较声称的要求,才能对能量的功能声称进行标示。

第二节 美国营养标签与我国营养标签的区别

一、美国营养标签

美国是全世界最早标示食品营养标签且相关法规比较完善的国家,对不少国家的食品营养标签起到风向标的作用。早在1973年,美国食品与药物管理局(Food and Drug Administration, FDA)便做出了有关食品营养标签的规定,鼓励生产商自愿标示若干营养成分信息。1990年,美国联邦政府颁布《营养标签与教育法》(Nutrition labeling education act,NLEA),并于1994年强制实施营养事实标签。随着美国居民饮食习惯发生变化,2016年,美国颁布新食品营养标签法规,修订营养事实标签。此外,美国也是早期关注和实施包装正面标识(Front-of-package,FOP)标签的国家,于1995年实施心脏检查(Heart-check)标志,引导美国居民选购和消费有益心脏健康的食物。在此之后,美国还诞生多款FOP标签,如指引星标签、NuVal评分标签、正面事实标签。关于美国营养标签的案例研究很多,不仅报道了其发展进程与成功经验,而且通过对比分析,提出了我国营养标签发展对策。一方面,随着美国实施营养事实标签,一些学者系统介绍美国《营养标签与教育法》,解读2016年5月出台的《美国食品营养成分标签新规》以及梳理美国营养标签制度演变。另一方面,随着我国2001年加入WTO,面对美国食品营养标签技术贸易壁垒,2001—2007年期间,不少学者关注并介绍美国营养事实标签的标识要求,并提出应对措施。

1. 美国营养标签的特点

美国是世界上营养标签实施主体多元的国家,既有FDA主导实施的营养事实标签,又有非营利性社会组织(如协会、学会等)牵头的心脏检查标志与正面事实标签,以及企业认证的指引星标签、NuVal评分标签。其中,营养事实标签的实施主体仅有FDA,没有其他实施主体,但FOP标签完全非政府主导,既有非营利性社会组织又有企业。

(1)营养标签适用性广,应用的食物多样化 虽然营养事实标签仅应用于预包装食品,但FOP标签的适用性广,能运用于生鲜农产品、预包装食品与菜品。所有FOP标签可在零售货架、食品包装袋显示预包装食品的营养信息,心脏检查标志、指引星标签、NuVal评分标签可应用于蔬菜、水果等生鲜农产品，且心脏检查标志、指引星标签能运用于菜品。

（2）营养事实标签与 FOP 标签之间互补优化　营养事实标签与 FOP 标签之间存在互补关系。美国 FOP 标签启动的原因之一是克服营养事实标签不易被关注与理解的弊端，帮助消费者快速选择健康食品，而一些 FOP 标签的营养标准将美国营养事实标签的信息作为设计依据之一。例如，指引星标签以营养事实标签作为食物营养的评级依据。还有一些 FOP 标签有选择性地显示营养事实标签的部分信息，例如，正面事实标签是简化的营养事实标签，从营养事实标签中选取能量、饱和脂肪、钠、糖等含量及其每日营养成分推荐摄入量占比进行展示。

（3）营养标签电子信息化，为居民膳食提供更多决策支持　为顺应日新月异的技术革新，给消费者提供更加科学实用的膳食指导，美国营养标签逐渐向纸媒与电子媒体相结合的方向转变，不仅保留预包装袋的纸质营养标签，而且尝试采用信息技术为营养标签的广泛使用提供支撑。随着越来越多的居民使用智能手机管理他们的日常饮食，美国营养标签与手机应用程序逐渐相结合，方便消费者在线购物或饮食管理时查看与应用营养标签。例如，指引星认证企业开发专门的手机应用程序，方便消费者通过移动设备参考食品的指引星标签进行网购。此外，消费者可通过"我的餐盘"手机应用程序将食品的营养事实标签信息扫描登记，安排个人的日需热量与营养成分摄入。

（4）FOP 标签趋于国际化，在其他国家推广应用　为提高营养标签在全球的应用率，提高美国营养标签的国际影响力，美国鼓励 FOP 标签走出国门。美国营养标签的国际化初见端倪，已有一些标签推广到其他国家，例如，指引星标签从美国起源，沿国际化路线发展，其评价算法获得加拿大知识产权局认可并申请了专利，目前，指引星认证企业正在申请评价算法的欧洲专利，计划在当地推行。

2. 美国新版营养标签与旧版的区别

为了顺应日新月异的技术革新、给消费者提供更加科学实用的膳食指导，2016 年 5 月，FDA 发布了《美国食品营养成分标签新规》（以下简称《新规》），对食品营养成分标签的标准做了修订。《新规》要求 2019 年 7 月前所有市售食品包装按新标准执行。《新规》新修订的内容如下。

（1）标签设计

①突出食品热量（卡）（Calories）值和"分量"（Per serving）的信息，方便消费者计算并控制摄取食物的总热量，进而缓解社会的肥胖化现象。

②增加脚注。美国最常用的营养素参考值为 Daily value（每日推荐营养素摄入量），简称 DV。%DV 表示食品所提供的营养素含量占该营养素的每人每天推荐摄入总量的比例。而《新规》中增加的脚注则向消费者说明营养成分标签中%DV 的计算是"基于每天摄入 2000kcal 的人体均值"。

（2）更新信息

①增加营养成分项目。众所周知，美国人的平均体重过高，原因之一是普遍过量食用糖。添加糖是指在食品加工过程中加入的糖（游离的单糖和二糖）、糖浆、蜂蜜和浓缩果蔬汁中超出该天然果蔬汁的糖分，主要存在于含糖饮料（如软饮料、水果饮料、咖啡和茶、运动能量饮料以及含酒精的饮料）和零食糖果（如谷类甜点、奶制品甜点、糖果、果酱和糖浆）中。统计显示，美国人平均每日总热量的 13% 来自添加糖。而《2015—2020 年美国人膳食指南》指出，如果添加糖作为每日的热量来源超过十分之一，那么在每日正常的热量限制内，人们摄取

的食物将很难满足自身的营养需求,因此建议每天摄入添加糖的热量不超过总糖的10%。由于在食品生产过程中添加的糖与原料本身所含的糖难以区分,因此,《新规》要求将添加糖的含量标注到总糖含量之后。这一举措可帮助消费者了解添加到产品中的糖含量,并可督促厂商在生产中少加或不加糖,使产品更加健康。

②调整维生素和微量元素。经过多年的推广,维生素A和维生素C已经广泛地加入到食物中,人们的日常膳食已基本能够保证其充足的含量,因此维生素A和维生素C在营养标签中被去除。《新规》中纳入了必须标记的营养素——维生素D和钾。维生素D对骨骼健康有重要作用,钾有助于降低血压。根据美国食品消费调查,缺乏维生素D和钾会增加慢性病风险。维生素D和钾的标记,将有助于消费者识别含二者较高的食品,做出更健康合理的饮食选择。原规定中微量元素仅标记%DV,新规中增加了其实际含量。

③去除"脂肪卡路里"的声明。2016年4月,《今日膳食》杂志发表的文章中提到,科学研究表明,饱和型脂肪相较于总脂肪,其含量在饮食上更易影响人体健康。去除脂肪卡路里,旨在让人们更加理性地摄入有益脂肪。

(3) 调整参考量 根据法律规定,包装中计算的每份的量必须基于人们实际食用量。由于近年来人们的饮食量发生了较大变化,包装的基本参考量也需要调整。例如,一份冰淇淋参考量以前是1/2杯(1杯约为240mL),但是现在人们一般每次摄入2/3杯;一瓶苏打水的参考量也从8盎司(1盎司约为28g)变为12盎司。而饮食结构的变化也使得%DV进行了调整,包装分量会影响人们摄入食物的总量。因此,对于多次才能食用完的产品,制造商需要提供"双列"标签以表示每顿包装分量和总包装的分量。如一盒桶装冰激凌要分别标注每次和全部吃完的热量和营养素含量。以上的%DV都是根据4岁以上的儿童和成年人的平均摄入量计算的。针对特殊人群,FDA还分别为12个月以上的婴儿、1~3岁的幼儿以及孕妇和哺乳期妇女制定了不同的%DV。

二、中美食品营养成分标签的比较

1. 颁布时间

2011年11月2日,国家卫生部(现中华人民共和国国家卫生健康委员会)在组织实施《食品安全国家标准 预包装食品营养标签规范》的基础上制定发布了我国第一个食品营养标签国家标准——GB 28050—2011《预包装食品营养标签通则》,指导和规范营养标签标示,并于2013年1月1日起实行。标准颁布和实施时间相比美国晚了20多年。

2. 标签具体成分规定

我国食品营养标签规定的内容包括能量值和四种营养成分(蛋白质、脂肪、碳水化合物和钠)及其占NRV百分比。其中,能量值以kJ为单位表示;营养成分含量以每100g或每100mL或每份食品为单位标示。份的大小根据食品的特点或推荐量规定,其余营养素不作规定,可选择性标示。

对比美国,我国的营养成分标签规定标记的营养素种类较少、分类较笼统、缺乏详细的分类标准。比如,美国规定在总脂肪含量下,反式脂肪和饱和脂肪含量也必须标示;在碳水化合物含量下,膳食纤维和蔗糖含量也必须标示。此外,必须标示的还有胆固醇、钙、铁和维生素D、钾等对健康有影响的成分。我国除强制规定了四种最基本的营养素的含量值,还规定食品配料含有或生产过程中使用了氢化和(或)部分氢化油脂,在营养成分表中应当标示出反式脂肪（酸）的含量，但是对碳水化合物的具体分类、钾的含量值标识均未作强制要求。

3. 营养素参考值

与%DV的定义和计算方法相类似，营养素参考值百分比（NRV%）是以我国居民膳食营养素推荐摄入量（RNI）和适宜摄入量（AI）为基数，计算出的食品中营养素含量占该营养素的每日推荐摄入量的百分比。NRV%适用于4岁以上的儿童和除孕妇以外的成年人群，为我国居民合理选择营养膳食提供了参考。我国现阶段规定的日均推荐摄入的NRV。

对比美国，我国提供的NRV涉及的营养成分种类较多，这与我国食品种类丰富、食材范围广泛相适应，也表明我国有细化标记营养成分标签规范的基础。但与此同时，我国的NRV给食品厂商提供过于宽泛的营养成分标示范围，行业标准难以统一，也给消费者选择合理、健康的饮食带来困扰。

对比美国%DV可以看出，我国规定的日均推荐摄入的NRV基于8400kJ（约2008kcal），与美国%DV的计算基数2000kcal几乎相等。营养成分中，饱和脂肪酸、胆固醇的参考值与美国相等；蛋白质的参考值稍高；碳水化合物和膳食纤维的参考值与原先规定值相等，但略低于调整后《新规》规定的参考值；钙、钾、钠的参考值则较低，这与我国相对温和、低盐的健康饮食习惯相符合。另外，由于美国标准中维生素含量的参考值采取另一套计算系统，以不同的单位表示，不在%DV参考值的范围内，我们无法比较中美标准中关于维生素的参考值。

三、《美国食品营养标签新规》带来的启示

首先，通过以上比较可以看出，我国的营养成分标签可以根据我国人民的膳食结构和营养需求，选择一些其含量与人体健康息息相关的营养素如饱和脂肪、膳食纤维、钙、维生素A和维生素D等，作为必须标记的成分加入营养成分标签进行标注。引入必须标记的营养素，既可以成为人们选择食品的参考，也可以提高食品厂商对健康饮食的关注。当然，我国确立营养成分标签规定后，应设立全面具体的更新机制，根据食品生产水平和居民膳食需要的变化及时调整日均推荐摄入的参考量。

其次，在将各类营养素纳入食品营养标签标示范围的同时，也应该添加或修订在不同食品中检测该营养素含量的国标方法，以适应更新食品营养标签规范的需要。

最后，可以根据相关科学实验成果和我国实际情况尝试引入健康声明，规定产品包装上营养素及其健康功效的说明标示，以遏制食品、保健品市场上的过度和虚假宣传现象。

课后练习

1. 什么是食品营养标签？它的意义是什么？
2. 什么是营养声称和营养成分功能声称？
3. 收集市售食品标签，并审核其是否符合预包装食品标签的基本要求。
4. 中美食品营养标签的区别是什么？
5. 阐述《美国食品营养标签新规》与旧版的区别。
6. 中美食品营养标签为何存在差异？

思维导图

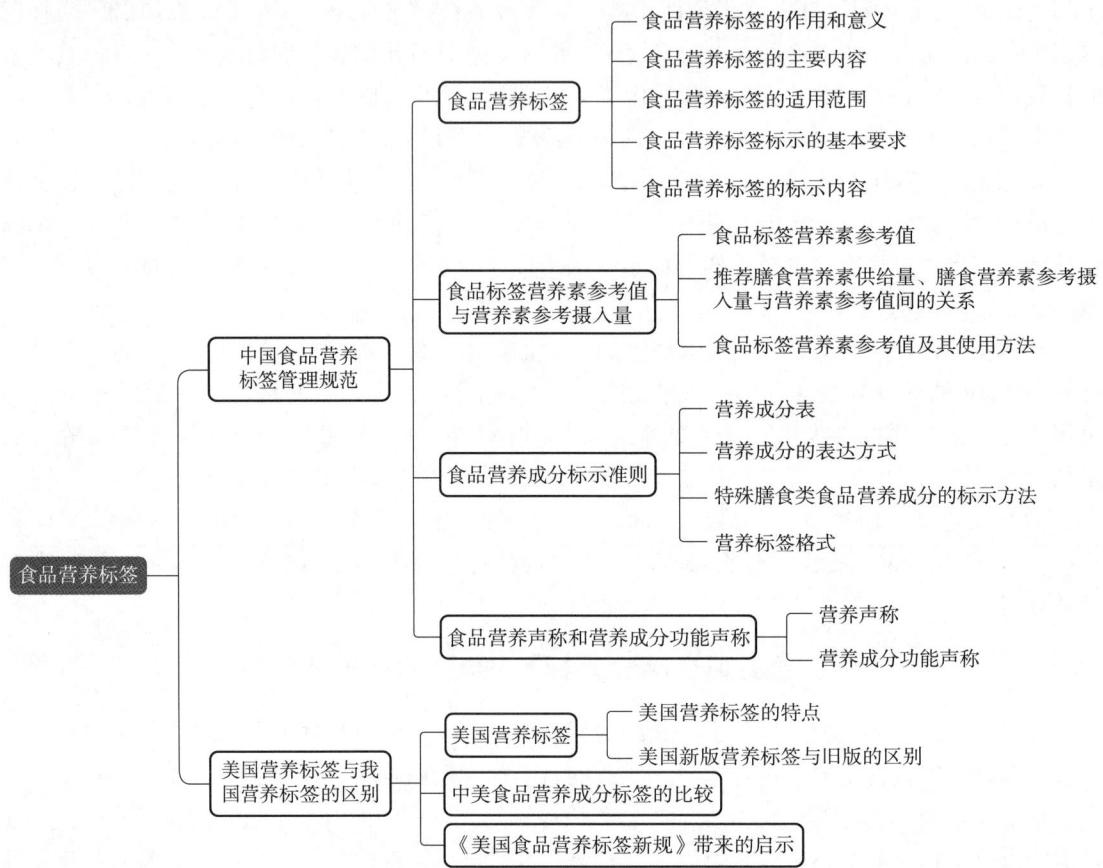

第八章 保健食品

> **学习目标**
> 1. 掌握保健食品的定义、特点和分类。
> 2. 了解保健食品中的功能作用及功能因子。
> 3. 了解保健食品的发展现状及发展趋势。

第一节 保健食品概述

一、保健食品的定义

保健食品自出现以来，在不同国家和地区，由于受到不同时期和发展阶段相关法律的约束，其概念内涵存在一定的区别。

1. 中国

保健食品又称为功能性食品，按照 GB 16740—2014《食品安全国家标准 保健食品》中的定义，保健食品是指声称并具有特定保健功能或者以补充维生素、矿物质为目的的食品，即适用于特定人群食用，具有调节机体功能，不以治疗疾病为目的，并且对人体不产生任何急性、亚急性或慢性危害的食品。从定义可以看出，我国保健食品分为两大类，即功能性保健食品和营养素补充剂。功能性保健食品是指具有某种或几种功能声称的保健食品，如增强免疫力、缓解体力疲劳和抗氧化等。而营养素补充剂是指以补充维生素、矿物质而不以提供能量为目的的产品，其作用是补充膳食供给的不足，预防营养缺乏和降低发生某些慢性退行性疾病的危险性。在我国，获批保健食品的产品在其外包装上需印刷由国家市场监督管理总局批准的保健食品标志的蓝帽标签，为天蓝色，呈帽形，业界俗称"蓝帽子"，也称"小蓝帽"（图 8-1）。

保健食品的历史与未来

图 8-1 保健食品标识

2. 欧盟

一种可以满足其所宣称的对人体的某个或多个组织具备有

益影响的、超越仅仅满足营养需要水平的、具备改善人类健康与安乐状态、减少疾病风险的能力的食品。

3. 日本

在日常饮食生活中因特定保健目的而摄取，摄取后能达到该保健目的并加以标示（FOSHU许可标志）的食品。

4. 美国

一种经过加工而具有生理益处，或可降低慢性疾病风险的，超过传统食物营养功能的食品类型。主要包括五大类：带有特定声称的常规食品、膳食补充剂、强化食品、特殊膳食食品和疗效食品，产品标签上均有与健康关系的声称。

二、保健食品的由来

我国有着5000多年的养生保健传统，保健食品的理论基础就是中医的食疗文化，即"药食同源""医食同宗"的思想，在祖国医药文献中可以找到许多有关保健食品初始概念的论述，保健食品起源于我国食疗已为世界各国学者所公认。历代的典籍中都记载了单纯用食物，或食物加中草药的调理康复的养生保健食品。实际上，中国的保健食品就是在食疗、药膳和新资源食品的基础上发展起来的（图8-2）。

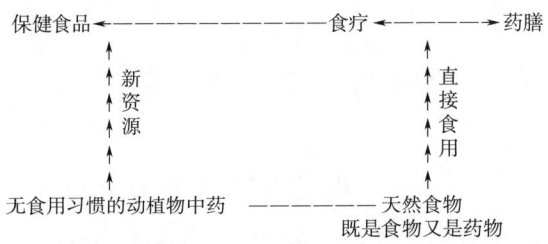

图8-2 食疗、药膳、新资源食品与保健食品的关系

"功能食品"这一名词最早出现在1962年日本厚生省的文件中，1989年日本厚生省将功能食品定义为"功能食品是具有与生物防御、生物节率调整、防止疾病、恢复健康等有关功能因子，经设计加工成对生物体有明显调整功能的食品"。1991年9月日本厚生省公告修正《营养改善法》部分条文，将功能食品改为"特定保健用食品（Food for specified health use, FOSHU）"。以后，各国相继对其命名定义，如健康食品（Healthy foods）、营养食品（Nutritional foods）或改善食品（Reform foods）、疗效营养食品（Nutraceuticals）、设计调配食品（Designer foods）以及性能食品（Performance foods）、药用食品（Pharma foods）和营养食品（Vita-foods）等。目前，功能性食品的名称在世界上尚未统一定义。

1995年9月由联合国粮食及农业组织（FAO）、世界卫生组织和国际生命科学研究所（ILSI）共同在新加坡举办"东西方保健食品国际研讨会"，将保健食品的英文名称定为"Functional foods（功能性食品）"。指出功能性食品是指对人体具有增强肌体防御功能、调节生理节率、预防疾病和促进健康等有关生理调节功能的加工食品。

1996年3月15日我国卫生部（现中华人民共和国国家卫生健康委员会）颁布的《保健食品管理办法》对保健食品的定义是："保健食品系指表明具有特定保健功能的食品，即适易于特定人群食用，具有调节肌体功能，不以治疗为目的的食品。"其定义突出了保健食品的三个主要特征：食品性、功能性和非药物性。2014年12月国家技术监督局发布的强制性GB 16740—2014《食品安全国家标准 保健食品》对保健食品定义："声称并具有特定保健功能或者以补充维生素、矿物质为目的的食品。即适用于特定人群食用，具有调节机体功能，不以治疗疾病为目的，并且对人体不产生任何急性、亚急性或慢性危害的食品。"

2014年1月10日，中华人民共和国国家卫生和计划生育委员会最新公布的4项食品安全国家标准中所包括的GB 29922—2013《食品安全国家标准 特殊医学用途配方食品通则》，针对进食受限、消化吸收障碍、代谢紊乱或其他特定疾病状态人群的营养需要，制定了特殊膳食用食品标准。

三、保健食品的特点

人的生理状况有三种表现形式，即健康状态、疾病状态及介于两者之间的亚健康（病前）状态。健康的人食用一般食品即可满足要求；患病的人要服用药物治疗才行；而处于亚健康状态的人食用保健食品，以作用于人体的第三状态，促进肌体向健康状态转化。保健食品是食品的一个特殊种类，介于普通食品和药物之间。

1. 保健食品与普通食品的区别

保健食品应具功能性，即具有调节机体功能，这是保健食品与一般食品的区别。食品中某些生理活性化合物，它至少应具有调节人体机能作用的某一种功能，如免疫调节功能、延缓衰老功能、改善记忆功能和促进生长发育功能等。其功能必须经过必要的动物和/或人群功能试验，证明其功能明确、可靠。

保健食品适于特定人群食用，一般需按产品说明规定的人群食用，这是保健食品与一般食品另一个重要不同。一般食品提供给人们维持生命活动所需要的各种营养素，男女老幼皆不可少。而保健食品由于具有调节人体的某一个或几个功能作用，因而只有某个或几个功能失调的人群食用才有保健（功能）作用，对该项功能良好的人食用这种保健食品就没有必要，甚至食用后会产生不良作用。例如延缓衰老的保健食品适宜中老年人食用，儿童不宜食用；减肥食品适宜肥胖人食用，消瘦人不宜食用。

2. 保健食品与药品的区别

（1）使用目的不同。保健食品可以调节人体的机能，可以有效改善人体亚健康状态，提高机体抵御疾病的能力，降低疾病发生的风险，但不能代替药物。药物是用来治疗疾病的，保健食品不能用来治疗疾病，也不能宣传具有治疗效果。

（2）保健食品按照其规定用量，不会对人体产生急性或者亚急性的危害。药物具有一定的毒害作用。

（3）使用方法有差异。药物可以口服、外用和注射等，保健食品只能口服。

（4）药物和保健食品使用的原料不同。有毒有害原料不得用作加工保健食品。

3. 保健食品与特殊膳食用食品的区别

特殊膳食用食品是食品的一个类别，既不属于功能性食品更不是药品，它包括婴幼儿食品、营养强化食品和调整营养素食品（低糖食品、低钠食品、低谷蛋白食品）等，主要是为满足特殊人群的特殊营养需求而设计的。比如，我们常见的婴幼儿配方奶粉，它是根据婴幼儿的营养需求专门加工的，与普通奶粉在营养素的含量上有很大的不同。尽管特殊膳食用食品在营养成分上有特殊性，但是仍然属于食品，因此没有任何保健或者治疗疾病的功能，也不允许在标签上声称任何类似的功能。在《保健食品管理办法》实施前，特殊营养食品作为保健食品，而在该管理办法实施后，则列入一般食品管理。

保健食品则是具有机体调节功能的，需要进行注册或备案后才可以上市销售，而且有"蓝帽子"这样特定的标识（图8-1）。同时，由于保健食品中含有功能因子，具有一定的功能性，国家允许保健食品进行一些保健功能的声称，如增强免疫力、抗氧化等。因此，在目标人群、标签标识、管理方式等方面，保健食品与特殊膳食用食品有很大区别。

4. 保健食品与膳食营养补充剂的区别

保健食品是通过国家食品药品监督管理局认证的具有保健功能的食品，可以在药店等进行销售。

膳食营养补充剂是日常营养补充剂，从内容上讲，主要以提供营养补充为目的，不具有保健功能，只具有预防营养缺乏和补充营养元素的作用。一般外国进口的保健品由于拿不到蓝帽子资质所以翻译成膳食营养补充剂，且不能在线下进行销售。

5. 保健食品与营养素补充剂的关系

营养素补充剂（如维生素、矿物质为主要原料的产品）是指单纯以一种或数种经化学合成或天然动植物中提取的营养素为原料加工制成的食品。营养素补充剂不一定要求以食品为载体，虽然它没有确定的保健功能，但目前仍纳入保健（功能）食品管理。

6. 保健食品与其他种类食品的区别

保健食品也有别于药膳食品、黑色食品、绿色食品等。药膳食品是以中医辨证论治疗理论为指导，将中药与食物相配伍，通过加工制成的色、香、味、形俱佳的具有保健（功能）和治疗作用的食品；黑色食品是指自然颜色较深、营养较丰富、结构较合理的具有一定调节人体生理功能并经科学加工而成的一类食品；绿色食品是指无污染、安全、优质食品，有的称为生态食品或有机食品、自然食品。表8-1对有关保健类食品的定义做了比较。

表 8-1　　　　　　　　　　　　保健类食品定义的比较

分类	定义
保健食品	对人体健康具有整体、正面性调节作用的食品
健康食品	能够满足消费者"想要健康"的心理需求的食品
有机食品	达成"地球物种永续生存"的目的的食品
特殊营养品	为某一类"特殊生理状况的人"所设计的营养补充品
计划性食品	"预防"不当饮食习惯所造成病变的食品
特殊医学用途配方食品*	为了满足进食受限、消化吸收障碍、代谢紊乱或特定疾病状态人群对营养素或膳食的特殊需要，专门加工配制而成的配方食品

注：*特殊医学用途配方食品即 FSMP, Food for special medical purposes。

第二节 保健食品的功能与功能因子

为了规范我国保健食品市场，国家卫生和计划生育委员会于 2014 年发布了 GB 16740—2014《食品安全国家标准 保健食品》，同年 5 月 24 日起实施。标准规定了保健食品定义、技术要求和标签要求。

天然植物化合物作为保健食品成分

保健食品的作用，一是提供营养；二是提供增加人体食欲的色、香、味、形；三是调节人体机能。标准规定，保健食品应有与功能作用相对应的功效成分及其最低含量。功效成分是指能通过激活酶的活性或其他途径，调节人体机能的物质。保健食品强调调节人体机能的作用，市场监督管理总局、国家卫生健康委员会、国家中医药管理局联合发布《允许保健食品声称的保健功能目录 非营养素补充剂（2023 年版）》确定 24 个保健食品功能声称，包括：有助于增强免疫力，有助于抗氧化，辅助改善记忆，缓解视觉疲劳，清咽润喉，有助于改善睡眠，缓解体力疲劳，耐缺氧，有助于控制体内脂肪，有助于改善骨密度，改善缺铁性贫血，有助于改善痤疮，有助于改善黄褐斑，有助于改善皮肤水分情况，有助于调节肠道菌群，有助于消化，有助于润肠通便，辅助保护胃黏膜，有助于维持血脂（胆固醇/甘油三酯）健康水平，有助于维持血糖健康水平，有助于维持血压健康水平，对化学性肝损伤有辅助保护作用，对电离辐射危害有辅助保护作用，有助于排铅。市售保健食品可有一种或一种以上的保健功能，随着保健食品的发展，其功能还将进一步发展。

保健食品的功能性评价立足于功能因子，即保健食品中起生理调节作用的活性成分。目前涉及功能因子的化合物数以百计，大致可分为下述 9 大类，代表了 21 世纪功能因子的开发方向。

1. 活性多糖类

膳食纤维：大豆纤维、小麦纤维、燕麦纤维、米糠纤维、玉米纤维、豌豆纤维、甜菜纤维、蔗渣纤维和葡聚糖等。

真菌多糖：香菇多糖、金针菇多糖、银耳多糖、虫草多糖、灵芝多糖等。

2. 功能性甜味剂类

单糖：D-果糖、L-果糖、L-木糖、L-葡萄糖和 L-半乳糖等。

寡糖：大豆低聚糖、棉籽糖、木苏糖、低聚木糖、低聚果糖、低聚乳糖、低聚龙胆糖、低聚半乳糖等。

糖醇：三梨糖醇、木糖醇、麦芽糖醇、乳糖醇和氢化水解产物等。

甜味剂：阿力甜（Alitame）、索马甜（Thaumatin）、甜菊苷、甜菊双糖苷和三氯蔗糖等。

3. 肽和蛋白质类

肽类：低肽（Peptide，2~5 个肽）是保健食品中研究领域最活跃品种。有从酵母菌中提取出来的谷胱甘肽（GSH）；从豆蛋白中制取的消化肽；从牛奶蛋白、鱼蛋白、胶原蛋白、大豆蛋白等蛋白质中酶解制得的降血压肽等。

蛋白质：乳铁蛋白、金属硫蛋白及免疫球蛋白等。

4. 功能性油脂（脂肪酸）类

多不饱和脂肪酸：二十碳五烯酸（EPA）、二十二碳六烯酸（DHA）、亚油酸、亚麻酸和花生四烯酸等具有降低人体中的中性脂和胆固醇水平、降血压、减缓血小板凝集和降低血液黏稠度的作用。

脂类：多不饱和油脂，如麦胚油、米糠油、玉米油和红花油等；油脂替代品，如奥利斯特拉（Olestra，一种低热量、无胆固醇的人造食用脂肪）、落棉（Noil）和蔗糖脂肪酸酯等；磷脂如大豆卵磷脂等。

5. 黄酮类

黄酮、黄酮醇、二氢黄酮、二氢黄酮醇、异黄酮、二氢异黄酮、查耳酮、二氢查耳酮、橙酮、花色素、芦丁、儿茶素、大豆素等。在银杏叶、苦荞麦、茶叶、橙皮、山楂皮、花粉、果仁等植物及某些霉菌如少孢根霉菌的发酵产品中含量高。

6. 活性菌类

双歧杆菌、干酪乳杆菌、植物乳杆菌、嗜酸乳杆菌和短乳杆菌等。

7. 活性生物酶类

超氧化物歧化酶（SOD）、谷胱甘肽过氧化酶、溶菌酶、胃蛋白酶和胰蛋白酶等。

8. 营养素类

赖氨酸、牛磺酸、维生素（维生素 A、维生素 D、维生素 E、维生素 C、维生素 K）、烟酸、胆碱、L-肉碱、肌醇、叶酸、泛酸、铁、钙、锌、硒、碘、镁、铜和锰等。

9. 其他类

茶多酚、螺旋藻、皂苷类、大蒜素、二十八醇、植物固醇等。

第三节　保健食品的剂型和使用原料

一、保健食品的剂型

保健食品剂型与普通食品相比有明显的差异，以一般食品形式生产的保健食品如液体饮料和酒类仅占很小比例，主要剂型有口服液、胶囊、片剂、丸剂、粉剂、冲剂和膏状等，也有将保健食品融入传统食品的例子，如奶类、酱料、油脂、罐头和糖果糕点等。

1. 片剂

片剂是将功能性成分压制成片状的剂型，具有易于携带、服用方便、剂量准确等优点。常见的保健食品片剂有钙片、维生素片等。片剂的缺点是需要水或其他液体辅助服用，对于口干舌燥的人来说不太方便。

2. 胶囊

胶囊是将功能性成分装入胶囊中，具有易于吞咽、剂量准确等优点。常见的保健食品胶囊有葡萄籽胶囊和鱼油胶囊等。胶囊的缺点是需要较大的胶囊才能装下足够的保健成分，对于需要大剂量服用的人来说不太方便。

3. 颗粒

颗粒是将功能性成分制成颗粒状的剂型，具有易于服用、剂量准确等优点。常见的保健食品颗粒有膳食纤维颗粒和益生菌颗粒等。颗粒的缺点是需要较多的颗粒才能达到足够的剂量，对于需要大剂量服用的人来说不太方便。

4. 液体

液体是将功能性成分制成液体状的剂型，具有易于服用和吸收快等优点。常见的保健食品液体有葡萄糖酸锌口服液和维生素 C 口服液等。液体的缺点是需要较大的瓶子才能装下足够的保健成分，对于需要大剂量服用的人来说不太方便。

不同的保健食品剂型各有优缺点，选择适合自己的剂型可以更好地发挥保健食品的功效。同时，无论选择哪种剂型，都需要按照说明书上的剂量和方法正确服用，以达到最佳的保健效果。

二、保健食品的使用原料

保健食品原料是指与保健食品功能相关的初始物料。保健食品所使用的原料应当符合国家标准和卫生要求。目前可选用原料的种类主要在国家卫生健康委员会先后公布的"可用于保健食品的物品""既是食品又是药品的物品""可用于保健食品的真菌"以及"可用于保健食品的益生菌"中选择。

1. 可用于保健食品的物品（114 种）

人参、人参叶、人参果、三七、土茯苓、大蓟、女贞子、山茱萸、川牛膝、川贝母、川芎、马鹿胎、马鹿茸、马鹿骨、丹参、五加皮、五味子、升麻、天门冬、天麻、太子参、巴戟天、木香、木贼、牛蒡子、牛蒡根、车前子、车前草、北沙参、平贝母、玄参、生地黄、生何首乌、白及、白术、白芍、白豆蔻、石决明、石斛（需提供可使用证明）、地骨皮、当归、竹茹、红花、红景天、西洋参、吴茱萸、怀牛膝、杜仲、杜仲叶、沙苑子、牡丹皮、芦荟、苍术、补骨脂、诃子、赤芍、远志、麦门冬、龟甲、佩兰、侧柏叶、制大黄、制何首乌、刺五加、刺玫果、泽兰、泽泻、玫瑰花、玫瑰茄、知母、罗布麻、苦丁茶、金荞麦、金樱子、青皮、厚朴、厚朴花、姜黄、枳壳、枳实、柏子仁、珍珠、绞股蓝、胡芦巴、茜草、荜茇、韭菜子、首乌藤、香附、骨碎补、党参、桑白皮、桑枝、浙贝母、益母草、积雪草、淫羊藿、菟丝子、野菊花、银杏叶、黄芪、湖北贝母、番泻叶、蛤蚧、越橘、槐实、蒲黄、蒺藜、蜂胶、酸角、墨旱莲、熟大黄、熟地黄、鳖甲。

2. 可用于保健食品的药食同源物品（93 种）

药食兼用资源是指那些在人们长期的生产、生活实践中，广泛作为食物原料来利用，但同时又具有一定的预防或者治疗某些疾病、具有类似药物的某些特性的农、林、水产资源。这些药食兼用资源除具有营养功能之外，同时还兼有性能不同的保健功能，其作用源自其自身所含有的功能性成分（活性成分）。截至目前，国家卫生健康委员会分 3 批公布了 93 种药食同源物品名单，这 93 种资源也就成为了保健食品开发的主要原料。

丁香、八角茴香、刀豆、小茴香、小蓟、山药、山楂、马齿苋、乌梢蛇、乌梅、木瓜、火麻仁、代代花、玉竹、甘草、白芷、白果、白扁豆、白扁豆花、龙眼肉（桂圆）、决明子、百合、肉豆蔻、肉桂、余甘子、佛手、杏仁（甜、苦）、沙棘、牡蛎、芡实、花椒、赤小豆、阿胶、鸡内金、麦芽、昆布、枣（大枣、酸枣、黑枣）、罗汉果、郁李仁、金银花、青果、鱼腥草、姜（生姜、干姜）、枳椇子、枸杞子、栀子、砂仁、胖大海、茯苓、香橼、香薷、桃仁、桑叶、桑葚、桔红、桔梗、益智仁、荷叶、莱菔子、莲子、高良姜、淡竹叶、淡豆豉、菊花、菊苣、黄芥子、黄精、紫苏、紫苏籽、葛根、黑芝麻、黑胡椒、槐米、槐花、蒲公英、蜂蜜、榧子、酸枣仁、鲜白茅根、鲜芦根、蝮蛇、橘皮、薄荷、薏苡仁、薤白、覆盆子、藿香、当归、山奈、西红花、草果、姜黄、荜茇。

3. 可用于保健食品的真菌（11种）

酿酒酵母（*S. cerevisiae*）、产朊假丝酵母（*C. atilis*）、乳酸克鲁维酵母（*K. lactis*）、卡氏酵母（*S. carlsbergensis*）、蝙蝠蛾拟青霉（*P. hepiali* Chen et Dai, sp. nov）、蝙蝠蛾被毛孢（*H. hepiali* Chen et Shen）、灵芝（*G. lucidum*）、紫芝（*G. sinensis*）、松杉灵芝（*G. tsugae*）、红曲霉（*M. anka*）、紫红曲霉（*M. purpureus*）。

4. 可用于保健食品的益生菌（10种）

两歧双歧杆菌、婴儿两歧双歧杆菌、长两歧双歧杆菌、短两歧双歧杆菌、青春两歧双歧杆菌、保加利亚乳杆菌、嗜酸乳杆菌、嗜热链球菌、干酪乳杆菌干酪亚种、罗伊氏乳杆菌。

第四节　保健食品的分类和标签

保健食品是一种具有高度附加价值的食品，其附加价值源于其特有的生理机能调节功效。当这类食品被人类食用后，会在体内进行相关的生理调节作用，协助人体机能恢复正常。因此食用保健食品的最终目的在于恢复及保持人体原有的自然平衡状态，达成提升健康的正面效益。

一、保健食品的分类

（1）保健食品按制取方法可分为三类：一是原本就存在于自然界的食品；二是应用食品科技来萃取浓缩的天然食品的有效成分；三是根据生物科技设计的符合消费者健康需求的产品。

（2）根据消费者对象可分为日常保健食品和特种保健食品。

日常保健食品是针对不同的健康消费群体，根据他们的生理特点和营养需求设计的食品。如对婴儿来说，食品中就应具有促进婴儿健康成长的各种营养素；对学生来说，适合他们的保健食品要能促进学生的智力发育；对老年人来说，食品中要具有足够的矿物质元素，并且低糖、低脂肪。

特种保健食品是针对一些特殊消费群的特殊身体状况设计的一类可以起到预防疾病和促进健康作用的食品。如减肥保健食品针对的是肥胖人群；提高免疫调节的保健食品针对婴儿、老年人；美容保健食品针对的是年轻女性。

（3）按保健食品的研发水平，有第一代保健食品、第二代保健食品和第三代保健食品之别。

第一代保健食品为初级保健食品。20世纪80年代初到90年代中期，第一代产品包括各类强化食品，仅根据食品中的营养成分来推断该类食品的功能，未经过严格的实验证明或科学论证，该类产品主要为各类强化食品和滋补产品。比如高钙奶、益智奶、鳖精、蜂产品等。现在欧美国家将这类食品已经列入了普通食品，我国也规定了这类食品不允许以保健食品的名义上市销售。

第二代保健食品是指将食品中所含的功能因子加以定量后，利用改良的制造加工过程，提高功能因子的含量，以期达到更有效的生理机能调节功效的食品。卵磷脂、鱼油和甲壳质便是第二代保健食品的例子。与第一代保健食品相比，第二代保健食品的生理调节功效直接与其所有功能性因子含量成正相关，因此食品摄取的量与生理机能的效应之间有显著的关联性。对消费者来说，第二代保健食品改善特定疾病病症的效果是明显的，并且其在体内的作用模式是明确的。第二代保健食品是指经过动物与人体实验，确知其具有某种生理调节功能的食品。在《保健食品管理办法》实施前，这代食品仅为少数，实施后这类食品在市场上站绝大多数。

第三代保健食品是在第二代保健食品的基础上，进一步研究其功能因子的结构、含量和作用机理，并保持生理活性成分在食品中稳定存在的食品。许多医学研究的结果都指出，疾病的发生是多种原因造成的，当情绪压力、环境影响和饮食习惯之间的互动关系受到破坏时，人体相对应的生理状况便会受到影响，进而引发疾病。相对于医药品的治疗，饮食习惯的改善是迄今唯一不具副作用的治疗方法。目前，饮食治疗已深受医界人士肯定，并列入疾病治疗的一部分。因此结合了医学、营养学、生命科学、生物技术和食品科技等开发的第三代保健食品便是符合上述要求的产品。第三代保健食品在我国市场中尚不多见，是今后发展的重点。

目前，我国比较规范的保健食品厂家有4000多家，其中2/3以上属于中小企业，上市公司不超过6家，年销售额达到1亿元的不超过18家。在4000多种保健食品中，90%以上属于第一、二代产品，2/3的产品功能集中在免疫调解、抗疲劳和调节血脂上，在一定程度上造成了低水平重复和恶性竞争的加剧。

二、保健食品的标签

基于2013年11月在新加坡举行的亚洲地区"食品包装正面营养分析项目"三国会议的成果，目前，食品包装正面营养标签分为三类：特殊营养素、总结性指示和食物组信息。特殊营养素描述的是营养素水平，比如用标示标注"总能量多""总能量少""低脂""低糖""高纤维"或者"不营养"等；总结性指示描述对于个人的健康来讲食用食物之后的直接效果，常用标示为"健康选择""聪明的零食选择"等；食物组信息是根据事实数据来描述提供的一组食物的信息，如"一罐可提供蔬菜和水果的总需求"。通过营养素和营养标签表达法，以期准确、简单、明了地满足消费者的要求。它综合体现食物中多种营养成分的交互作用，反映事物的营养质量以及各种营养素之间的平衡关系，因此能够确保消费者摄入必需营养素、有益营养素以及适当的能量，帮助消费者减少摄入不利于健康的营养素。

保健食品的标签、说明书不得涉及疾病预防、治疗功能，内容应当真实，与注册或者备案的内容相一致，应当载明产品名称、保健食品标志、净含量、警示用语、原料、辅料、功效成分或者标志性成分及含量、适宜人群、不适宜人群、保健功能、食用量及食用方法、规格、贮藏方法、保质期、注意事项、生产日期和保质期、执行标准、生产许可证编号、生产企业名称与地址、投诉服务电话等内容（参考《食品标识管理规定》《中华人民共和国食品安全法》《保健食品注册与备案管理办法》《保健食品标注警示用语指南》）。

第五节　保健食品的发展现状与展望

一、保健食品的发展现状

1. 国外保健食品发展现状

国际上三大保健食品研发和消费地区分别是美国、日本和欧盟，其主导产品如表8-2所示。

美国是保健食品市场发展最为重要和竞争激烈的市场，约占据全球保健食品市场50%以上的比重，并且占据美国本土食品市场2%左右的份额。目前美国约有50%的消费者相信可以通过保健食品降低疾病风险。

日本早在20世纪60年代，保健食品的概念已在日本厚生省的文件中出现。1984年，日本文部省组织了一个题为"食品功能的系统分析"的研究课题，揭示了一些食品除了具有营养和感官功能外，还具有第三功能，即调节人体生理活动的功能。1991年日本厚生省修改了"营养改善法"，将保健食品正式定名为"特定保健用食品"。日本是现代保健食品的发祥地，也是保健食品的第二大研发与消费地区。日本目前约有300家企业从事保健食品的研究开发。日本特别重视开发益生菌、益生元和合生元这类产品，日本厚生省批准的特定保健用食品（Food for specified health use，FOSHU）产品中有40%的产品是利用这一原料制成的。

欧洲保健食品主要集中于奶制品。西欧人几乎1/3超重，欧洲现有1.25亿人患有高胆固醇血症，在消费最需要的保健食品调查中，降低胆固醇的产品法国排第2位。49%的欧洲健康食品生产厂商将降低心血管疾病风险列为首选功能。另外，饮料市场也向高咖啡因含量和添加稀有氨基酸的方向发展。

表8-2　国外保健食品主导领域

序号	国家	主导产品
1	日本、芬兰、瑞士	原生保健菌乳品（Probiotic dairy）
2	加拿大、美国、澳洲、英国	烘焙产品（即食谷类加工食品 Ready-to-eat cereals）
3	奥地利、比利时、丹麦、法国、挪威、荷兰、瑞典	保健乳品
4	德国	保健饮料

2. 我国保健食品发展现状

我国的保健食品产业是继1978年改革开放后20世纪80年代迅速发展起来的，改革开放带动了养生保健行业的发展，该阶段产品以人参、蜂王浆等传统滋补品为主，保健食品约1000种，生产企业100余家，先后历经了几次大起大落，螺旋式发展。发展历程可总结为以下几个阶段。

(1) 起步阶段（1978—1986年） 该阶段我国的改革开放使保健食品市场潜力释放。

(2) 发育阶段（1987—1995年） 1987年10月28日卫生部（现中华人民共和国国家卫生健康委员会）颁布《中药保健药品的管理规定》。这是保健食品发展的一个里程碑，各省级卫生行政部门开始审批中药保健药品，我国"药健字"制度开始施行。法规的出台大大鼓舞了企业投资热情，"太太口服液""红桃K""三株口服液"和"巨人脑黄金"等产品的出现，保健食品市场一片繁荣景象，截至1995年，我国保健食品生产企业有3000余家，产值达200多亿元，保健食品行业迎来第一个快速发展期。1994年中央电视台《东方时空》栏目曝光了"中华鳖精"事件，其对某企业一口大缸两只鳖的报道激起了消费者的不满和愤怒，使保健食品行业进入低谷期，保健食品生产企业仅剩下1000家左右，年产值滑落至100多亿元。

(3) 成型阶段（1996—2002年） 该阶段形成保健食品行业产业链。1996年6月1日卫生部颁布《保健食品管理办法》。1996年7月卫生部颁布了《保健食品评审技术规程》和《保健食品功能学评价程序和方法》，并规定保健食品的功能评价要在卫生部认定的功能学检测机构进行，实行省级和卫生部两级审批制度。保健食品的评审监管工作开始走向科学、规范的管理。但在当时"药健字"批号并未取消，"食健字"和"药健字"两种监管模式并行带来新的矛盾。2000年卫生部公布《关于开展中药保健药品整顿工作的通知》，要求2002年底药健字号产品全部退出市场，至此结束了"食健字"和"药健字"两种准入同时存在8年的局面。

(4) 调整阶段（2003—2008年） 2005年《保健食品注册管理办法（试行）》正式出台，该阶段产业结构进行调整。

(5) 加速阶段（2009—2015年） 2009年《中华人民共和国食品安全法》明确要求国家对声称具有特定保健功能的食品实行严格监管，保健食品市场逐步走向规范化发展。截至2010年，保健食品生产企业规范到2600余家，产业规模达2600多亿元，呈现出稳步增长的良好发展态势。至2015年底，共有15373个产品获批"蓝帽子"标识，其中国产14711个，进口662个，保健食品行业迈入有序发展新时期。

(6) 现阶段（2016年至今） 2015年新修订的《中华人民共和国食品安全法》对保健食品管理做出了新的规定，开始了保健食品的新政管理。2020年我国保健食品行业产值3621.3亿元，2021年我国保健食品行业产值大约为3653.9亿元。60%的产品功能集中在免疫调节、抗疲劳和调节血脂3项。在原料方面，我国应用最多的微量元素是Ca、Fe、Zn；应用最多的维生素是维生素C、维生素D和维生素E；应用最多的植物提取物是大豆异黄酮、原花青素和银杏提取物；采用的主要中药材有西洋参、虫草、当归、枸杞子、首乌、阿胶、绞股蓝和枇杷叶等。银杏、红景天、人参、林蛙和鹿茸等为具有中国特色的基础原料。

据资料统计，目前，北京、上海、广州、深圳等几大城市中有90%以上的少年儿童、98%的老年人、超过50%的中青年都在使用各类保健食品。新医改方案把预防和控制疾病放在了首位。政府已经充分认识到了"治未病"的重要性，目前批准"治未病"预防保健服务试点单位约100家，并将在这方面持续加大投入力度，8500亿元中的20%将用于公共健康教育。

值得关注的目前保健品市场主要有3大消费群体：白领（成人）市场、银发市场和儿童市场。

①白领（成人）市场：重点关注有助于缓解运动疲劳、减少体内脂肪、增强免疫力、缓解视疲劳、降低酒精性肝损伤的产品。

②银发市场：在21世纪，人口的老龄化已经成为世界各国必须面对的一项重大挑战。然

而这对企业来说，却意味着一个藏金蕴银的大市场。这个市场以预防与缓解疾病风险的产品为主。

③儿童市场：重点关注有助于排铅、改善记忆力、增强免疫力、改善缺铁性贫血、改善胃肠功能的产品。

二、保健食品的管理体系

中国对保健食品的管理采用注册与备案并行的方式，涉及保健食品的审批、生产监管和市场监督三个环节，药监、卫生、工商和质检四个部门，具有较为完整的监管体系。在我国，"功能性食品"和"保健食品"同属于一个概念，以一套法规予以管理，并赋予保健食品标志及保健食品批准文号。

1. 保健食品的相关法规及概念

我国保健食品管理体系的建立始于1995年，《中华人民共和国食品卫生法》（简称《食品卫生法》）的颁布首次明确了保健食品的法律地位。1996年3月，卫生部（现卫健委）根据《食品卫生法》制定颁布了《保健食品管理办法》，明确了保健食品的定义、审批、生产经营、标签、说明书及广告宣传和监督管理等内容，从而使保健食品产业的发展有章可循，有法可依。2005年4月，国家食品药品监督管理局颁布了《保健食品注册管理办法（试行）》，明确了对保健食品的申请与审批、研发报告、原料与辅料的安全性、标签与说明书、试验与检验、再注册、复审、法律责任等的要求；2016年2月，颁布了《保健食品注册与备案管理办法》，并于2016年7月1日起实施。目前，我国关于保健食品管理的法规如表8-3所示。

表8-3　　　　　　　　　　　我国现行保健食品管理法规

分类	法规名称
正在生效的法律法规	《中华人民共和国食品安全法》
	《保健食品注册与备案管理办法》
	GB 16740—2014《食品安全国家标准　保健食品》
	《食品生产许可管理办法》
	《食品生产许可审查通则》
	《保健食品生产许可审查细则》
	《食品经营许可管理办法》
注册与备案规则	《保健食品注册审评审批工作细则》
	《保健食品注册申请服务指南》
	《保健食品备案工作指南》
	《保健食品原料目录（一）》
	《允许保健食品声称的保健功能目录（一）》
	《保健食品备案产品可用辅料及其使用规定（2021年版）》
	《保健食品备案产品主要生产工艺（试行）》
	《特殊食品验证评价技术机构工作规范》

2. 保健食品生产质量管理体系

通过一系列的法律法规建设，基本构建了我国保健食品管理的四大法律法规体系，包括生产体系、评估体系、市场体系和监控体系。

(1) 生产体系　主要是原料使用法规和生产方面法规。

①原料方面：保健食品的原料十分广泛，既有来源于陆生动植物的，也有来源于海洋生物及矿物质的，不仅原料来源较为复杂，而且原料的品质也缺乏严格的质量标准。原料来源的不可控制，给保健食品的安全增添了诸多危险因素。保健食品的安全性主要依赖于原料组成的安全性，只有原料的安全性得到切实保障，保健食品的安全性才可以得到基本保证。

为了从源头上规范保健食品管理，原料使用的法规主要依据2002年2月28日发布的《卫生部关于进一步规范保健食品原料管理的通知》，通知中明确规定了申报保健食品中，根据生产原料的不同要按照与之有关的规定执行。

②生产方面：为加强对保健食品生产企业的监管，卫生部（现卫健委）参照《药品生产质量管理规范》和《食品企业通用卫生规范》，于1998年出台了《保健食品良好生产规范》。该规范对保健食品生产企业的人员、设计与设施、原料、生产过程、成品储存与运输、品质和卫生管理方面进行了规定。生产保健食品必须符合该规范的相关规定，且以该规范为基础，企业应制定相关的生产技术规范及危害分析关键控制点（HACCP）。

为更好地贯彻执行《保健食品良好生产规范》，卫生部（现卫健委）制定了《保健食品良好生产规范审查方法和评价准则》，并于2003年4月2日起实施，该准则具体化了良好的生产规范内容，对良好的生产设备、合理的生产过程、完善的质量管理和严格的检测系统进行了明确要求，同时规定了保证产品质量稳定、安全的卫生要求，包括卫生标准操作程序和危害分析关键控制点等内容，使各类保健食品生产厂有具体细化的规范标准可依，在生产过程中尽可能减少污染，保证产品质量。

(2) 评估体系　《保健食品注册与备案管理办法（2020年修订版）》规定，市场监督管理部门应根据注册申请人申请，依照法定程序、条件和要求，对申请注册的保健食品的安全性、保健功能和质量可控性等相关申请材料进行系统评价和审评，并决定是否准予其注册。保健食品的备案是指保健食品生产企业应依照法定程序、条件和要求，将表明产品安全性、保健功能和质量可控性的材料提交市场监督管理部门进行存档、公开、备查。

(3) 市场体系　市场准入法规主要体现在《保健食品注册管理办法》中有关首次申报、转让相关条款。保健食品广告的管理主要依据是2020年3月1日国家市场监督管理总局实施的《药品、医疗器械、保健食品、特殊医学用途配方食品广告审查管理暂行办法》以及2015年9月1日起施行《中华人民共和国广告法》。《药品、医疗器械、保健食品、特殊医学用途配方食品广告审查管理暂行办法》中第七条对广告申请的要求为：保健食品广告的内容应当以市场监督管理部门批准的注册证书或者备案凭证、注册或者备案的产品说明书内容为准，不得涉及疾病预防、治疗功能。保健食品广告涉及保健功能、产品功效成分或者标志性成分及含量、适宜人群或者食用量等内容的，不得超出注册证书或者备案凭证、注册或者备案的产品说明书范围。我国保健食品的标签标识管理主要依据为2020年10月23日国家市场监督管理总局令第31号修订《保健食品注册与备案管理办法》和2023年12月12日市场监管总局制定的《保健食品标志规范标注指南》。《保健食品注册与备案管理办法》第五章专门对申请注册的保健食品的标签和说明书做了规定。

（4）监控体系　为加强保健食品监管，整顿和规范保健食品市场秩序，2020年10月23日国家市场监督管理总局令第31号修订《保健食品注册与备案管理办法》第六章专门对保健食品的监督管理作了规定。其中第六十二条规定，保健食品审评、核查、检验机构和人员应当依照有关法律、法规、规章的规定，恪守职业道德，按照食品安全标准、技术规范等对保健食品进行审评、核查和检验，保证相关工作科学、客观和公正。

目前，针对假冒的保健食品一律下架封存，监督销毁，同时要追查源头，该移交司法机关的必须移交。2020年10月23日国家市场监督管理总局令第31号修订《保健食品注册与备案管理办法》第七章专门对保健食品的法律责任做了规定。对保健食品中非法添加涉嫌犯罪的，最高人民法院、最高人民检察院发布的2022年1月1日实施的《关于办理危害食品安全刑事案件适用法律若干问题的解释》做了相关规定。

三、保健食品的发展趋势

1. 保健食品将更趋专一化、系统化、个性化

就新一代的保健食品来说，它更注重个性化和适应性，将对个体的针对性和产品的系列性紧密地结合在了一起，从而改变了目前不分个体差异的"青一色"状况，为每个群体，甚至每个人生产适合自己的保健食品。例如，凯洛格（Kollogg）研发的 Special K-Plus™ 是第一种专为女性配制的早餐谷物食品；另一种个性化的办法是"成分捆绑"，即针对某些具体情况来决定该"捆绑"哪些成分。如法国达能集团（Danone）的乳酸杆菌酪蛋白免疫素对减轻儿童腹泻有特殊疗效。

2. 保健食品中的新元素

从保健食品的发展史来看，人们越来越重视保健食品的功能及其有效成分。因此加强对功效成分的研究，必将大力发展我国的第三代保健食品。目前，活性多糖、功能性油脂（脂肪酸）、蛋白质与肽类、维生素、矿物质营养强化剂和活性菌类都是人们关注的焦点。人们将在第三代保健食品中看到许多其他的新元素。

（1）新技术、新工艺　运用现代分离、提取、培养等制造技术，如膜分离、CO_2 超临界萃取、生物工程、低温粉碎、超低温冷冻干燥、微胶囊及保鲜技术等，能最大限度保留或获得功能性有效成分。借助基因工程技术把人类机体所需要的功能因子导入未来的食品中，使保健食品成为主流。此外，生物制剂如乳酸杆菌和双歧杆菌等也将掀起食品工业一场新的革命。

（2）食品新资源　人类对食品科技的不断探索，使得食品的资源也有了进一步的扩大，如富含蛋白质等多种营养素的昆虫食品、汲取大自然精华的野生食物资源、尚未开发的海洋生物资源、具有免疫功能的食用菌资源和各类植物提取物等。2003年美国IFT年会报告所列举的15种植物提取物，均具有众多的保健功效，颇具开发潜力。除此之外，对食品添加剂的要求也日趋"回归自然"，以天然取代化学合成已成为了另一发展方向。

（3）中草药　我国中医药的历史悠久，已形成了一整套独具特色的养生保健文化。我国传统的保健食品以其资源丰富、风味独特、安全性强和疗效稳定等特点，在世界保健食品业独树一帜。据统计，可供应用的中草药动植物有8500多种。利用中国丰富的野生及家种植物资源开发保健食品已成为各国食品研究的热点。21世纪，含中药的保健食品，尤其是植物性中药保健食品将成为研究开发的新宠。

3. 保健食品的开发热点

随着消费需求的逐渐转变和升级，人们对食品饮料的营养价值和健康属性越来越重视，健康化、个性化、功能化逐渐成为消费者的主流需求；与其生病之后求医问药，不如提前保持健康的身体机能，预防疾病产生。因此，具有健康属性的保健食品越发受到人们的青睐。目前保健食品的开发热点如下。

（1）有助于增强免疫力的保健食品　各年龄段人群对于增强免疫力的保健食品的需求都在不断提高。目前我国市场针对提升免疫力需求的饮料主要涉及药食同源原料、添加益生元、补充维生素等方向。在药食同源方向上，根据益索普公司免疫提升功能饮料创新趋势调研数据显示，枸杞、人参、西洋参、金银花被认为是最具免疫力提升功效的中草药成分，其中消费者对于添加枸杞和金银花的饮料购买意愿更高；因此，对于如何平衡原料自身风味和饮品口感口味是产品脱颖而出的关键；在益生元方向上，中国消费者的认可度达46%，其中主打肠胃调节功能的益生菌类免疫力提升饮料更能得到消费者的青睐；在维生素方向上，中国消费者的认可度达47%；其中在富含维生素的饮料中添加有助于强化免疫力的矿物质、植物成分和中草药成分等，能够使提升免疫力的功效更可信。此外，药食同源原料如三七、黄精、桂圆等，蛋白类原料如乳清蛋白、大豆肽、牡蛎肽等同样具有提高免疫力的功效。

（2）有助于调节肠道菌群的保健食品　随着我国居民生活水平的日益提高，饮食逐渐精细化，然而肠道疾病的发病率却逐年攀升。目前，困扰我国女性的肠道问题主要有便秘、口腔异味、腹泻和肤色晦暗；困扰男性的肠道问题主要有腹泻、口腔异味和便秘。维护肠道健康的生活方式主要包括均衡膳食，多食用富含膳食纤维、益生元（如低聚果糖、低聚木糖、抗性糊精、菊粉等）、益生菌（如双歧杆菌、嗜酸乳杆菌等）的食物等，旨在促进人体营养物质的消化吸收、提高机体免疫力、维持肠道菌群结构平衡等。

（3）有助于改善睡眠的保健食品　不论是失眠还是熬夜，都是困扰绝大多数年轻人的问题。而老年人由于身体机能的衰退，提高睡眠质量也同样有必要。针对这类产品常用的功效成分包括褪黑素（在中国可作为保健食品原料使用）、GABA（γ-氨基丁酸）、L-茶氨酸、氨基酸成分（如甘氨酸、丝氨酸、L-色氨酸、精氨酸、鸟氨酸等）、维生素类（如B族维生素、维生素A、维生素C）、缬草、百合、酸枣仁等。

（4）缓解视觉疲劳的保健食品　针对这类产品常用原料包括维生素类（维生素A、维生素B_2、维生素B_9、维生素E等）、矿物质类（硒、钙、锌等）、类胡萝卜素（叶黄素、玉米黄质等）、多酚类化合物（来源主要为越橘、黑加仑、黑枸杞、蓝莓、葡萄籽等）、药食同源原料（决明子、杭菊花等）等。

（5）有助于维持血脂（胆固醇/甘油三酯）健康水平的保健食品　根据消费大数据中心在2018年公布的《中国国民健康与营养大数据报告》，我国血脂异常人群达1.6亿，并且随着国民生活质量不断提高以及饮食更加精细化，高血脂的患病人群逐渐年轻化。在卫健委公布的《按照传统既是食品又是中药材的物质目录管理规定》中，葛根、荷叶、桑葚、山楂、山药、枸杞子、决明子、紫苏、桑叶等都具有降血脂的作用。

4. 保健食品将成为人类21世纪的食品

中国人自古就有保健滋补的传统意识，随着生活水平的不断提高，人们在满足生存温饱需求之余已经开始重视对健康的追求。这种重视带来的保健品支出的增加无疑会带来健康市场的需求剧增。有专家预言："保健食品是21世纪食品"。其主要原因有：①医疗模式由治疗型转向预防保健型；②拥有健康为人类永恒的追求，而保健食品是促进健康的有效物质条件，且无毒、便捷；③生活水平的提高，"花钱买健康"成为了一种时尚；④生活、工作节奏加快，精神压力大，使保健食品成为生活必需品；⑤医疗保健知识普及，人们有能力识别选择保健食品，各取所需；⑥消费人群多元化使人人都有购买的需要；⑦针对社会上存在着不同的人群需求，如不同的年龄：婴儿、儿童、青年、壮年、老年等；不同的病情：高血脂、糖尿病、孕妇等；不同的工作岗位：脑力、体力、井下特殊工作岗位等，亟待研发出与之相适应的保健食品。相信在不久的将来，保健食品将摆上我们的餐桌，成为每个人日常膳食的一部分，食品工业的一个流行趋势就是"厨房代替药房"。

保健食品被誉为"21世纪的食品"，代表了当代食品研究和开发的方向。我国拥有五千年的养生文化传统根基，可以利用医食同源的理论借以中医中药理论所形成的独特的养生保健配方，以及生命科学研究成果提供的新资源，开发各种传统保健食品和自然资源产品，走一条具有中国特色的保健食品发展之路。随着我国人民生活水平的普遍提高以及现代文明病病例在大中城市的日益增加，我国将不仅是保健食品最大的研究开发市场，而且也将是最大的消费市场，对保健食品的发展必将做出巨大贡献。

课后练习

1. 简述保健食品的定义及分类。
2. 简述保健食品与普通食品和药品的区别。
3. 列举保健食品的功能作用及功能因子。
4. 论述保健食品的发展趋势。

思维导图

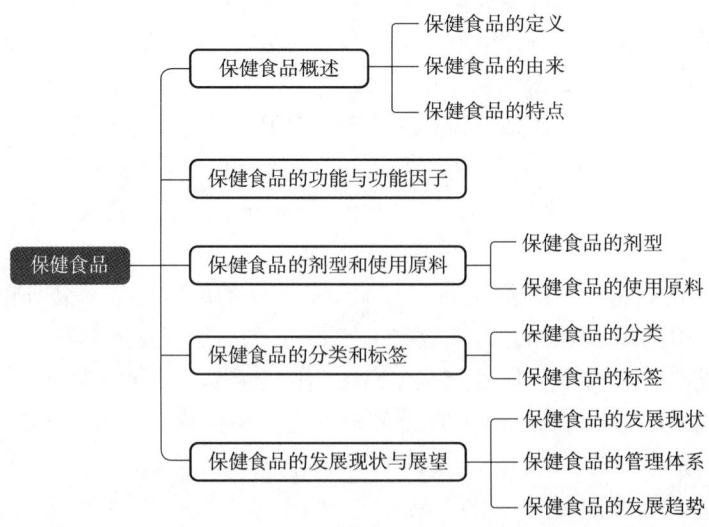

第九章 特殊医学用途配方食品

学习目标

1. 掌握特殊医学用途配方食品及特殊医学用途婴儿配方食品的基本概念。
2. 了解我国特殊医学用途配方食品的质量标准。
3. 了解我国对特殊医学用途配方食品生产严格注册管理。

第一节 特殊医学用途配方食品概述

特殊医学用途配方食品分为特殊医学用途配方食品及特殊医学用途婴儿配方食品。

一、特殊医学用途配方食品定义及分类

1. 定义

GB 29922—2013《食品安全国家标准 特殊医学用途配方食品通则》中，特殊医学用途配方食品的定义是：为了满足进食受限、消化吸收障碍、代谢紊乱或特定疾病状态人群对营养素或膳食的特殊需要，专门加工配制而成的配方食品。该类产品必须在医生或临床营养师指导下，单独食用或与其他食品配合食用。

2. 分类

特殊医学用途配方食品分为：全营养配方食品、特定全营养配方食品和非全营养配方食品。

（1）全营养配方食品 可作为单一营养来源，满足目标人群营养需求的特殊医学用途配方食品。常见的全营养配方食品包括婴幼儿配方奶粉、成人营养配方食品、老年人营养配方食品等。

（2）特定全营养配方食品 可作为单一营养来源，能够满足目标人群在特定疾病或医学状况下营养需求的特殊医学用途配方食品。常见特定全营养配方食品有：糖尿病全营养配方食品，呼吸系统疾病全营养配方食品，肾病全营养配方食品，肿瘤全营养配方食品，肝病全营养配方食品，肌肉衰减综合征全营养配方食品，创伤、感染、手术及其他应激状态全营养配方食

品、炎性肠病全营养配方食品，食物蛋白过敏全营养配方食品，难治性癫痫全营养配方食品，胃肠道吸收障碍、胰腺炎全营养配方食品，脂肪酸代谢异常全营养配方食品，肥胖、减脂手术全营养配方食品。

（3）非全营养配方食品　可满足目标人群部分营养需求的特殊医学用途配方食品，不适用于作为单一营养来源。常见的非全营养配方食品主要包括营养素组件（蛋白质组件、脂肪组件、碳水化合物组件）、电解质配方、增稠组件、流质配方和氨基酸代谢障碍配方等。该类产品不能作为单一营养来源满足目标人群的营养需求，需要与其他食品配合使用，故对营养素含量不作要求。非全营养特殊医学用途配方食品应在医生或临床营养师的指导下，按照患者个体的特殊状况或需求而使用。

二、特殊医学用途婴儿配方食品

GB 25596—2010《食品安全国家标准　特殊医学用途婴儿配方食品通则》中，特殊医学用途婴儿配方食品指针对患有特殊紊乱、疾病或医疗状况等特殊医学状况婴儿的营养需求而设计制成的粉状或液态配方食品。在医生或临床营养师的指导下，单独食用或与其他食物配合食用时，其能量和营养成分能够满足0~6月龄特殊医学状况婴儿的生长发育需求。

三、特殊医学用途配方食品历史

特殊医学用途配方食品最早起源于欧洲。1957年，美国食品与药物管理局（FDA）批准了苯丙酮尿症配方上市，该款"孤儿药"用于肠内营养治疗。此类食品后被国际食品法典委员会在《特殊医用食品标签和声称法典标准》（CODEX STAN 180-1991）中命名为"特殊医用食品"，即：为病人进行膳食管理并仅能在医生监督下使用的，经特殊加工或配制的，用于特殊膳食的一类食品。此后，全球很多国家针对特殊医学用途配方食品达成了以下共识：①特殊医学用途配方食品是食品，而非药品；②为特殊制剂或特殊配方；③适用人群为特定疾病患者；④须以医学和营养学为基础，并有科学依据证实产品的安全性及有效性。

自20世纪70年代开始，特殊医学用途配方食品在欧洲、美国、加拿大、澳大利亚、新西兰、日本等国家及地区的临床辅助治疗中相继使用，因其无须进行穿刺或插管的优势，大大减少了感染与术后并发症的发生率，在缩短住院时间、降低治疗费用、提高生存质量等方面起到了很好的作用。

20世纪80年代末，特殊医学用途配方食品在我国以肠内营养制剂的形式存在、流通与使用，应用于临床，其生产与进口主要按化学药品进行监管，经药品注册后才允许上市销售。目前根据我国国家标准体系构建，特殊医学用途配方食品在我国归入特殊膳食用食品的范畴。

四、特殊医学用途配方食品现状

为科学有序管理特殊医学用途配方食品，各国制定相应的法律法规。从全球范围来看，各国均以国际食品法典委员会的标准作为依据，如CODEX STAN 72-1981《婴儿配方及特殊医用婴儿配方食品标准》和CODEX STAN 180-1991《特殊医用食品标签和声称法典标准》，在此基础之上建立本国的法规。国际组织和许多发达国家早在20世纪80年代就广泛使用特殊医学用途配方食品，制定了管理措施和（或）相应标准，如国际食品法典委员会及欧洲、美国、澳大利亚、新西兰、日本等多个国家和地区。国际食品法典委员会制定的CODEX STAN 180-

1991《特殊医用食品标签和声称法典标准》主要对特殊医学用途配方食品的定义和标签标识进行了详细规定。在国际相关检测领域，美国分析化学家协会（Association of Official Analytical Chemists，AOAC）组织了婴儿配方奶粉和成人营养品利益相关者小组（Stakeholder Panel on Infant Formula and Adult Nutritional，SPIFAN），建立和验证 20 多种营养素的检测方法，采用更快捷、便利、准确和低成本的新检测技术，解决婴儿配方和特殊医学用途配方食品行业影响较大的营养成分检测的普遍问题，建立被广泛认可的国际检测标准。欧盟在特殊医学用途配方食品标准（1999/21/EC）中规定了各种营养素含量，允许根据特定的疾病、紊乱或医疗状况对营养素做出适当调整。美国食品与药物管理局（FDA）于 1988 年出台了特殊医学用途配方食品生产和监管的指导原则，包括生产、抽样、检验和判定等多项规定。澳大利亚和新西兰 2012 年公布了特殊医学用途配方食品标准（Standard 2.9.5），并于 2014 年 6 月实施。该标准主要规定了特殊医学用途配方食品的定义、销售、营养素含量、标签标识四部分内容。日本健康增进法（2002 年法律第 103 号）第 26 条确定了特殊医学用途配方食品的法律地位。

我国相对欧美等国的企业备案制开启了更严格的监管模式，实行上市前的产品注册审批，相应的法规及配套文件也陆续出台，形成了较完整的特殊医学用途配方食品注册管理体系。2010 年，卫生部（现卫健委）颁布 GB 25596—2010《食品安全国家标准 特殊医学用途婴儿配方食品通则》，我国首次引入特殊医学用途配方食品的概念。此后，先后颁布了 GB 29922—2013《食品安全国家标准 特殊医学用途配方食品通则》、GB 29923—2013《食品安全国家标准 特殊医学用途配方食品良好生产规范》，2015 年，《中华人民共和国食品安全法》（2015 年修订版）在法律上明确规定：特殊医学用途配方食品应经国务院食品药品监督管理部门注册，赋予了特殊医学用途配方食品的法律身份。2016 年，《特殊医学用途配方食品注册管理办法》正式颁布，该文件明确了特殊医学用途配方食品的定义，并规定需要按照相关要求进行特殊医学用途配方食品注册。行业规范性、市场集中度得到了有效的提升，产品的安全性、营养支持性得到了有效的保障。2017 年发布《特殊医学用途配方食品临床试验质量管理规范（试行）》，从产品的技术要求、审评注册、临床试验等方面做了规范，为申请人明确了注册申请的方向、细化了申报资料的具体要求。这些法律、法规和指导原则等文件的相继出台，为我国特殊医学用途配方食品的研发、生产和监管等提供了依据，为我国特殊医学用途配方食品产业的发展奠定了良好的理论基础。

在我国目前特殊医学用途配方食品处于成长期，2015 年之前大多以"肠内营养制剂"的身份纳入药品管理，此类营养制剂实质为食品，主要为患者提供营养支持，基本不具备治疗功能，而当时市面上的产品主要集中在雅培、纽迪希亚、雀巢等国外知名企业。2015 年后，国家参考国际上发达国家经验，出台相关国家标准和法规政策，为此类产品的生产、销售、监管提供相应的法律依据，自此，我国特殊医学用途配方食品产业迅速发展。相关研究指出，2020 年我国特殊医学用途配方食品市场规模的全球占比从 2016 年的 3.9% 提升至 9.5%。近年来，我国已有多个省市对当地特殊医学用途配方食品企业的发展给予不同程度的奖励支持，并且呈逐年增多的趋势，其中江苏、山东两省发布特殊医学用途配方食品扶持政策最多、力度也最大，同时特殊医学用途配方食品作为这两省的重点发展产业，其获批的产品也最多。

截至 2023 年 5 月 10 日，国家市场监督管理总局发布通过注册的特殊医学用途配方食品有 115 款（含已注销的 3 款）：其中特殊医学用途配方婴配食品 40 款，1 岁以上特殊医学用途配方食品 75 款。1 岁以上特殊医学用途配方食品包含全营养配方 32 款，特定全营养配方 1 款，非全营养配方42款（包括电解质配方18款，流质配方2款，蛋白质组件8款，碳水化合物组件11款，氨基酸代谢障碍2款，脂肪组件1款），覆盖了所有年龄段。

五、特殊医学用途配方食品发展不足

我国特殊医学用途配方食品产业发展正处于上升期，受经济发展水平、市场监管模式、社会认知能力、产业发展背景等诸多因素影响，仍面临一些问题。

中国工程院院士、江南大学校长陈卫曾提出改进措施。一是法规标准仍需完善。从监管层面看，多种特定全营养配方食品尚未发布临床试验相关指导原则，对新型原料、创新型配方等技术创新项目的审评要求并不明确；从标准层面看，非全营养配方食品、特定全营养配方食品等多种特殊医学用途配方食品没有产品标准，已发布的特殊医学用途配方食品产品标准因为基本限定了产品类别或原辅料种类、营养成分含量，导致产品缺乏创新空间。二是评审和监管程序有待优化。目前，特殊医学用途配方食品产品注册平均需要 1.5~2 年时间，影响产品研发和更新换代。三是产业基础亟须夯实。产品创制的基础研究数据缺乏，国内生产企业研发、生产、检验能力和资金实力均显不足，临床营养师数量严重不足。需采取相应措施加快特殊医学用途配方食品的发展。

1. 完善相关法律法规

科学、系统、完善的法律法规体系对特殊医学用途配方食品行业起到了重要的导向作用。虽然我国也陆续出台了相应的法律法规，形成了较完整的特殊医学用途配方食品注册管理体系，但《特殊医学用途配方食品注册管理办法》相关的配套文件仍待进一步规范和完善。

要进一步完善法规标准，优化审评审批流程。落实国务院深化"放管服"改革要求，对特殊医学用途配方食品进行科学监管，建立健全从原料、生产、产品到检验各个环节的法规、规范、标准和要求，规范产品上市，强调申请人承担产品注册的主体责任和义务。

2. 加大研发力度

要加大对科技创新的支持，提升产业竞争力。发挥相关高校和科研院所基础性和应用性的研究优势，形成产学研协同创新模式，促进人才、信息、技术等创新要素的聚集融合，提升特殊医学用途配方食品的科技创新能力，夯实特殊医学用途配方食品的行业基础。

企业是特殊医学用途配方食品研发和生产的主体，应加大对国内外特殊医学用途配方食品相关法规政策的学习。以临床价值或需求为导向，基于医学和（或）营养学的研究，研制和生产满足目标人群营养需求的产品，同时应重点关注和监测产品的安全性和临床有效性，进而为研发和生产高质量的特殊医学用途配方食品奠定基础。目前，国内申报企业主要集中在食品企业和药品企业，二者均应立足自身优势，不断弥补短板，准确解读国家政策导向和要求，提升创新能力，加大研发力度，加强人才培养，促进特殊医学用途配方食品行业的健康发展。

雀巢中国母婴营养医务运作与科学事务总监表示，特殊医学用途配方食品行业在发展的同时，需要企业持续加强研发创新能力建设，在提升产品竞争力的同时，将我国特殊人群的营养支持向更加精准、有效方向推进。未来将积极落实企业食品安全主体责任，增强社会责任感，协助推动特殊医学用途配方食品行业健康有序发展。

3. 加强国际交流与合作

国内特殊医学用途配方食品行业相比国外发展起步较晚，存在相关法规和政策有待完善、临床应用经验较缺乏等问题。但特殊医学用途配方食品在欧洲、澳大利亚及日本等发达国家及地区应用多年，国内可借鉴发达国家成熟的技术与经验，加强同相关政府机构和生产企业的交流与合作，学习研发思路、风险质控等方面知识，增加自身的技术储备，提升国际竞争力。

4. 加大宣传，提高社会对特殊医学用途配方食品的认知

社会对特殊医学用途配方食品的认知度，关系到特殊医学用途配方食品的合理使用和本行业的健康发展。可通过政策引导、知识宣讲等方式提升社会各界对特殊医学用途配方食品的认知；加强对患者和家属的教育，督促医生合理安全使用，既缩短住院时间、加快康复速度，又降低个人、家庭、医疗机构乃至政府的负担，也不会出现无法满足患者临床营养需求的尴尬。

目前特殊医学用途配方食品没有被国家医疗保障局批准进入系统，无法像药品一样实现"一品一码"，仅有少部分地方医院的医生通过开处方的行为将特殊医学用途配方食品送到患者手中。在市场监管总局特殊食品安全监督管理司的指导下，希望未来特殊医学用途配方食品能够更加合法化地进入医院，帮助更多患者。

六、特殊医学用途配方食品发展机遇

当前，在我国慢性病高发及营养不均衡导致疾病发生的背景下，特殊医学用途配方食品深受社会各界关注。特殊医学用途配方食品作为特殊食品，对特殊人群如肿瘤患者、新生缺陷婴儿、老年及临床营养不良患者的营养支持起着十分重要的作用。

以肿瘤疾病为例，我国每年新诊断患病人群超400万人，死亡病例约占65%，是我国主要死亡原因之一。肿瘤患者生存率与营养支持治疗有着密切关系，肿瘤特定全营养配方食品成为肿瘤患者提供营养治疗的新手段。

研究数据表明，我国每年新生缺陷婴儿约90万例，总发生率约为5.6%。主要包括对乳糖不耐受、对食物蛋白过敏、氨基酸代谢障碍、乳蛋白过敏、早产、低出生体重，对于此类患病的婴幼儿，在其生命早期或较长一段时间内，特殊医学用途婴儿配方食品作为其赖以生存的唯一营养食品来源，该类配方食品根据特殊状况婴儿的营养需求，在婴儿配方食品的基础上进行调整制定，为婴幼儿提供有针对性的营养支持。

截至2020年初，国内超过60岁的人口高达2.5亿人，占总人口数量18.8%。营养不良常会引发老年人的慢性疾病，导致患病概率的提高。特殊医学用途配方食品具备科学、均衡及全面的营养，作为一种预包装食品可为患者提供长期或短期的综合营养。

特殊医学用途配方食品在增强临床治疗效果、促进康复、缩短住院时间、改善患者生活质量方面具有重要的临床意义。目前在三级甲等医院，特殊医学用途配方食品主要用于营养不良患者的围手术期营养支持，胃肠道功能不良、糖尿病、慢性肾病、口腔耳鼻喉科术后需流质饮食的患者以及苯丙酮尿症患儿等的营养支持。特殊医学用途配方食品为不同年龄段、不同疾病患者提供有针对性的营养支持，量身定制相应的营养素含量，更好地满足患者特定阶段的营养需求。

近年来，各种慢病人群、亚健康人群快速增长，合理膳食、均衡营养已成为人们关注的重点。国务院、发改委和工信部先后发布了《关于促进健康服务业发展的若干意见》《"健康中国2030"规划纲要》《关于促进食品工业健康发展的指导意见》等规划和工作要求，大力扶持、培育健康服务业相关支撑产业已成为现今社会发展健康服务业的主要任务之一，是推进健

康中国建设不可或缺的一部分,尤其是特殊保健营养食品产业作为健康产业的重要组成部分,包括保健食品、婴幼儿食品、运动营养食品和特殊医学用途配方食品等,是推进健康中国建设、实施健康中国战略的一个重要着力点。2020 年全球特殊医学用途配方食品的市场规模已超过 800 亿元,但主要市场是北美、欧洲和日韩地区。目前中国每年健康食品的消费额高达 290 亿美元,健康食品相关产业在中国正处于成长期,保健食品、婴幼儿食品、运动营养食品、特殊医学用途配方食品等特殊食品产业发展仍有巨大的市场空间。

第二节 特殊医学用途配方食品的质量标准

一、特殊医学用途配方食品

特殊医学用途配方食品的配方应以医学和(或)营养学的研究结果为依据,其安全性及临床应用(效果)均需要经过科学证实。特殊医学用途配方食品的生产条件应符合国家有关规定。

1. 原料要求

特殊医学用途配方食品中所使用的原料应符合相应的标准和(或)相关规定,禁止使用危害食用者健康的物质。

2. 营养成分

(1)适用于 1~10 岁人群的全营养配方食品 每 100mL(液态产品或可冲调为液体的产品在即食状态下)或每 100g(直接食用的非液态产品)所含有的能量应不低于 250kJ(约 60kcal)。能量的计算按每 100mL 或每 100g 产品中蛋白质、脂肪、碳水化合物的含量乘以各自相应的能量系数 17kJ/g、37kJ/g、17kJ/g(膳食纤维的能量系数,按照碳水化合物能量系数的 50%计算),所得之和为 kJ/100mL 或 kJ/100g 值,再除以 4.1855 为 kcal/100mL 或 kcal/100g 值。其中所含蛋白质的含量应不低于 0.5g/100kJ(2g/100kcal),优质蛋白质所占比例不少于 50%;亚油酸供能比应不低于 2.5%;亚麻酸供能比应不低于 0.4%;维生素和矿物质的含量应符合表 9-1 的规定;如果在产品中选择添加或标签标示含有表 9-2 中一种或多种成分,其含量应符合表 9-2 的规定。

表 9-1 特殊医学用途配方食品中维生素和矿物质指标(1~10 岁人群)

营养素	每 100kJ		每 100kcal		检验方法
	最小值	最大值	最小值	最大值	
维生素 A/μg RE[a]	17.9	53.8	75.0	225.0	GB 5009.82—2016
维生素 D/μg[b]	0.25	0.75	1.05	3.14	GB 5009.82—2016
维生素 E/mg α-TE[c]	0.15	N.S.[e]	0.63	N.S.	GB 5009.82—2016

续表

营养素	每100kJ		每100kcal		检验方法
	最小值	最大值	最小值	最大值	
维生素 K_1/μg	1	N.S.	4	N.S.	GB 5009.158—2016
维生素 B_1/mg	0.01	N.S.	0.05	N.S.	GB 5009.84—2016
维生素 B_2/mg	0.01	N.S.	0.05	N.S.	GB 5009.85—2016
维生素 B_6/mg	0.01	N.S.	0.05	N.S.	GB 5009.154—2023
维生素 B_{12}/μg	0.04	N.S.	0.17	N.S.	GB 5009.285—2022
烟酸（烟酰胺）/mg[d]	0.11	N.S.	0.46	N.S.	GB 5009.89—2023
叶酸/μg	1.0	N.S.	4.0	N.S.	GB 5009.211—2022
泛酸/mg	0.07	N.S.	0.29	N.S.	GB 5009.210—2023
维生素 C/mg	1.8	N.S.	7.5	N.S.	GB 5413.18—2010
生物素/μg	0.4	N.S.	1.7	N.S.	GB 5009.259—2023
钠/mg	5	20	21	84	GB/T 5009.91—2017
钾/mg	18	69	75	289	GB/T 5009.91—2017
铜/μg	7	35	29	146	GB/T 5009.13—2017
镁/mg	1.4	N.S.	5.9	N.S.	GB/T 5009.241—2017
铁/mg	0.25	0.50	1.05	2.09	GB/T 5009.90—2016
锌/mg	0.1	0.4	0.4	1.5	GB/T 5009.14—2017
锰/μg	0.3	24.0	1.1	100.4	GB/T 5009.242—2017
钙/mg	17	N.S.	71	N.S.	GB/T 5009.92—2016
磷/mg	8.3	46.2	34.7	193.5	GB/T 5009.87—2016
碘/μg	1.4	N.S.	5.9	N.S.	GB 5009.267—2020
氯/mg	N.S.	52	N.S.	218	GB 5009.44—2016
硒/μg	0.5	2.9	2.0	12.0	GB 5009.93—2017

注：[a]RE 为视黄醇当量。1μg RE＝3.33IU 维生素 A。维生素 A 只包括预先形成的视黄醇，在计算和声称维生素 A 活性时不包括任何的类胡萝卜素组分。

[b]钙化醇，1μg 维生素 D＝40IU 维生素 D。

[c]1mg α-TE（α-生育酚当量）＝1mg d-α-生育酚。

[d]烟酸不包括前体形式。

资料来源 GB 29922—2013《食品安全国家标准 特殊医学用途配方食品通则》。

表 9-2　　特殊医学用途配方食品中可选择性成分指标（1~10 岁人群）

可选择性成分[a]	每 100kJ		每 100kcal		检验方法
	最小值	最大值	最小值	最大值	
铬/μg	0.4	5.7	1.8	24.0	GB 5009.123—2023
钼/μg	1.2	5.7	5.0	24.0	—
氟/mg	N.S.[b]	0.05	N.S.	0.20	GB 5009.18—2003
胆碱/mg	1.7	19.1	7.1	80.0	GB 5413.20—2022
肌醇/mg	1.0	9.5	4.2	39.7	GB 5009.270—2023
牛磺酸/mg	N.S.	3.1	N.S.	13.0	GB 5009.169—2016
左旋肉碱/mg	0.3	N.S.	1.3	N.S.	—
二十二碳六烯酸/%（总脂肪酸[c]）	N.S.	0.5	N.S.	0.5	GB 5009.168—2016
二十碳四烯酸/%（总脂肪酸[c]）	N.S.	1	N.S.	1	GB 5009.168—2016
核苷酸/mg	0.5	N.S.	2.0	N.S.	—
膳食纤维/g	N.S.	0.7	N.S.	2.7	GB 5413.6—2010

注：[a] 氟的化合物来源为氟化钠和氟化钾，核苷酸和膳食纤维来源参考 GB 14880—2012《食品安全国家标准　食品营养强化剂使用标准》表 C.2 中允许使用的来源，其他成分的化合物来源参考 GB 14880—2012《食品安全国家标准　食品营养强化剂使用标准》。
[b] N.S. 为没有特别说明。
[c] 总脂肪酸指 C4~C24 脂肪酸的总和。
资料来源 GB 29922—2013《食品安全国家标准　特殊医学用途配方食品通则》。

（2）适用于 10 岁以上人群的全营养配方食品　每 100mL（液态产品或可冲调为液体的产品在即食状态下）或每 100g（直接食用的非液态产品）所含有的能量应不低于 295kJ（约 70kcal）。能量的计算按每 100mL 或每 100g 产品中蛋白质、脂肪、碳水化合物的含量乘以各自相应的能量系数 17kJ/g、37kJ/g、17kJ/g（膳食纤维的能量系数，按照碳水化合物能量系数的 50% 计算），所得之和为 kJ/100mL 或 kJ/100g 值，再除以 4.1855 为 kcal/100mL 或 kcal/100g 值。其中所含蛋白质的含量应不低于 0.7g/100kJ（3g/100kcal），其中优质蛋白质所占比例不少于 50%；亚油酸供能比应不低于 2.0%；亚麻酸供能比应不低于 0.5%；维生素和矿物质的含量应符合表 9-3 的规定；如果在产品中选择添加或标签标示含有表 9-4 的一种或多种成分，其含量应符合表 9-4 的规定。

表 9-3　　特殊医学用途配方食品中维生素和矿物质指标（10 岁以上人群）

营养素	每 100kJ		每 100kcal		检验方法
	最小值	最大值	最小值	最大值	
维生素 A/μg RE[a]	9.3	53.8	39.0	225.0	GB 5009.82—2016
维生素 D/μg[b]	0.19	0.75	0.80	3.14	GB 5009.82—2016

续表

营养素	每100kJ		每100kcal		检验方法
	最小值	最大值	最小值	最大值	
维生素 E/mg α-TE[c]	0.19	N.S.[e]	0.80	N.S.	GB 5009.82—2016
维生素 K$_1$/μg	1.05	N.S.	4.40	N.S.	GB 5009.158—2016
维生素 B$_1$/mg	0.02	N.S.	0.07	N.S.	GB 5009.84—2016
维生素 B$_2$/mg	0.02	N.S.	0.07	N.S.	GB 5009.85—2016
维生素 B$_6$/mg	0.02	N.S.	0.07	N.S.	GB 5009.154—2023
维生素 B$_{12}$/μg	0.03	N.S.	0.13	N.S.	GB 5009.285—2022
烟酸（烟酰胺）/mg[d]	0.05	N.S.	0.20	N.S.	GB 5009.89—2023
叶酸/μg	5.3	N.S.	22.2	N.S.	GB 5009.211—2022
泛酸/mg	0.07	N.S.	0.29	N.S.	GB 5009.210—2023
维生素 C/mg	1.3	N.S.	5.6	N.S.	GB 5413.18—2010
生物素/μg	0.5	N.S.	2.2	N.S.	GB 5009.259—2023
钠/mg	20	N.S.	83	N.S.	GB 5009.91—2017
钾/mg	27	N.S.	111	N.S.	GB 5009.91—2017
铜/μg	11	120	44	500	GB 5009.13—2017
镁/mg	4.4	N.S.	18.3	N.S.	GB 5009.241—2017
铁/mg	0.20	0.55	0.83	2.30	GB 5009.90—2016
锌/mg	0.1	0.5	0.4	2.2	GB 5009.14—2017
锰/μg	6.0	146.0	25.0	611.0	GB 5009.242—2017
钙/mg	13	N.S.	56	N.S.	GB 5009.92—2016
磷/mg	9.6	N.S.	40.0	N.S.	GB 5009.87—2016
碘/μg	1.6	N.S.	6.7	N.S.	GB 5009.267—2020
氯/mg	N.S.	52	N.S.	218	GB 5009.44—2016
硒/μg	0.8	5.3	3.3	22.2	GB 5009.93—2017

注：[a]RE 为视黄醇当量。1μg RE=3.33IU 维生素 A=1μg 全反式视黄醇（维生素 A）。维生素 A 只包括预先形成的视黄醇，在计算和声称维生素 A 活性时不包括任何的类胡萝卜素组分。

[b]钙化醇，1μg 维生素 D=40IU 维生素 D。

[c]1mg α-TE（α-生育酚当量）=1mg d-α-生育酚。

[d]烟酸不包括前体形式。

资料来源 GB 29922—2013《食品安全国家标准 特殊医学用途配方食品通则》。

表 9-4　特殊医学用途配方食品中可选择性成分指标（10 岁以上人群）

可选择性成分[a]	每 100kJ		每 100kcal		检验方法
	最小值	最大值	最小值	最大值	
铬/μg	0.4	13.3	1.8	55.6	GB 5009.123—2023
钼/μg	1.3	12.0	5.6	50.0	—
氟/mg	N.S.[b]	0.05	N.S.	0.20	GB 5009.18—2003
胆碱/mg	5.3	39.8	22.2	166.7	GB 5413.20—2022
肌醇/mg	1.0	33.5	4.2	140.0	GB 5009.270—2023
牛磺酸/mg	N.S.	4.8	N.S.	20.0	GB 5009.169—2016
左旋肉碱/mg	0.3	N.S.	1.3	N.S.	—
核苷酸/mg	0.5	N.S.	2.0	N.S.	—
膳食纤维/g	N.S.	0.7	N.S.	2.7	GB 5413.6—2010

注：[a] 氟的化合物来源为氟化钠和氟化钾，核苷酸和膳食纤维来源参考 GB 14880—2012《食品安全国家标准　食品营养强化剂使用标准》表 C.2 中允许使用的来源，其他成分的化合物来源参考 GB 14880—2012《食品安全国家标准　食品营养强化剂使用标准》。

[b] N.S. 为没有特别说明。

资料来源 GB 29922—2013《食品安全国家标准　特殊医学用途配方食品通则》。

3. 标签

产品标签应符合 GB 13432—2013《食品安全国家标准　预包装特殊膳食用食品标签》的规定。营养素和可选择成分含量标识应增加"每 100 千焦（100kJ）"含量的标示；应对产品的配方特点或营养学特征进行描述，并应标示产品的类别和适用人群，同时还应标示"不适用于非目标人群使用"；应在醒目位置标示"请在医生或临床营养师指导下使用"；应标示"本品禁止用于肠外营养支持和静脉注射"。

4. 感官指标

特殊医学用途配方食品的感官指标主要包括具有特定的色泽、气味、滋味、组织状态和冲调性。由于特殊医学用途配方食品使用目的的特殊性，在《食品安全国家标准　特殊医学用途配方食品通则》（GB 29922—2013）中，对产品的要求是"具有符合自身产品的相应特征"，这是由特殊医学用途配方产品的应用情景和意义所决定的，没有对于消费者偏好性的过多迎合。感官指标并非特殊医学用途配方食品产品开发的决定性因素。

5. 安全性

目前特殊医学用途配方食品的安全性评价主要参照国外相关法规以及我国婴幼儿配方食品中污染物指标的技术要求，制定了污染物限量要求。此外，安全性指标还包括毒素限量、微生物指标和非法添加物等。铅、硝酸盐与亚硝酸盐、真菌毒素、微生物指标和非法添加物参照相关国家标准进行管理。

6. 其他质量指标

根据产品特性的差异，在某些情况下还需测定净含量、pH、渗透压、黏度、均匀度、崩解时间、溶出度、脆碎度、粒度等，具体应参考相应国标进行。污染物限量（铅、硝酸盐、亚硝酸盐)、真菌毒素限量(黄曲霉毒素 M_1、黄曲霉毒素 B_1)、微生物限量(菌落总数、大肠杆菌、金黄色葡萄球菌、沙门氏菌)、食品添加剂和营养强化剂等指标限量相见 GB 29922—2013《食品安全国家标准 特殊医学用途配方食品通则》。

7. 稳定性

国家食品药品监督管理总局 2017 年 9 月发布《特殊医学用途配方食品稳定性研究要求(试行)》,规定了稳定性研究要求、试验方法、结果评价。根据该要求,产品应当进行影响因素试验、加速试验和长期试验,并依据产品本身的特性、包装和使用情况,设计其他试验。

8. 临床评价

临床试验观察指标包括安全性(耐受性)指标、营养充足性和特殊医学用途临床效果观察指标。耐受性指标包括胃肠道反应、生命体征、血常规、尿常规、血生化指标等;营养性和特殊医学用途临床效果包括保证适用人群基本生理功能维持的营养需求、维持和改善营养状况,控制或缓解特殊疾病状态的指标。

二、特殊医学用途婴儿配方食品

特殊医学用途婴儿配方食品的配方以医学和营养学的研究结果为依据,需要经过科学证实其安全性、营养充足性以及临床效果,单独或与其他食物配合使用时可满足 0~6 月龄特殊医学状况婴儿的生长发育需求。

1. 类别及主要技术要求

常见特殊医学用途婴儿配方食品的类别及主要技术要求应符合表 9-5。

表 9-5　　　　　　　　　　常见特殊医学用途婴儿配方食品

产品类别	适用的特殊医学状况	配方主要技术要求
无乳糖配方或低乳糖配方	乳糖不耐受婴儿	1. 配方中以其他碳水化合物完全或部分代替乳糖; 2. 配方中蛋白质由乳蛋白提供
乳蛋白部分水解配方	乳蛋白过敏高风险婴儿	1. 乳蛋白经加工分解成小分子乳蛋白、肽段和氨基酸; 2. 配方中可用其他碳水化合物完全或部分代替乳糖
乳蛋白深度水解配方或氨基酸配方	食物蛋白过敏婴儿	1. 配方中不含食物蛋白; 2. 所使用的氨基酸来源应符合 GB 14880—2012《食品安全国家标准 食品营养强化剂使用标准》或本标准附录 B 的规定; 3. 可适当调整某些矿物质和维生素的含量
早产/低出生体重婴儿配方	早产/低出生体重儿	1. 能量、蛋白质及某些矿物质和维生素的含量应高于本标准 4.4 必需成分的规定; 2. 早产/低体重婴儿配方应采用容易消化吸收的中链脂肪作为脂肪的部分来源,但中链脂肪不应超过总脂肪的 40%

续表

产品类别	适用的特殊医学状况	配方主要技术要求
母乳营养补充剂	早产/低出生体重儿	可选择性地添加必需成分和可选择性成分,其含量可依据早产/低出生体重儿的营养需求及公认的母乳数据进行适当调整,与母乳配合使用可满足早产/低出生体重儿的生长发育需求
氨基酸代谢障碍配方	氨基酸代谢障碍婴儿	1. 不含或仅含有少量与代谢障碍有关的氨基酸,其他的氨基酸组成和含量可根据氨基酸代谢障碍做适当调整; 2. 所使用的氨基酸来源应符合 GB 14880—2012《食品安全国家标准　食品营养强化剂使用标准》或本标准附录 B 的规定; 3. 可适当调整某些矿物质和维生素的含量

注：资料来源 GB 25596—2010《食品安全国家标准　特殊医学用途婴儿配方食品通则》。

2. 原料要求

特殊医学用途婴儿配方食品中所使用的原料应符合相应的食品安全国家标准和（或）相关规定,禁止使用危害婴儿营养与健康的物质。所使用的原料和食品添加剂不应含有谷蛋白。不应使用氢化油脂。不应使用经辐照处理过的原料。

3. 必需成分

特殊医学用途婴儿配方食品的能量、营养成分及含量应以 GB 25596—2010《食品安全国家标准　特殊医学用途婴儿配方食品通则》规定的必需成分为基础,但可以根据患有特殊紊乱、疾病或医疗状况婴儿的特殊营养需求。

（1）蛋白质、脂肪和碳水化合物　特殊医学用途婴儿配方食品每 100kJ（或 100kcal）所含蛋白质、脂肪、碳水化合物的量应符合表 9-6。

表 9-6　　　特殊医学用途婴儿配方食品中蛋白质、脂肪和碳水化合物指标

营养素	每 100kJ		每 100kcal		检验方法
	最小值	最大值	最小值	最大值	
蛋白质[a]	0.45	0.70	1.88	2.93	GB 5009.5—2016
脂肪[b]/g	1.05	1.40	4.39	5.86	GB 5009.6—2016
亚油酸/g	0.07	0.33	0.29	1.38	GB 5009.168—2016
α-亚麻酸/mg	12	N.S.[c]	50	N.S.[c]	
亚油酸与亚麻酸比值	5∶1	15∶1	5∶1	15∶1	—

续表

营养素	每100kJ		每100kcal		检验方法
	最小值	最大值	最小值	最大值	
碳水化合物^d/g	2.2	3.3	9.2	13.8	—

注：^{a} 蛋白质含量的计算，以氮（N）6.25计。

^{b} 终产品脂肪中月桂酸和肉豆蔻酸（十四烷酸）总量<总脂肪酸的20%；反式脂肪酸最高含量<总脂肪酸的3%；芥酸含量<总脂肪酸的1%；总脂肪酸指C4~C24脂肪酸的总和。

^{c} N.S. 为没有特别说明。

^{d} 碳水化合物的含量 A_1，按下式计算：

$$A_1 = 100 - (A_2 + A_3 + A_4 + A_5 + A_6)$$

式中　A_1——碳水化合物的含量，g/100g；

　　　A_2——蛋白质的含量，g/100g；

　　　A_3——脂肪的含量，g/100g；

　　　A_4——水分的含量，g/100g；

　　　A_5——灰分的含量，g/100g；

　　　A_6——膳食纤维的含量，g/100g；

资料来源 GB 25596—2010《食品安全国家标准　特殊医学用途婴儿配方食品通则》。

对于特殊医学用途婴儿配方食品，除特殊需求（如乳糖不耐受）外，首选碳水化合物应为乳糖和（或）葡萄糖聚合物。只有经过预糊化后的淀粉才可以加入到特殊医学用途婴儿配方食品中。不得使用果糖。

产品在即食状态下每100mL所含有的能量应在250kJ（约60kcal）~295kJ（约70kcal），但针对某些婴儿的特殊医学状况和营养需求，其能量可进行相应调整。能量的计算按每100mL产品中蛋白质、脂肪、碳水化合物的含量，分别乘以能量系数17kJ/g、37kJ/g、17kJ/g（膳食纤维的能量系数，按照碳水化合物能量系数的50%计算），所得之和为kJ/100mL值。

（2）维生素　特殊医学用途婴儿配方食品每100kJ（或100kcal）所含维生素的量应符合表9-7。

表9-7　　　　　　　　　　特殊医学用途婴儿配方食品中维生素指标

营养素	每100kJ		每100kcal		检验方法
	最小值	最大值	最小值	最大值	
维生素 A/μg RE^a	14	43	59	180	
维生素 D/μg^b	0.25	0.60	1.05	2.51	GB 5009.82—2016
维生素 E/mg α-TE^c	0.12	1.20	0.50	5.02	
维生素 K$_1$/μg	1.0	6.5	4.2	27.2	GB 5009.158—2016
维生素 B$_1$/μg	14	72	59	301	GB 5009.84—2016

续表

营养素	每100kJ		每100kcal		检验方法
	最小值	最大值	最小值	最大值	
维生素 B_2/μg	19	119	80	498	GB 5009.85—2016
维生素 B_6/μg	8.5	45.0	35.6	188.3	GB 5009.154—2023
维生素 B_{12}/μg	0.025	0.360	0.105	1.506	GB 5009.285—2022
烟酸（烟酰胺）/μg[d]	70	360	293	1506	GB 5009.89—2023
叶酸/μg	2.5	12.0	10.5	50.2	GB 5009.211—2022
泛酸/（μg）	96	478	402	2000	GB 5009.210—2023
维生素 C/mg	2.5	17.0	10.5	71.1	GB 5413.18—2010
生物素/μg	0.4	2.4	1.5	10.0	GB 5009.259—2023

注：[a] RE 为视黄醇当量。1μg RE=1μg 全反式视黄醇（维生素 A）= 3.33IU 维生素 A。维生素 A 只包括预先形成的视黄醇，在计算和声称维生素 A 活性时不包括任何的类胡萝卜素组分。

[b] 钙化醇，1μg 维生素 D=40IU 维生素 D。

[c] 1mg α-TE（α-生育酚当量）= 1mg d-α-生育酚。每克多不饱和脂肪酸中至少应含有 0.5mg α-TE，维生素 E 含量的最小值应根据配方食品中多不饱和脂肪酸的双键数量进行调整：0.5mg α-TE/g 亚油酸（18:2 n-6）；0.75mg α-TE/g α-亚麻酸（18:3 n-3）；1.0mg α-TE/g 花生四烯酸（20:4 n-6）；1.25mg α-TE/g 二十碳五烯酸（20:5 n-3）；1.5mg α-TE/g 二十二碳六烯酸（22:6 n-3）。

[d] 烟酸不包括前体形式。

资料来源 GB 25596—2010《食品安全国家标准 特殊医学用途婴儿配方食品通则》。

（3）矿物质 特殊医学用途婴儿配方食品每100kJ（或100kcal）所含矿物质的量应符合表9-8。

表9-8　　　　　　　　　　特殊医学用途婴儿配方食品中矿物质指标

营养素	每100kJ		每100kcal		检验方法
	最小值	最大值	最小值	最大值	
钠/mg	5	14	21	59	GB 5009.91—2017
钾/mg	14	43	59	180	
铜/μg	8.5	29.0	35.6	121.3	GB 5009.13—2017
镁/mg	1.2	3.6	5.0	15.1	GB 5009.241—2017
铁/mg	0.10	0.36	0.42	1.51	GB 5009.90—2016
锌/mg	0.12	0.36	0.50	1.51	GB 5009.14—2017
锰/μg	1.2	24.0	5.0	100.4	GB 5009.242—2017
钙/mg	12	35	50	146	GB 5009.92—2016
磷/mg	6	24	25	100	GB 5009.87—2016

续表

营养素	每 100kJ		每 100kcal		检验方法
	最小值	最大值	最小值	最大值	
钙磷比值	1∶1	2∶1	1∶1	2∶1	—
碘/μg	2.5	14.0	10.5	58.6	GB 5009.267—2020
氯/mg	12	38	50	159	GB 5009.44—2016
硒/μg	0.48	1.90	2.01	7.95	GB 5009.93—2017

注：资料来源 GB 25596—2010《食品安全国家标准 特殊医学用途婴儿配方食品通则》。

4. 可选择性成分

除了必需成分外，如果在产品中选择添加或标签中标示含有表 9-9 中一种或多种成分，其含量应符合表 9-9 的规定。根据患有特殊紊乱、疾病或医疗状况婴儿的特殊营养需求，可选择性地添加 GB 14880—2012《食品安全国家标准 食品营养强化剂使用标准》或 GB 25596—2010《食品安全国家标准 特殊医学用途婴儿配方食品通则》附录 B 中列出的 L 型单体氨基酸及其盐类。如果在产品中添加表 9-9 和 GB 25596—2010《食品安全国家标准 特殊医学用途婴儿配方食品通则》附录 B 之外的其他物质，应符合国家相关规定。

表 9-9　　　　　　　　特殊医学用途婴儿配方食品中可选择性成分指标

可选择性成分	每 100kJ		每 100kcal		检验方法
	最小值	最大值	最小值	最大值	
铬/μg	0.4	2.4	1.5	10	GB 5009.123—2023
钼/μg	0.4	2.4	1.5	10	—
胆碱/mg	1.7	12.0	7.1	50.2	GB 5413.20—2022
肌醇/mg	1.0	9.5	4.2	39.7	GB 5009.270—2023
牛磺酸/mg	N.S.[a]	3	N.S.[a]	13	GB 5009.169—2016
左旋肉碱/mg	0.3	N.S.[a]	1.3	N.S.[a]	—
二十二碳六烯酸/%（总脂肪酸[b,c]）	N.S.[a]	0.5	N.S.[a]	0.5	GB 5009.168—2016

续表

可选择性成分	每100kJ		每100kcal		检验方法
	最小值	最大值	最小值	最大值	
二十碳四烯酸/%（总脂肪酸[b,c]）	N.S.[a]	1	N.S.[a]	1	GB 5009.168—2016

注：[a] N.S.为没有特别说明。
[b] 如果特殊医学用途婴儿配方食品中添加了二十二碳六烯酸（22∶6 n-3），至少要添加相同量的二十碳四烯酸（20∶4 n-6）。
长链不饱和脂肪酸中二十碳五烯酸（20∶5 n-3）的量不应超过二十二碳六烯酸的量。
[c] 总脂肪酸指 C4~C24 脂肪酸的总和。
资料来源 GB 25596—2010《食品安全国家标准　特殊医学用途婴儿配方食品通则》。

5. 标签

产品标签应符合 GB 13432—2013《食品安全国家标准　预包装膳食用食品标签》的规定，营养素和可选择成分应增加"每100千焦（100kJ）"含量的标示。应明确注明特殊医学用途婴儿配方食品的类别（如无乳糖配方）和适用的特殊医学状况。早产/低出生体重儿配方食品，还应标示产品的渗透压。可供6月龄以上婴儿食用的特殊医学用途配方食品，应标明"6月龄以上特殊医学状况婴儿食用本品时，应配合添加辅助食品"。应明确标识"请在医生或临床营养师指导下使用"。不能有婴儿和妇女的形象，不能使用"人乳化""母乳化"或近似术语表述。

6. 其他指标

婴儿感官要求、其他（水分、灰分、杂质度）、污染物限量（铅、硝酸盐、亚硝酸盐）、真菌毒素限量（黄曲霉毒素 M_1、黄曲霉毒素 B_1）、微生物限量（菌落总数、大肠杆菌、金黄色葡萄球菌、阪崎肠杆菌、沙门氏菌）、食品添加剂和营养强化剂、脲酶活性等指标限量相见 GB 29922—2013《食品安全国家标准　特殊医学用途配方食品通则》。

第三节　特殊医学用途配方食品生产及管理

一、特殊医学用途配方食品相关标准法规

1. 特殊医学用途配方食品我国的相关国家标准及法规

相关国家标准及法规包括：
GB 25596—2010《食品安全国家标准　特殊医学用途婴儿配方食品通则》。
GB 29922—2013《食品安全国家标准　特殊医学用途配方食品通则》。
GB 29923—2013《食品安全国家标准　特殊医学用途配方食品良好生产规范》。
《特殊医学用途配方食品生产许可审查细则》。
《特殊医学用途配方食品稳定性研究要求（试行）（2017修订版）》。

《特殊医学用途配方食品临床试验质量管理规范（试行）》。
《特殊医学用途配方食品注册申请材料项目与要求（试行）（2017 修订版）》。
《特殊医学用途配方食品稳定性研究要求（试行）（2017 修订版）》。
《特殊医学用途配方食品标识指南》。

2. 我国地方政府正式出台特殊用途配方食品相关规定

我国地方政府正式出台特殊用途配方食品相关规定如表 9-10 所示。

表 9-10　　　　　　我国地方政府正式出台特殊用途配方食品相关规定

省市	法规
江苏省	特殊医学用途配方食品经营使用管理办法（试行）
浙江省	特殊医学用途配方食品临床应用管理规范
河北省	医疗机构特殊医学用途配方食品临床应用管理规范
湖北省	医疗机构特殊医学用途配方食品临床应用管理规范（试行）征求意见稿
黑龙江省	医疗机构应用特殊医学用途配方食品管理规范（试行）
海南省	海南省医疗机构特殊医学用途配方食品临床应用管理规范（试行）征求意见稿
吉林省	关于发布加强医疗机构经验特殊医学用途配方食品管理的通知
安徽省	特殊医学用途配方食品经营
四川省	医疗机构应用特殊医学用途配方食品管理办法（试行）
上海市	关于进一步规范医疗机构经营特殊医学用途配方食品管理的通知
天津市	医疗机构使用特殊医学用途配方食品管理办法（试行）
广东省	关于加强医疗机构特殊医学用途配方食品监督管理工作的通知
山东济南	关于加强医疗机构临床营养科建设、促进特殊医学用途配方食品合理使用的通知
江苏徐州	医疗机构特殊医学用途配方食品经营使用规范（试行）
江苏泰州	关于进一步规范医疗机构经营使用特殊医学用途配方食品管理的通知
江苏南通	关于进一步规范医疗机构经营使用特殊医学用途配方食品管理的通知

二、特殊医学用途配方食品注册管理方法

1. 《中华人民共和国食品安全法》

《中华人民共和国食品安全法》（2021 修订）中，第七十四条，国家对保健食品、特殊医学用途配方食品和婴幼儿配方食品等特殊食品实行严格监督管理。

第八十条，特殊医学用途配方食品应当经国务院食品安全监督管理部门注册。注册时，应当提交产品配方、生产工艺、标签、说明书以及表明产品安全性、营养充足性和特殊医学用途临床效果的材料。特殊医学用途配方食品广告适用《中华人民共和国广告法》和其他法律、

行政法规关于药品广告管理的规定。

第八十二条，保健食品、特殊医学用途配方食品、婴幼儿配方乳粉的注册人或者备案人应当对其提交材料的真实性负责。省级以上人民政府食品安全监督管理部门应当及时公布注册或者备案的保健食品、特殊医学用途配方食品、婴幼儿配方乳粉目录，并对注册或者备案中获知的企业商业秘密予以保密。

保健食品、特殊医学用途配方食品、婴幼儿配方乳粉生产企业应当按照注册或者备案的产品配方、生产工艺等技术要求组织生产。

第八十三条，生产保健食品、特殊医学用途配方食品、婴幼儿配方食品和其他专供特定人群的主辅食品的企业，应当按照良好生产规范的要求建立与所生产食品相适应的生产质量管理体系，定期对该体系的运行情况进行自查，保证其有效运行，并向所在地县级人民政府食品安全监督管理部门提交自查报告。

2. 特殊医学用途配方食品注册管理办法

特殊医学用途配方食品注册，是指国家市场监督管理局根据申请，依照本办法规定的程序和要求，对特殊医学用途配方食品的产品配方、生产工艺、标签、说明书以及产品安全性、营养充足性和特殊医学用途临床效果进行审查，并决定是否准予注册的过程。

根据相关法律法规要求，特殊医学用途配方食品在我国实行非常严格的准入制度（产品注册制度），市场监管总局依法对申报企业的生产能力、检验能力及研发能力进行全方位审核，同时会对申报产品的产品配方、生产工艺、标签、说明书等材料进行技术审评，对工厂进行现场核查，通过审评审批后，获得注册号"国食注字TY+8位数字"。换言之，通过注册的特殊医学用途配方食品安全性、临床效果有保障。

三、特殊医学用途配方食品生产许可审查细则

2019年1月29日国家市场监督管理总局关于发布《特殊医学用途配方食品生产许可审查细则》的公告，为规范特殊医学用途配方食品生产许可活动，加强特殊医学用途配方食品安全监管。特殊医学用途配方食品生产企业应当按照批准注册的产品配方、生产工艺等技术要求组织生产。仅有包装场地、工序、设备，没有完整生产工艺条件的，不予生产许可。

《特殊医学用途配方食品生产许可审查细则》对生产场所、设备设施、设备布局和工艺流程、人员管理及管理制度等方面详实规定及要求。特殊医学用途配方食品生产许可现场核查时应当按照本细则要求以及产品批准注册的相关内容进行核查。特殊医学用途配方食品的产品类别、产品配方、生产工艺以及产品标签、说明书等应当与产品批准注册的相关内容保持一致。

四、特殊医学用途配方食品的良好生产规范

2013年12月，特殊医学用途配方食品企业良好生产规范（FSMP-GMP）开始实施。特殊医学用途配方食品本质上是食品，可以通过营养补充途径起到营养支持作用。FSMP-GMP也适用于特殊医学用途婴儿配方食品企业的生产，对生产过程中原料采购、加工、储存和运输等环节的场所、设备、设施、清洁以及人员的要求和管理，做出强制性要求。

五、特殊医学用途配方食品标识指南

《中国居民膳食指南（2022）》中提出："准则七　会烹会选，会看标签。"要求居民会阅

读食品标签，比较和选择食物。为指导特殊医学用途配方食品企业规范标识，引导医生、临床营养师和消费者科学合理使用特殊医学用途配方食品，2022年12月20日，市场监管总局制定发布《特殊医学用途配方食品标识指南》（以下简称《指南》）。《指南》分为五个部分，包括基本要求、内容要求、主要展示版面要求、禁止性要求和其他要求。

《指南》明确，特殊医学用途配方食品标识是指印刷、粘贴、标注或者随附于特殊医学用途配方食品最小销售单元的包装上，用以辨识和说明食品基本信息、特征或者属性的文字、符号、数字、图案以及其他说明的总称，包括标签和说明书。《指南》强调，特殊医学用途配方食品标识应符合相关法律、法规、规章和食品安全国家标准的规定，涉及特殊医学用途配方食品注册证书内容的，应当与注册证书内容一致。《指南》要求，标签、说明书应真实规范、科学准确、通俗易懂、清晰易辨，不得含有虚假、夸大或者绝对化语言。

《指南》系统归纳总结特殊医学用途配方食品标签和说明书需要标示的产品名称、产品类别、配料表、营养成分表、配方特点/营养学特征、临床试验、组织状态、适用人群、食用方法和食用量、净含量和规格、生产日期和保质期、储存条件及警示说明和注意事项13项内容，细化企业对产品名称、商品名称和商标的字体要求，明确特定全营养配方食品临床试验标注要求，提出了"警示说明注意事项"内容字体和警示用语要求。针对当前一些产品的主要展示版面标注内容繁多复杂，不利于消费者清晰识别问题，《指南》明确提出主要展示版面应标注的内容，首次提出特殊医学用途配方食品最小销售包装应标注特殊医学用途配方食品专属标志"小蓝花"。标志应标注在标签主要展示版面左上角或右上角，可以按样式等比例变化。非特殊医学用途配方食品不得冒用、盗用特殊医学用途配方食品标志。

《指南》结合近年来注册管理实践，明确同一企业生产的同一特殊医学用途配方食品，其标签的内容（净含量和规格、口味除外）、格式及颜色应保持一致，便于消费者清晰识别选购特殊医学用途配方食品；强调标签和说明书不得对产品中的营养素进行功能声称，避免误导消费者。此外，从特殊医学用途配方食品安全使用角度考虑，增加了一些产品警示说明和注意事项标注。《指南》还对标签和说明书提出禁止标注涉及虚假、夸大，以及预防、治疗疾病和保健功能等内容。《指南》属于技术指导性文件，旨在规范特殊医学用途配方食品企业标识，引导医生、临床营养师和消费者科学合理使用，进一步提升全社会对特殊医学用途配方食品的认知度和辨识度。

拓展知识

中国共产党近年来出台多项与人民健康相关的战略部署以及规划等方针政策，与《中国共产党章程》中的根本宗旨"全心全意为人民服务"一致。2017年7月13日国务院办公厅在《国民营养计划（2017—2030年）》中明确指出，"推动特殊医学用途配方食品和治疗膳食的规范化应用。进一步研究完善特殊医学用途配方食品标准，细化产品分类，促进特殊医学用途配方食品的研发和生产。建立统一的临床治疗膳食营养标准，逐步完善治疗膳食的配方。加强医护人员相关知识培训"，为特殊医学用途配方食品的应用和规范化管理奠定了基本方针和指导方向。

🔍 **课后练习**

1. 特殊医学用途配方食品及特殊医学用途婴儿配方食品的基本概念。
2. 我国特殊医学用途配方食品的质量标准有哪些?
3. 我国对特殊医学用途配方食品生产严格注册及管理措施有哪些?

思维导图

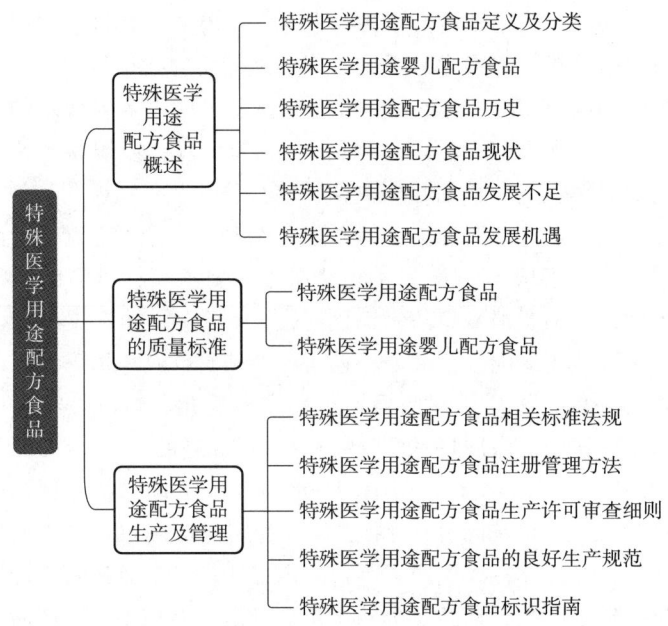

第十章 营养与疾病

学习目标

1. 了解营养不良、肥胖、心血管疾病、糖尿病、骨质疏松症、肿瘤和阿尔茨海默病等疾病的概念及其与营养的关系。

2. 掌握营养不良、肥胖、心血管疾病、糖尿病、骨质疏松症、肿瘤和阿尔茨海默病的营养干预策略。

第一节 营养不良

营养不良（Malnutrition）是一个描述健康状况的用语，由不适当或不足饮食所造成。通常指的是起因于摄入不足、吸收不良或过度损耗营养素所造成的营养不足，但也可能包含由于暴饮暴食或过度摄入特定的营养素而造成的营养过剩。如果不能长期摄取由适当数量、种类或质量的营养素所构成的健康饮食，个体将营养不良。

一、消化吸收不良

1. 消化不良

由于胃液、胆汁、胰液或肠液的分泌减少或缺乏，胃肠道运动功能失常等而产生的消化功能障碍。消化不良通常表现为食欲不振、腹胀、腹泻和体重减轻等症状。除消除病因治疗原发病外，相应的膳食营养措施有：①避免高脂饮食，不用油煎食品；②避免进食诱发症状的特点食物；③食物清淡有味；④饮食规律，细嚼慢咽，少量多餐；⑤吃半流质食物。

2. 吸收不良

由于胃肠吸收出现了障碍，导致营养获得障碍而出现了人体营养状况下降、体重减轻等一系列表现，称为吸收不良。

大部分吸收不良的病人可能都会有腹泻、腹胀甚至腹痛等临床表现。可能是由于乳糖不耐受、胰源性的营养吸收不良以及胃肠道疾病所导致。此时应避免进食奶制品，同时加强营养支持治疗，每天应该定点进餐，少量多餐，清淡，容易吸收的饮食，同时应该给予高蛋白和低脂肪饮食进行营养补充。

3. 乳糖不耐受症

如果是胰源性营养吸收不良，可进行替代治疗，可以外源性补充一些消化酶帮助吸收和消化，改善由疾病所导致的营养不全、体重减轻和食欲减退等症状。

乳糖不耐受症亦称乳糖吸收不良症。指摄食乳糖或含乳糖的食物后，出现腹泻、呕吐、腹胀、胃肠道不适等症状，是乳糖吸收不良的表现，主要因乳糖酶缺乏引起。酸牛奶一类的发酵奶制品因其中乳糖被微生物发酵利用适合缺乏乳糖酶的人饮用，在食品加工时也可生产少含或不含乳糖的奶制品以满足乳糖不耐受症患者的需要。

二、营养低下

营养低下（Undernutrition）也称营养不足。主要是能量或蛋白质摄入不足或吸收不良造成的一种不正常营养状态，常称为"蛋白质能量营养不良"。它也常常伴有一种或多种矿物质和/或维生素缺乏。主要表现有体重下降、消瘦、疲倦、精神萎靡、皮下水肿、低血压、脉缓和易感染等。多见于贫困、饥荒、战争及其他食物短期的情况。目前，在发展中国家，存在着四个普遍性营养问题，即蛋白质-能量营养不良、维生素A缺乏、碘缺乏和铁缺乏，这也是世界范围内的四大营养问题。

1. 蛋白质-能量营养不良

一种因蛋白质和能量长期摄入不足所致的营养缺乏病，主要见于儿童，因他们对蛋白质与能量的需要量相对较高。

因食物缺乏引起的为原发性蛋白质-能量营养不良；因某些疾病造成食物摄入、消化或利用困难引起的为继发性蛋白质-能量营养不良。单纯的蛋白质缺乏或能量缺乏极为少见，多为二者同时缺乏，表现为混合型的蛋白质-能量营养不良。根据临床特征可分为干瘦型、浮肿型和混合型。

干瘦型营养不良（Marasmus）见于能量和蛋白质均长期严重缺乏时。多见于婴儿，又称婴儿萎缩症，但成人也可能发生。严重的干瘦型营养不良儿童似"小老头"或"皮包骨"。该病多发生于饥荒时，主要特征是皮下脂肪消失、肌肉萎缩、生长迟缓和明显消瘦，并常有腹泻、脱水和全身抵抗力下降症状，但无浮肿。

浮肿型营养不良是蛋白质严重缺乏而能量勉强满足需要时出现的临床病型，亦称夸希奥科综合征（Kwashiorkor syndrome），它不同于干瘦型营养不良的是通常没有严重的脂肪丢失。病者多为6个月到2岁左右婴幼儿，因断奶后的饮食中缺乏蛋白质或必需氨基酸而发病。主要表现为水肿、腹泻，常伴突发感染、食欲不振、生长滞缓、消瘦、头发稀少无光泽、皮肤有色素沉着或减退、虚弱无力，伴有肝脏病变、血浆蛋白低下和贫血等。

蛋白质-能量营养不良可使机体免疫系统遭受损害。缺乏免疫蛋白使得营养不良的儿童特别容易感染疾病，原因是抵抗入侵细菌的抗体都被分解为氨基酸而用在其他方面。为防治蛋白质-能量营养不良，最主要的是因地制宜地供给高蛋白、高能量的食品，以奶粉、牛奶或奶制品为最好。配方合理的豆制代乳粉等效果也较好。但应注意食物中蛋白质和能量应逐渐增加，以防消化功能紊乱。

2. 维生素及矿物质缺乏病

维生素及矿物质的功能、缺乏症状和良好食物来源在本书第二章《微量营养素》中有详细讲述。

3. 营养性贫血

贫血指单位体积的外周血中红细胞数、血红蛋白浓度低于同年龄、性别和地区的正常值。可由多种原因引起。虽然意外的出血会使人贫血，但更常见到的原因是细胞中红细胞太少或带氧的血红蛋白过少所引起。红细胞、血红蛋白及酶的制造，几乎需要每一种营养素，如果缺乏其中数种时，经常会引起贫血。营养性贫血可分为营养性小红血球（缺铁性）贫血、巨幼细胞（维生素 B_{12}、叶酸缺乏）贫血和缺铜性贫血。

（1）缺铁性贫血（Iron deficiency anemia，IDA） 由于铁摄入不足、吸收不良或损耗过多，影响血红素合成所致。据WHO调查发现，全世界约有30亿人患有不同程度的贫血，男性发病率约10%，女性大于20%，亚洲发病率高于欧洲。世卫组织将其列为全球四大营养缺乏病之一，根据一项Meta分析显示，我国2000—2020年间，0~14岁儿童缺铁性贫血总患病率为19.9%。

人体贫血时面色苍白，口唇黏膜和眼结膜苍白，重者可出现食欲不振、心率增快及心脏扩大等症状。婴幼儿严重贫血时可出现肝、脾和淋巴结肿大等症状。化验可见血红蛋白较红细胞数减少更明显，属低血色素性小红血球性贫血。

缺铁的原因主要有以下三方面。

①人体对铁的需要量增加而摄入铁量相对不足。婴幼儿生长速度很快，正常婴儿出生5个月体重增加一倍，1岁时增加两倍。婴儿在4~6个月后，体内储存的铁已消耗殆尽，如仅以含铁少的奶类喂养，可能导致缺铁性贫血。育龄妇女由于妊娠、哺乳，需铁量增加，加之妊娠期消化功能紊乱，铁的摄入和吸收不佳，易致贫血。

②铁吸收障碍。动物性食品中的血色素铁可直接以卟啉铁的形式吸收，吸收率较高，非血色素铁的吸收取决于铁在胃肠道的溶解度等，多种因素可阻碍铁的吸收。

③慢性失血。长期因各种疾病引起的慢性失血，体内总铁量显著减少，导致贫血。

缺铁性贫血的治疗，关键是补充足够量的铁元素，在本书第二章《微量营养素》中有详细讲述。

（2）巨幼细胞贫血（Megaloblastic anemia） 巨幼细胞贫血的发病原因主要是由于叶酸或（及）维生素 B_{12} 缺乏。在我国，因叶酸缺乏所致的巨幼红血球性贫血，以山西、陕西、河南和山东等地比较多见，维生素 B_{12} 缺乏所致者很少见，恶性贫血尤为罕见。

预防巨幼红血球性贫血主要应保证食物中有一定量的叶酸与维生素 B_{12}，在本书第二章《微量营养素》中有详细讲述。

（3）缺铜性贫血（Copper deficiency anemia，CDA） 铜为构成含铜酶的重要成分。这些酶的主要功能是参与氧化还原反应、组织呼吸、铁的吸收和利用、红细胞生成以及保持骨骼和胶原组织正常结构和功能等。铜缺乏时可产生寿命短的异常红细胞。正常骨髓细胞的形成也需要铜。缺铜性贫血主要表现为面色苍白、四肢无力、食欲不振、腹泻、肝脾肿大、生长停滞、肌张力减退和精神萎靡等。

缺铜性贫血的治疗，关键是补充足够量的铜铁元素，在本书第二章《微量营养素》中有详细讲述。

三、营养过剩

营养过剩是长期过量摄入能量及宏量营养素引起的一种不健康状态。早期表现为超重，进一步发展为肥胖病。易导致血脂升高，血糖升高，胰岛素抵抗及一些慢性非传染性疾病的发生。

1. 脂肪过多

在日常生活中，有些疾病与食用大量脂肪有关，如胆囊炎、胆石症和胰腺炎等。长期食用含动物脂肪或内脏的食物，可致血液中胆固醇含量增高，引起心绞痛、心肌梗死及高血压等病症，还可引起糖尿病、脂肪肝和肥胖症等病症。

2. 蛋白质过多

蛋白质摄入过多对人体有害无利。

（1）易在人体内形成酸性体质 人体细胞外体液应保持弱碱性，酸性体质的人常会出现一系列渐进性症状，如精神萎靡、头昏、头痛，思维及决断能力降低等。

（2）产生毒副产物 蛋白质在人体内的分解产物较多，其中氨、酮酸、铵盐、尿素等在一定条件下会对人体产生毒副作用。尤其是儿童，如过量食用高蛋白食物，不仅会增加肝脏负担，而且易引起肠胃消化不良。

（3）增加患癌危险 美国科学家曾发表一项声明指出，食入过量的蛋白质，会增加患直肠癌、胃癌、乳腺癌和胰腺癌等癌症的危险。

（4）诱发心脏病变 食用过多的动物性蛋白质，如蛋、奶、肉等易引发心脏病变。儿童每天只需 2g/（kg 体重）蛋白质就足够了。动物性蛋白摄入太多，易缺乏碳水化合物和维生素 C，使人感到疲劳、嗜睡、活动能力下降、抗病能力降低。所以，平时应注意荤素搭配，合理安排膳食。

3. 低聚糖过多

研究发现糖醇类低聚糖，如甘露醇、山梨糖醇和木糖醇摄入过多时会导致腹泻。据报道，摄入过多的精制糖，与妇女乳腺癌及冠心病的发生直接有关。

4. 维生素和矿物质过多

参见本书第二章《微量营养素》。

第二节 营养与肥胖

在发达国家，由于食品供应丰富，工作中以静坐为主，生活中体力劳动减少，导致肥胖病检出率高。近年来，发展中国家随着生活水平的提高，饮食条件的改善，肥胖症患者也面临迅速增长的趋势。肥胖症现已成为全球性多发病。国际肥胖特别工作组（The International Obesity Task Force，TOTF）指出：肥胖已成为 21 世纪威胁人类健康和生活满意度的最大杀手。

营养与肥胖

肥胖症是一种慢性病，世界卫生组织提出它是人类目前面临的最容易被忽视，但发病率却在急剧上升的一种疾病。据《中国居民营养与慢性病状况报告（2020 年）》报道，目前我国 18 岁及以上居民超重率和肥胖率分别为 34.3% 和 16.4%，6~17 岁儿童青少年超重率和肥胖率分别为 11.1% 和 7.9%，6 岁以下儿童超重率和肥胖率分别为 6.8% 和 3.6%。目前中国肥胖人口呈现低龄化、快速增长的趋势，与此同时肥胖相关疾病也成为威胁人类健康的重要公共卫生问题。

一、肥胖的定义与分类

肥胖是一种由多种因素引起的慢性代谢性疾病，是指能量摄入大于能量消耗，多余的能量以脂肪的形式储存在体内，表现为体内脂肪细胞的体积和/或数目的增加，使体脂占体重的比例异常升高，并在全身或某些局部沉积过多，当人体脂肪达到一定的含量时，即称为肥胖症。

根据发病机理，肥胖可分为遗传性肥胖、继发性肥胖和单纯性肥胖。遗传性肥胖主要指遗传物质（染色体、DNA）发生改变而导致的肥胖，这种肥胖极为罕见，常有家族性肥胖倾向。继发性肥胖是由内分泌混乱或代谢障碍引起的一类疾病，约占肥胖人群的2%~5%。单纯性肥胖是指排除由遗传性和代谢性疾病、外伤或其他疾病所引起的肥胖，而单纯由于营养过剩所造成的全身脂肪过量积累性肥胖，这类肥胖人数占肥胖人总数的95%左右。

按脂肪的分布，单纯性肥胖可分为苹果型和鸭梨型两大类型。苹果型肥胖的特点是腹部肥胖，俗称"将军肚"，多见于男性。脂肪主要在腹壁和腹腔内蓄积过多，被称为"中心型"或"向心性"肥胖，对代谢影响很大。向心性肥胖是糖尿病、高血脂和心血管疾病等多种慢性病的最重要危险因素之一。鸭梨型肥胖的特点是肚子不大，臀部和大腿粗，脂肪在外周，所以叫外周型肥胖，多见于女性。通常，外周型肥胖者患心血管疾病和糖尿病的风险小于苹果型肥胖。

二、肥胖的诊断方法

目前已建立了许多诊断或判定肥胖的标准和方法，常用的方法可分为三大类，分别为人体测量法（Anthropometry）、物理测量法（Physicometry）和化学测量法（Chemometry）。

1. 人体测量法

当前，超重和肥胖最简单、最常用的鉴定方法有身体质量指数和体脂比法。

（1）身体质量指数（BMI）（kg/m^2）　成人身体质量指数（BMI）参考范围见表1-2。BMI方法简便可行，只需测量身高、体重，不需要特殊设备和技术，比较实用并不受性别影响，在评价肥胖对健康的危害方面非常有用，但不能用来衡量机体组成及脂肪分布情况。因此，BMI值不能应用于运动员、孕妇和哺乳期妇女以及65岁以上的老人。

（2）体脂比　又称体脂率，体脂比又称体脂率、体脂百分数，是指人体内脂肪质量在人体总体重中所占的比例，反映了人体内脂肪含量的多少。测量人体体脂比常用的方法有仪器测量法和计算法。仪器测量法如体脂秤、手握式体脂仪是通过测定人体电阻率得到人体体脂率。腰围体重计算法是常用的测得体脂率的计算方法之一，其计算方法如下：

$$身体脂肪总质量 = [腰围（cm）\times 0.74] - [体重（kg）\times 0.082 + 系数a]$$

$$体脂比 = 身体脂肪总质量/体重 \times 100\%$$

该公式用于计算男性身体脂肪总质量时，系数a为44.74，计算女性身体脂肪总重量时系数a为34.89。关于成年人的体脂率正常范围说法不一，一般认为男性体脂率12%~20%，女性脂率20%~30%属于正常范围。

2. 物理测量法

体脂物理测量法指根据物理学原理测量人体成分，从而可推算出体脂的含量。这些方法包括全身电传导（Total body electrical conductivity）、生物电阻抗分析（Bioelectrical impendence analysis)、双能 X 线吸收（Dual-energy X-ray）、计算机控制的断层扫描（Computerized tomographic scans）和磁共振扫描（Nuclear magnetic resonance scans），可测量骨骼质量和体脂在体内和皮下的分布，但其费用相对较昂贵。

3. 化学测量法

化学测定方法的理论依据是中性脂肪不结合水和电解质，因此机体的组织成分可用无脂的成分为基础来计算。化学测定法包括稀释法、^{40}K 计数法、尿肌酐测定法。

三、肥胖的危害

肥胖对人体健康的危害是多方面的。肥胖症患者不但体态臃肿、动作迟缓、工作效率降低，因心肺功能不全，心脏担子重，还常出现心慌、气喘、易疲劳、内分泌代谢紊乱甚至精神抑郁等多种疾病。此外，肥胖是多种慢性疾病的共同危险因素，最为典型的就是肥胖可引起高血压、高脂血症、高血糖、冠心病、胆囊炎胆石症，甚至被冠以专门的名称，叫"肥胖五联症"。医学研究显示，肥胖症患者的心脏病、高血压、糖尿病发病率是正常体重者的 3 倍，癌症的发病率是正常体重者的 2 倍，发生胆石症的危险是正常体重者的 3~4 倍。70%~80% 的 40 岁以上糖尿者患者合并有肥胖症。多数研究认为肥胖症与高死亡率有关。病死率高低与 BMI 的关系是：BMI<25 为极低度危险，BMI 为 25~30 低度危险，BMI 为 30~35 中度危险，BMI 为 35~40 高度危险，BMI>40 极高度危险。当 BMI 为 35 时，病死率为 30%~40%。据统计，中年以后发胖对健康伤害很大，年龄 40~45 岁的人，体重每增加近 500g，病死率就约要增加 10%。

四、发生肥胖的原因

肥胖形成的原因是多方面的，如遗传、饮食、运动、神经、内分泌的调控及药物等。多数人肥胖的原因是摄入能量>消耗能量，其实质是进食过多和体力活动过少，过多能量以脂肪形式储存，使体脂增多，脂肪组织增生，引起肥胖。

1. 遗传因素

遗传因素对于肥胖的形成有重要作用，一些肥胖患者常有家族肥胖历史。据统计，父或母一方有肥胖，其子女肥胖的概率为 40%~50%；父母双方都肥胖的，其子女肥胖的概率将增加到 60%~80%。

2. 膳食因素

正常人的能量消耗与摄入能量相当时，机体不会肥胖。但是当摄入能量大大超过机体的能量消耗时，多余的能量变成脂肪被机体储存下来。特别是摄入过多的脂肪时，更易于变成体脂储存。因此不良的饮食习惯是导致肥胖的主要原因。

3. 社会环境因素

据统计，在发达国家中富裕阶层肥胖的概率比中下阶层的低。其原因是富裕阶层的人吃的都是优质食品，也较为注意营养的合理搭配及参加户内外体育活动。在一些发展中国家和贫穷国家，肥胖主要发生在富裕阶层的人，因为他们的营养意识还较淡薄，而且习惯大量进食动物性食品及脂肪含量高的高热能食品。此外，由于发达和方便快捷的交通，人们的活动量明显减少，这也是造成人体肥胖的重要原因。

4. 神经内分泌因素

神经内分泌在调节机体的饥饿与饱食方面发挥一定作用。情绪对食欲亦有很大影响，饱食终日容易引起肥胖。

据报道，出生后的一年是人类脂肪细胞再生的敏感期，而且所形成的脂肪细胞长久不消失。有报道，大约 1/3 的肥胖成人，其肥胖是从儿童时期开始的。由此可见，防止肥胖应从儿童时期就开始，尽量保持膳食平衡，使能量的摄入与消耗基本平衡以维持正常体重。

五、营养治疗和减肥

造成肥胖的部分原因是不可改变的遗传因素，但更多的是环境因素、饮食结构和运动。因此可以通过调整饮食结构和营养平衡、改变饮食习惯及加强体育运动等方式预防和治疗肥胖。

1. 能量与减肥

在减肥过程中，每天对能量的摄入量应低于消耗量。肥胖者每日总进食量和总能量摄入量可参照我国居民膳食指南和 DRIs 逐步减少。可通过适当控制饮食量、增加运动量及改变不良生活方式等措施，迫使机体逐步消耗储存的脂肪来提供能量从而减轻体重。每人每日膳食供能至少为 4185.5kJ（约 1000kcal），每周适当减肥 0.1~1.0kg，以缓慢减轻体重为宜。

此外，研究发现，能量摄入限制与运动相结合的效果是叠加的。经常运动的人的休息代谢速率高于不常运动的人的 5%~10%。对于尚未开始运动的人来说，刚刚起步的运动强度应小一点，然后可随健康状况的改善而缓慢的增加。散步、慢跑、骑自行车、羽毛球和游泳等运动如果长期坚持的话，其减肥效果与高强度体育活动一样。

2. 碳水化合物与减肥

摄入低碳水化合物的膳食可使体重迅速下降，其原因是此时体内需要的能量只能从脂肪的代谢中得到满足，从而加速脂肪的消耗。减肥过程中碳水化合物的供能比例以 40%~55% 为宜，应多选粗杂粮等谷类食物，严格控制精制糖的摄入量，适当增加膳食纤维摄入量。膳食纤维是既让人吃饱又不会使人发胖的减肥食品。因而强化了膳食纤维的食品，可成为减肥的热门食品。

3. 脂肪与减肥

食物中的脂类进入人体后分解为甘油和脂肪酸后被人体吸收，之后它们很容易被以脂肪的形式在体内储存起来。肥胖易感人群的膳食脂肪供能比例应控制在 20%~25%，肥胖者还可更低，可为 15%~20%。膳食胆固醇的每天摄入量应低于 300mg。日常烹饪多选用主要有单不饱和脂肪酸和多不饱和脂肪酸构成的植物油，如橄榄油、玉米油和花生油等，少食动物油脂和煎炸食品。

4. 蛋白质与减肥

虽然减少脂肪和碳水化合物的摄入量，以节食或饥饿方式可快速减肥，然而，机体为了满足对能量的需要，会大量消耗人体瘦肉组织中的蛋白质，这可能会损伤机体的某些器官。理想的减肥方法是快速去除脂肪而又不损失肌肉中的蛋白质。有人建议，减少脂肪摄入量的同时，摄入易消化的蛋白质以满足机体的能量需求，可有效地减肥又不至于身体虚弱。对于肥胖病患者，蛋白质的供能比例为 20%~30%。为维持正常的氮平衡，必须保证膳食中有足够的优质蛋白质食物，如牛奶、鸡蛋、鱼类、豆类和瘦肉类等。

5. 平衡营养膳食与减肥

机体组织和器官细胞的正常代谢是身体健康的保证。平衡营养膳食的摄入是机体组织和器官细胞正常代谢的前提。节食减肥时，由于长期限制饮食，容易导致微量营养素摄入不足，故应注意补充新鲜蔬菜和水果，以确保维生素、矿物质、膳食纤维和水分的摄取。机体对各营养素的要求因人而异。各国有关政府部门为指导人的健康所发布的膳食指南可作为正常人群和减肥人群的饮食参考。

6. 改变不良的饮食习惯

经常饮酒的肥胖患者应做到少量饮酒或戒酒，少抽烟或戒烟。每顿饭要控制进食量，细嚼慢咽，降低进食速度，少吃能量密度较大的各类高脂、高糖食物。一日三餐定时定量，晚餐少吃，睡前不进食。烹调少用煎、炸，尽量用煮、蒸、烧等。食物要大众化、多样化。只要采用低能量的平衡膳食，任何普通饮食都可成为好的减肥饮食。

总之，对于轻度肥胖者只需在饮食上适当调整，并增加体力活动即可。中度及以上肥胖者需就医、遵医嘱，因为节食减肥是个复杂的过程，有个体差异并常有反弹，减肥不当可能给身体带来损害。

第三节　营养与心血管疾病

当今，人类的最大杀手是心血管疾病（Cardiovascular disease，CVD）。由于各种因素影响心脏和全身血管功能而发生的疾病统称为心血管疾病。最常见的有动脉粥样硬化、冠心病和高血压等。心脑血管疾病是一种严重威胁人类，特别是50岁以上中老年人健康的常见病，是死亡的重要原因，特别是在发达国家。美国近3.1亿人口，2012年心血管患病总人数0.836亿，高血压患者0.78亿，冠心病患者1540万，心力衰竭患者510万，美国每40秒就有1人因心血管疾病死亡。近年来，我国心脑血管疾病患病率逐年提高，据《中国心血管健康与疾病报告（2021）》统计数据显示，我国心血管病的发病率与致死率仍高居榜首，2019年农村、城市心血管病分别占死因的46.74%和44.26%，每5例死亡中就有2例死于心血管病。有研究发现，心血管疾病重症患者中营养不良者的并发症发生情况和死亡率均远高于营养状况良好者，由此可见，适当的营养干预在心血管疾病的预防与治疗中都非常必要。

一、膳食营养与动脉粥样硬化

动脉粥样硬化（Atherosclerosis，AS）是脂肪、胆固醇和其他物质在动脉壁内和动脉壁上沉积，使动脉管壁受损、增厚变硬、失去弹性、管腔缩小，导致血流量减少或阻塞血液流出的一种疾病。因动脉内膜聚集的脂质斑块外观呈黄色粥样，故称为动脉粥样硬化。多发生在40岁以上的人。其常导致心、脑、肾等器官的缺血性疾病，因而危害极大。研究表明，所有膳食营养素都和动脉粥样硬化的发生和发展有关。

冠状动脉粥样硬化指供应心脏营养物质的血管冠状动脉发生了粥样硬化，可使血管腔狭窄、阻塞，导致心肌缺血缺氧，甚至坏死而引起心脏病，它和冠状动脉功能性改变（痉挛）一起，统称冠状动脉性心脏病，简称冠心病（Coronary atherosclerotic heart disease，CHD）。发病率在 40 岁以后逐渐增加，也受遗传和膳食影响。

1. 营养素对动脉粥样硬化形成的作用

（1）脂类与动脉粥样硬化　膳食脂类通过食物吸收作用进入血液循环，血浆中的脂类主要包括胆固醇（Cholesterol，Chol）、胆固醇酯（Cholesterol ester）、总胆固醇（Total cholesterol，TC）、甘油三酯（Triglyceride，TG）、磷脂（Phospholipid，PL）和游离脂肪酸（Free fatty acid，FFA）等。血脂中的主要成分是甘油三酯和胆固醇。甘油三酯和胆固醇是疏水性物质，不能直接在血液中被运转，也不能直接进入组织细胞，它们必须与特殊的蛋白质和极性类脂（如磷脂）一起组成一个亲水性的球状大分子脂蛋白，才能在血液中被运输，并进入组织细胞。

①血浆脂蛋白与动脉粥样硬化。由于各种脂蛋白所含蛋白质和脂类的组成和比例不同，它们的密度和颗粒大小各异，采用超速离心法，根据脂蛋白密度及沉降速度的不同，脂蛋白可分为乳糜微粒（Chylomicron，CM）、极低密度脂蛋白（Very low-density lipoprotein，VLDL）、低密度脂蛋白（Low-density lipoprotein，LDL）和高密度脂蛋白（High-density lipoprotein，HDL）。

CM 由小肠黏膜细胞合成，其主要生理功能是运输由消化道吸收的脂质（TG 和 Chol）以 CM 形式进入血液。近年来研究表明，餐后高脂血症（主要是 CM 浓度升高）也是冠心病的危险因素，因而可能与动脉粥样硬化有关。

VLDL 由肝细胞合成。肝脏能将体内过剩的碳水化合物转变成 TG，以及与脂库中动员出的 FFA 合成 VLDL，所以 VLDL 是内源性 TG 由肝运输至全身的主要形式。目前多数学者认为，血浆 VLDL 水平升高是冠心病的危险因素。

LDL 是运输 Chol 的主要形式。正常情况下，LDL 是由 VLDL 代谢生成，所以它所携带的 Chol 是在肝内合成的。LDL 可通过细胞膜上的受体使 Chol 进入外周细胞被利用，是所有血浆脂蛋白中首要的致动脉粥样硬化的脂蛋白。研究证明，粥样硬化斑块中的胆固醇来自血液循环中的 LDL。此外，LDL 易被氧化修饰，形成氧化低密度脂蛋白（OX-LDL），OX-LDL 因构型改变，不能被低密度脂蛋白受体（LDL-receptor，LDL-R）识别，而具有更强的致动脉粥样硬化作用。

HDL 主要由肝脏和肠壁合成，能将周围组织中包括动脉壁内的胆固醇转运到肝脏进行代谢，这一过程称为胆固醇逆向转运。HDL 通过介导胆固醇的逆向转运，一方面清除了动脉管壁胆固醇，抑制新生斑块生长；另一方面在降低胆固醇的同时，增加斑块的稳定性，抑制斑块破裂，降低心血管事件的危险性，HDL 浓度与发生动脉粥样硬化的危险之间呈负相关。

②膳食脂肪酸与动脉粥样硬化。饱和脂肪酸（Saturated fatty acid，SFA）：大量流行病学研究表明，SFA 的摄入量与动脉粥样硬化的发病率呈正相关。动物实验和人群干预实验研究发现，饱和脂肪酸可以通过抑制 LDL 受体活性、提高血浆低密度脂蛋白胆固醇（low-density lipoprotein cholesterol，LDL-C）水平而导致动脉粥样硬化。

单不饱和脂肪酸（Mono unsaturated fatty acid，MUFA）：摄入富含 MUFA 的橄榄油较多的地中海居民，尽管脂肪摄入总量较高，但冠心病的病死率较低。以富含单不饱和脂肪酸的油脂如橄榄油和茶油替代富含 SFA 的油脂，可以降低血 LDL-C 和 TG，而且不会降低高密度脂蛋白胆固醇（High-density lipoprotein cholesterol，HDL-C）水平。

多不饱和脂肪酸（Poly unsaturated fatty acid，PUFA）：PUFA 尤其是 ω-6 与 ω-3 系 PUFA 在防治动脉粥样硬化方面起重要作用。ω-6 系 PUFA 如亚油酸能提高 LDL 受体活性，显著降低血清 LDL-C 并同时降低 HDL-C，从而降低血清总胆固醇含量。ω-3 系 PUFA 如 α-亚麻酸、EPA 和 DHA 能抑制肝内脂质及脂蛋白合成，能降低血胆固醇、TG、LDL 和 VLDL，增加 HDL，并能参与花生四烯酸代谢。花生四烯酸的代谢物为前列环素（Prostacyclin，PG12）和血栓素（Thromboxane A2，TXA2），PG12 可舒张血管及抗血小板聚集、防止血栓形成，因此 EPA 和 DHA 具有舒张血管、抗血小板聚集和抗血栓作用。ω-3 系脂肪酸还具有预防心肌缺血导致的心律失常的作用以及改善血管内膜的功能，如调节血管内膜一氧化氮的合成和释放。但值得注意的是 PUFA 由于含有较多双键，易发生氧化，摄入过多会导致机体氧化应激水平增高，从而促进动脉粥样硬化的形成和发展，增加心血管疾病的风险。

反式脂肪酸（Trans-fatty acid，TFA）：研究表明摄入过多 TFA 可使血中 LDL-C 含量增加，同时引起 HDL 降低，HDL/LDL 比例降低，增加动脉粥样硬化和冠心病的风险。

③磷脂与动脉粥样硬化。磷脂是一种强乳化剂，可使血液中胆固醇颗粒变小，并保持悬浮状态，易于通过血管壁为组织利用，从而降低血胆固醇，降低血液的黏稠度，避免胆固醇在血管壁的沉积，有利于防治动脉粥样硬化。

④膳食胆固醇与动脉粥样硬化。人体内的胆固醇 30%~40% 为外源性，直接来自食物摄取，其余在肝脏内源性合成，摄入高胆固醇膳食是导致血清胆固醇升高的重要因素。

⑤植物固醇和动脉粥样硬化。植物中含有与胆固醇结构类似的化合物称为植物固醇，能够在消化道与胆固醇竞争性形成"胶粒"，抑制胆固醇的吸收，降低血浆胆固醇。

（2）能量和碳水化合物与动脉粥样硬化　热能、碳水化合物摄入超标时，多余的能量就会转化为脂肪，储存于皮下或身体组织中形成肥胖，进而使冠心病、糖尿病、高血压发病率增加。

（3）膳食纤维与动脉粥样硬化　膳食纤维的摄入量与冠心病的发病率和死亡率呈显著负相关。膳食纤维含黏多糖，可使胃内容物黏度增加，从而阻碍脂肪酸和胆固醇的吸收，使血浆胆固醇降低。膳食纤维还可增加胆汁酸的排出量，从而间接促进肝脏中胆固醇向胆汁酸转化，导致血浆胆固醇降低。

（4）蛋白质与动脉粥样硬化　目前，蛋白质与动脉粥样硬化的关系尚不确定。动物实验显示，高动物蛋白（如酪蛋白）膳食可促进动脉粥样硬化的形成。另外有研究发现，一些氨基酸与动脉粥样硬化的形成有关，如蛋氨酸摄入增加可引起血浆中同型半胱氨酸升高，而目前公认为高同型半胱氨酸血症是血管损伤或动脉粥样硬化的独立危险因子。

（5）维生素与动脉粥样硬化　越来越多的研究证实，维生素通过多种途径参与并影响动脉粥样硬化的形成，如改善内皮功能（维生素 A、维生素 C、维生素 D、维生素 E）、改善代谢（维生素 A、维生素 B_{12}、维生素 C、维生素 D、维生素 K）、肾素-血管紧张素-醛固酮系统抑制剂（维生素 D）、抗炎（维生素 A、维生素 D、维生素 E、维生素 K）、抗氧化（维生素 A、维生素 C、维生素 E）、降低同型半胱氨酸水平（B 族维生素，如维生素 B_6、叶酸、维生素 B_{12}）及逆转动脉钙化（维生素 K）等。但也有研究表明补充维生素可能加重动脉粥样硬化或者不起任何作用。总之，目前维生素对动脉粥样硬化是否有有益作用，仍存在争议，未来仍需大量研究来证实。

（6）矿物质与动脉粥样硬化　动物实验观察到，钙可以抑制血小板聚集，缺钙可引起动物血胆固醇和 TG 升高，补钙后，以上指标均显著降低。镁具有降低血胆固醇、增加冠状动脉血流和保护心肌细胞完整性的功能。铬是人体葡萄糖耐量因子的组成成分，缺乏可引起糖代谢和脂肪代谢紊乱、血胆固醇增加、动脉受损；补充铬可使血清 HDL-C 升高，TC 和 TG 水平降低，血清铬与 HDL-C 水平呈明显正相关；缺铬被认为是动脉粥样硬化的发病因素之一。硒是体内抗氧化酶-谷胱甘肽过氧化物酶的核心成分，谷胱甘肽过氧化物酶使体内形成的过氧化物迅速分解，减少氧自由基对机体组织的损伤，缺硒可引起心肌损害，能通过减少前列腺素合成、促进血小板聚集和血管收缩，增加动脉粥样硬化发生的危险性。资料显示，长期摄入富含硒食物的人群，心血管病发生率低，而硒缺乏者心血管及外周血管疾病的发生率升高。

（7）其他因素与动脉粥样硬化

①酒：少量饮酒增加 HDL；大量饮酒造成肝脏损伤和脂类代谢紊乱，升高 TG 和 LDL。

②茶：茶多酚可降胆固醇在动脉壁沉积，抗血栓形成。

③大蒜和洋葱：含有硫化物可降低血胆固醇水平，提高 HDL。

④香菇和木耳：可降低血胆固醇。

2. 动脉粥样硬化的膳食预防

预防动脉粥样硬化必须以平衡饮食为基础，根据营养素对动脉粥样硬化的影响，饮食调整和控制原则如下。

（1）控制总能量，保持理性体重　因许多动脉粥样硬化患者常伴有超重或肥胖，故应通过限制能量摄入或增加消耗，使体重控制在理想范围内。能量通常限制在 2000~3000kcal，伴有高脂血症者应限制在 2000kcal 左右。

（2）控制脂肪，限制胆固醇　脂肪数量和质量都很重要。每天脂肪摄入量应占总能量的 25% 以下。降低饱和脂肪酸摄入，少吃动物油脂，适当增加 MUFA 和 PUFA 的摄入，使多不饱和脂肪酸（P）：单不饱和脂肪酸（M）：饱和脂肪酸（S）= 1：1：1。每天胆固醇摄入量应少于 300mg。

（3）糖类适量，少吃甜食　糖类应占总能量的 60% 左右，以复合糖类为主，限制单糖和双糖的摄入。

（4）适量蛋白质，多吃植物蛋白　蛋白质占能量的 10%~14%。其中植物性蛋白占总蛋白的 50%。

（5）保证充足的膳食纤维、矿物质和维生素摄入　膳食纤维，尤其是可溶性纤维对降低胆固醇有明显效果。可多吃粗粮、蔬菜、水果等膳食纤维丰富的食物，多食用新鲜果蔬，以保证足够的膳食纤维、维生素和各种矿物质的摄入。

（6）饮食宜清淡少盐　每天食盐量应控制在 5g 以下。

（7）适当多吃保护性食物，少饮酒　适当多吃大蒜、洋葱、香菇、木耳等食物，禁用刺激性食物如辣椒、芥末、胡椒、咖喱、大量酒、浓咖啡等。

二、营养与高血压

1. 概述

高血压（Hypertension）是指以体循环动脉血压（收缩压和/或舒张压）增高为主要特征，可伴有心、脑、肾等器官的功能或器质性损害的临床综合征。高血压分为原发性（以血压升高为特征，原因不明的独立疾病，占高血压的 95% 以上）和继发性（血压升高系某些疾病的一部分表现）两种。血压水平分类和定义见表 10-1。

高血压是最常见的慢性病，也是心脑血管病最主要的危险因素。《中国居民营养与慢性病状况报告（2020）》显示，我国 18 岁及以上居民高血压患病率为 27.5%，其中 18~44 岁、45~59 岁和 60 岁及以上居民高血压患病率分别为 13.3%、37.8% 和 59.2%。我国居民高血压患病率总体呈上升趋势，目前成人高血压患病人数估计为 2.45 亿。高血压是导致冠心病、脑卒中等心血管疾病以及死亡的主要原因之一。

多数高血压患者没有明显症状。有些早期高血压病人可表现头痛、头晕、耳鸣、心悸、眼花、注意力不集中、记忆力减退、手脚麻木、疲乏无力、易烦躁等症状。后期血压常持续在较高水平，并伴有脑、心、肾等靶器官受损的表现。

高血压的诊断：在未用抗高血压药的情况下，非同日 3 次测量，收缩压≥kPa（140mmHg）和（或）舒张压≥kPa（90mmHg），可诊断为高血压；患者既往有高血压史，现正在服抗高血压药，血压虽然低于 140/90mmHg，仍诊断为高血压。

表 10-1　　血压水平分类和定义

分类	收缩压（SBP）/mmHg	舒张压（DBP）/mmHg
正常血压	<120 和	<80
正常高值	120~139 和（或）	80~89
高血压	≥140 和（或）	≥90
1 级高血压（轻度）	140~159 和（或）	90~99
2 级高血压（中度）	160~179 和（或）	100~109
3 级高血压（重度）	≥180 和（或）	≥110
单纯收缩期高血压	≥140 和	<90

注：引自国家卫生健康委员会《成人高血压食养指南（2023 年版）》。

2. 发生高血压的原因

（1）遗传因素　父母均患高血压者，其子女患高血压概率达 45%；相反，双亲血压正常者，其子女患高血压的概率仅为 3%。

（2）不合理的膳食　摄入大量的脂肪和胆固醇、过多的饱和脂肪酸、高盐饮食都可以使血压升高；盐敏感人群限制食盐摄入，降压效果明显。

（3）超重和肥胖　超重和肥胖是高血压病一个重要的危险因素。超重、肥胖者高血压患病率较正常者要高 2~3 倍，病危险性增加 90%，冠心病发病危险性增加 2.2 倍。

（4）饮酒　饮酒量与高血压患病率及血压水平呈正相关关系，重度饮酒者或每日饮酒者比少饮酒者或不饮酒者高血压患病率高 1.5~2 倍。

（5）精神紧张　生活节奏加快、竞争激烈都是产生紧张的刺激因素，紧张可引起血压升高、心跳加快、头部和肌肉血液供应增加以及内脏血液供应减少，进而可导致心血管系统的功能性和器质性病理改变。

（6）缺乏运动　规律和至少中等强度的需氧体育运动，对预防和治疗高血压有益。

（7）从医行为不良　不能遵照医嘱坚持药物和非药物治疗。

（8）其他　微量元素（钾、钙、镁摄入不足；锌/锂比值低；血铅高）、药物等。

3. 膳食营养对高血压的作用

（1）食盐（氯化钠）　不仅与 Na 有关，还与 Cl 有关，因为采用其他阴离子替代 Cl^- 并不引起高血压。饮食中其他成分对食盐引起的高血压也有影响，如 K 或 Ca 摄入不足可增加血压对高食盐摄入的反应；反之，高钾或高钙饮食可抑制或减轻高食盐诱导的高血压反应。

食盐引起血压升高原因有两点：肾脏对水重吸收，引起血容量的增加；大量食盐的摄入诱发交感神经活动的增强。

（2）脂类　增加多不饱和脂肪酸摄入，减少饱和脂肪酸摄入，有助于降低血压。富含 ω-3 多不饱和脂肪酸的鱼油具有显著的降血压作用，作用可能与改变前列腺素代谢、改善血管内皮细胞功能及抑制血管平滑肌细胞增殖有关。

（3）蛋白质　蛋白质的摄入与高血压呈负相关。蛋白质降低血压的机制尚不明确，其中一个可能的机制是与其含有的氨基酸有关。酪氨酸和苯丙氨酸的摄入可影响中枢神经系统儿茶酚胺的合成，给试验动物腹腔注射酪氨酸和色氨酸能使其血压降低。组氨酸（组胺的前体）有助于调节交感神经系统的活动和扩张周围血管。

（4）碳水化合物　动物实验发现简单的碳水化合物如葡萄糖、蔗糖和果糖可升高血压。但是，目前尚缺乏人体实验的报道。

（5）酒类　少量酒精具有舒张血管、降低血压的作用，大量酒精则具有收缩血管、升高血压的作用。如每天饮酒量超过 42g 后，血压显著升高。酒精引起血压变化的机制目前尚不完全清楚。

（6）烟和茶　烟中的尼古丁可使血管收缩，血压升高；促进胆固醇、钙盐在血管壁沉积。茶中的茶碱利尿降压。

4. 高血压的营养防治

（1）限制食盐及饱和脂肪的摄入，增加钾、钙的摄入　建议正常人每天摄盐量在 5g 以内，高血压患者每天摄盐量应在 1.5~3.0g。另外，应增加富钾、富钙食品，如新鲜绿叶蔬菜及香蕉、杏、梅、牛奶、豆类等的摄入。

（2）限制总能量　将体重控制在标准体重范围内，肥胖者应节食减肥，体重以每周减轻 1~1.5kg 为宜。

（3）适量蛋白质　应选高生物价的优质蛋白，按 1g/（kg 体重）补给，其中植物蛋白质可占 50%，动物性蛋白宜选用鱼、鸡、牛奶、瘦猪肉、牛肉等。

（4）限制脂类　限制脂肪和胆固醇的摄入，脂肪供给量为 40~50g/d，胆固醇应在 300mg/d 左右。同时患高脂血症及冠心病者，更应限制动物脂肪的摄入，多食用含维生素 E 和较多亚油酸的植物油。

（5）多选用复合糖类　多食用复合糖类、膳食纤维丰富的食物，如糙米、玉米、小米等可促进肠蠕动，加速胆固醇排出。限制葡萄糖、果糖及蔗糖的摄入量。

（6）补充维生素 C　大剂量维生素 C 可使胆固醇氧化为胆酸排出体外，改善心功能和血液循环。多吃新鲜蔬菜和水果，尤其是富含维生素 C 的食物，如橘子、大枣、番茄、油菜、芹菜叶等。

（7）注意补钙　钙对高血压病的治疗有一定的作用，每天供给 1000mg 为宜。含钙丰富的食物有黄豆及其制品、核桃、牛奶、花生、鱼、虾、芹菜、红枣等。

第四节　营养与糖尿病

一、概述

糖尿病（Diabetes mellitus）是一组由于胰岛素分泌和作用缺陷所导致的碳水化合物、脂肪、蛋白质等代谢紊乱，以长期高血糖为主要表现的综合征。在世界各国，各民族都有发病，并且逐年增高。据国际糖尿病联盟（International Diabetes Federation，IDF）提供的资料，2021年全球20~79岁的人群中糖尿病患者数量约5.37亿，糖尿病患病率为10.5%，相比于2019年，糖尿病患者增加了0.74亿，增幅达16%，预计到2045年，患病人数将增至7.83亿。到目前为止，我国糖尿病患者人数已在1.4亿以上。

1. 糖尿病的分类及临床特征

胰腺位于胃的正后部，产生并分泌胰液。胰岛是胰腺的内分泌部分，是分散在胰腺中的不规则的细胞群。胰岛有三种细胞：α、β、δ，其中β胰岛细胞产生胰岛素，α胰岛细胞产生胰高血糖素。当血糖升高时，胰岛素开始分泌以降低血糖含量。血糖降低是由于胰岛素促使组织细胞摄取了血液中的葡萄糖。缺乏胰岛素时，细胞摄取葡萄糖受阻，就会引起血糖异常升高。

根据WHO和IDF（1999年）的分类，糖尿病基本分为1型糖尿病（胰岛素依赖型）、2型糖尿病（非胰岛素依赖型）、妊娠糖尿病以及其他类型糖尿病四种。

（1）1型糖尿病 又称胰岛素依赖型糖尿病（Insulin dependent diabetes mellitus，IDDM），是由自身免疫系统异常引起的，β胰岛细胞被大量破坏，胰岛素生成减少，胰岛素绝对不足所致，必须依赖外源性胰岛素治疗方可生存。1型糖尿病多见于小儿及青少年，在我国的糖尿病患者中约占5%。早期不易诊断，起病较急，"三多一少"症状明显，即多饮、多尿、多食、消瘦，有遗传性。

（2）2型糖尿病 又称非胰岛素依赖型糖尿病（Non-insulin dependent diabetes mellitus，NIDDM），是最常见的糖尿病类型，胰腺仍可制造胰岛素，并且分泌量比正常时多，只是由于胰岛素信号的不通畅，胰岛素灵敏性下降，导致不能满足机体需要，产生胰岛素抵抗（Insulin resistant）所致。发病年龄多见于中、老年人，占全世界糖尿病病人总数的90%。起病缓慢、隐匿，症状较轻或没有症状。患者尤以中心型肥胖或超重多见。患者生活方式多有不合理的地方，如饮食为高脂、高糖、高能量及少活动等。

（3）妊娠糖尿病 妊娠糖尿病（Gestational diabetes mellitus，GDM）是妊娠前糖代谢正常，妊娠期间才出现的糖尿病，是由β胰岛细胞功能障碍和（或）胰岛素抵抗引起的。与正常孕妇相比，GDM女性β胰岛细胞功能受损，适应性降低，导致胰岛素分泌不足，无法维持正常的血糖水平。孕期胰岛素抵抗、胰岛素拮抗激素释放、全身炎症反应等均会促使GDM的发生。根据IDF 2021年的调查数据显示，我国20~49岁女性GDM的患病率为8.6%，发病与妊娠期进食过多以及胎盘分泌的激素抵抗胰岛素的作用有关。

（4）其他类型糖尿病 如感染性糖尿病、药物及化学制剂引起的糖尿病和胰腺疾病、内分泌疾病伴发的糖尿病等。肥胖、超重的人无论年龄大小，发病率均明显高于非超重者。

2. 糖尿病的诊断

糖尿病可通过空腹血糖检测或葡萄糖耐量检测的方法来诊断。前者让患者在一夜禁食后抽取血液，医生测量其血液中葡萄糖浓度是否下降到正常范围内。后者让身体去承受陡然升高的大量葡萄糖。在禁食过夜之后，让被测者空腹口服葡萄糖。成人正常空腹血糖为3.9~6.9mmol/L，餐后2h血糖值<7.8mmol/L，4~6h后，一般情况下血糖浓度恢复正常。但糖尿病患者的血糖仍然很高，而且血中胰岛素含量通常也很高。

美国糖尿病协会（American Diabetes Association，ADA）1997年公布的诊断标准，包括我国在内的许多国家都在采用，其诊断原则为：有糖尿病症状者或糖尿病危险人群（老人、肥胖、心血管疾病、糖尿病家族史等），空腹血糖值>7.0mmol/L，或任何一次血糖>11.1mmol/L即可诊断为糖尿病，如结果可疑，应再做葡萄糖耐量试验。成人空腹口服75g葡萄糖，2h后血糖>11.1mmol/L可诊断为糖尿病，7.8～11.1mmol/L为糖耐量受损。单独空腹血糖为6.1～7.0mmol/L，为空腹糖耐量受损。

二、糖尿病的主要代谢变化

由于胰岛素的不足或利用障碍，糖尿病患者体内碳水化合物、脂肪和蛋白质代谢发生严重紊乱，进而引起水、电解质等的代谢紊乱，导致眼、肾、神经、心脏和血管等组织器官的慢性进行性病变、功能减退及衰竭。

1. 糖代谢

糖代谢异常是糖尿病的主要病理因素之一。糖尿病患者由于胰岛素分泌不足或胰岛素抵抗，使得肝脏中糖原分解增加，合成减少。脂肪组织和肌肉中葡萄糖利用减少，肌肉中磷酸果糖激酶和肝组织中L-型丙酮酸激酶合成减少，糖酵解减弱，肌糖原合成减少而分解增加。其结果可引起高血糖、尿糖、高血浆渗透压以及乳酸性酸中毒等。

2. 脂肪代谢

由于糖代谢失常，引起能量供应不足，促进脂肪大量分解，经β-氧化而产生大量的乙酰辅酶A，又因糖酵解失常草酰乙酸减少，使乙酰辅酶A不能与之充分结合氧化而转化为大量酮体。当酮体生成过多过速，氧化利用减慢时，则出现酮血症和酮尿。临床上可发生酮症、酮症酸中毒，严重时出现糖尿病性昏迷。

此外，乙酰辅酶A增多可促进胆固醇合成，形成高胆固醇血症。脂肪代谢失常还可引起血中三酰甘油和游离脂肪酸增加，形成高三酰甘油伴高游离脂肪酸血症，因此在肝脏大量合成和储存甘油三酯，形成脂肪肝。血脂的升高是糖尿病患者动脉粥样硬化并发症的主要因素之一。

3. 蛋白质代谢

胰岛素的主要生理功能是促进合成代谢，抑制分解代谢，它是体内唯一促进能源储备和降低血糖的激素。糖尿病患者由于胰岛素分泌不足，可导致蛋白质代谢合成受阻、蛋白质分解加速，所以幼年型糖尿病患者生长迟缓或停滞。长期的代谢紊乱可导致糖尿病并发症，出现酮症酸中毒，甚至昏迷和死亡。

4. 矿物质和维生素代谢

糖尿病可引起多尿症，蛋白质分解时产生大量酸性代谢产物如磷酸、酮酸及其他有机酸，在排出时会损失大量水分以及造成细胞外渗透压增高等，可引起机体严重失水。在糖尿病酮症酸中毒时，失水更为严重。早期可出现低钠低钾血症，当肾功能减弱时，血钾滞留而升高。由于尿路失钙较多，可出现负钙平衡，但血钙降低不明显。

糖尿病也可引起维生素代谢改变。与碳水化合物、脂肪和蛋白质代谢有关的维生素，尤其是B族维生素变化较为明显，常见缺乏。

三、糖尿病的营养治疗

饮食治疗对任何类型的糖尿病都是最基本的、有效的治疗措施。轻型患者经饮食控制和调节，通常不需服药或仅需少量服药，血糖和尿痛即可恢复正常。中重型患者，经药食结合，可减轻或预防并发症发生，促使病情稳定。

2023年1月中国营养学会发布了《成人糖尿病食养指南（2023版）》，指南中为糖尿病患者的膳食管理提供了八大推荐意见：①食物多样，养成和建立合理膳食习惯；②能量适宜，控制超重肥胖和预防消瘦；③主食定量，优选全谷物和低血糖生成指数食物；④积极运动，改善体质和胰岛素敏感性；⑤清淡饮食，限制饮酒，预防和延缓并发症；⑥食养有道，合理选择应用食药物质；⑦规律进餐，合理加餐，促进餐后血糖稳定；⑧自我管理，定期营养咨询，提高血糖控制能力。

第五节　营养与骨质疏松症

骨质疏松症（Osteoporosis）是一种以骨强度减弱，易于发生以骨折为特征的骨骼疾病，其最大危害是并发骨折。据世界卫生组织的资料，骨质疏松症的严重性仅次于心血管病，患病后果是疼痛、失去活动能力、生活不能自理，突发时还会导致死亡。骨质疏松症是一种退化性疾病，随着年龄增长，患病风险增加。统计资料显示，70岁人的骨密度仅相当于青年时期的50%左右，骨质疏松症的发病率达到60%以上。我国是世界上老年人口绝对数量最多的国家，《原发性骨质疏松症诊疗指南（2022）》显示，骨质疏松已经成为我国50岁以上人群的重要健康问题。50岁以上人群患病率为19.2%，其中男性为6.0%，女性为32.1%；65岁以上人群患病率达到32.0%，其中男性为10.7%，女性为51.6%。随着我国人口老龄化程度进一步加深，罹患骨质疏松的人口基数在进一步扩大。

一、骨质疏松症的定义和类型

骨质疏松症以骨量减少、骨强度降低和骨的微观结构退化为特征，是致使骨的脆性增加以及易于发生骨折的一种全身性骨骼疾病。该病可发生于不同性别和任何年龄，常见于绝经后妇女和老年人。女性骨质疏松症发生率为男性的6~10倍，这与女性更年期雌激素低下、骨钙排出的增加有很大关系。

骨质疏松症可分为两大类，第一类为原发性骨质疏松症，是一种随着年龄的增长必然发生的生理性退行性病变，占所有骨质疏松症的90%以上。原发性骨质疏松症又分为绝经后骨质疏松症（Ⅰ型）、老年性骨质疏松症（Ⅱ型）和特发性骨质疏松（包括青少年型）三种。绝经后骨质疏松症一般发生在妇女绝经后5~10年；老年性骨质疏松症一般指老人70岁后发生的骨质疏松；而特发性骨质疏松多见于8~14岁的青少年或成人，多伴有家庭遗传病史，女性多于男性。妊娠妇女及哺乳期女性所发生的骨质疏松也可列入特发性骨质疏松。第二类为继发性骨质疏松症，是由其他疾病或药物等因素所诱发的骨质疏松症。

二、骨质疏松症的发病原因

骨质疏松症的形成与两个主要的生命阶段密切相关。第一个阶段是幼年与青春期的"骨质生长期"；第二个阶段是闭经之后的"骨丢失期"。在人的一生中，骨的强度与密度从幼年到青少年时期一直都在增加，男性在40岁左右，女性在35岁左右会到达骨峰值。此后随着年龄的增长，构建骨的细胞活性逐渐降低，但那些分解骨质的细胞却一直都在工作，因此骨质逐渐降低,每年大约流失1%。女性于闭经后骨量流失明显加快,在绝经后的5年内骨质丢失最快,约为骨峰值的1/3,男性在70岁以后骨量丢失最快。骨质流失是历经数十年的过程,骨的质量逐渐减少慢慢地失去强度与密度,开始出现骨质疏松,表现出腰酸背痛、腿脚抽筋、身高变矮、驼背、易骨折的临床症状。

三、骨质疏松症的危险因素和临床表现

1. 危险因素

骨质疏松症的危险因素可分为两大类。一类是固有的、不可控制的因素,如人种(白种人和黄种人患骨质疏松症的危险高于黑人)、老龄(>65岁)、性别和遗传因素(母系家族史)等。另一类是非固有的、可控制因素,包括低体重(BMI<20)、性腺功能低下(雌激素或雄激素缺乏)、吸烟(每天吸烟20支以上)、过量饮酒、饮过多咖啡、久于案牍的生活方式、饮食中营养失衡、蛋白质过多或不足、高钠饮食、钙和(或)维生素D摄入不足(光照少或摄入少)、有影响骨代谢的疾病以及应用影响骨代谢药物(糖皮质激素、肝素和免疫抑制剂等)等。

2. 临床表现

骨质疏松症初期通常没有明显的临床表现,因而也被称为"寂静的疾病"或"静悄悄的流行病"。但随着病情进展,骨量不断丢失、骨微结构破坏,患者会出现骨痛、脊柱变形,甚至发生骨质疏松性骨折等病症;部分患者可能无临床症状,仅在发生骨质疏松性骨折等严重并发症后才被诊断为骨质疏松。骨质疏松症的主要临床表现如下。

(1) 疼痛 疼痛是骨质疏松症的最常见、最主要症状。其原因主要是由于骨转换高,骨吸收增加。在骨吸收过程中,骨小梁的破坏、消失,骨膜下皮质骨的破坏等均会引起全身性骨痛,以腰背痛最为多见,也包括四肢关节痛、足跟部疼痛以及一些肢体的放射痛、麻木感和刺痛感等。一般骨量丢失12%以上时即可出现骨痛。另一个引起疼痛的重要原因是骨折,即外力压迫或非外力性压迫形成的脊椎压缩性骨折,以及扁平椎、楔椎和鱼椎样变形而引起的腰背痛。因为疼痛,患者常常卧床,运动减少,常常导致随后出现的周身乏力感,并加速骨量丢失。

(2) 身高缩短或驼背 身高缩短或者驼背是继腰背痛后出现的骨质疏松症的重要临床特征之一。人体有24节椎体,正常人每一椎体高度约2cm,老年人骨质疏松时椎体压缩,每椎体缩短2mm左右,身长平均缩短3~6cm,有时身高缩短5~20cm不等。脊椎椎体前部几乎多为松质骨组成,而且此部位是身体的支柱,负重量大,尤其第11、12胸椎及第3腰椎,负荷量更大,容易压缩变形,使脊椎前倾,背曲加剧,形成驼背。通常骨质疏松程度越严重,驼背顶点的位置就越低,驼背程度亦越严重。

(3) 脆性骨折 骨质疏松症患者的骨骼脆而弱、骨强度降低,骨折阈值明显下降,因此,受轻微的外力作用就容易发生骨折。骨折是骨质疏松症最重的后果,严重影响患者的生活质量,甚至缩短寿命。一般骨量丢失20%以上时即发生骨折。好发部位为胸腰段椎体、桡骨远端、肱骨近端、股骨近端和踝关节等。

(4) 呼吸系统障碍 严重骨质疏松症所致胸、腰椎压缩性骨折,常常导致脊柱后凸、胸廓畸形,胸腔容量明显下降,有时可引起多个脏器的功能变化,其中呼吸系统的表现尤为突出。

四、骨质疏松症的营养治疗

骨质疏松的预防要及早开始,从小就培养合理饮食、适当运动的良好生活习惯。

1. 补充钙

从儿童、青少年生长发育期,就应注意合理营养,在保证充足热量的蛋白质的基础上,摄入足量的钙,以利于提高峰值骨量。国外许多学者认为,对于绝经期又未做激素治疗的妇女每日应摄入1200~1500mg的钙,才能满足机体需要。食物补钙最为安全,首选奶及奶制品,牛奶中的酪蛋白水解会产生在中性或者碱性环境下阻止磷酸钙沉淀的磷酸肽,从而保持溶解钙在一个较高水平,促进钙的吸收利用;此外,乳糖也会起到帮助肠道吸收钙的作用。其他富钙且易消化的食物,如骨头汤、海带等也可用于补钙。

2. 增加维生素D的摄入

适量的补充维生素D能够延缓骨质丢失和骨折发生率。老年人因摄食总量减少、存在吸收障碍和户外日照不足等问题,随餐摄入和皮肤转化的维生素D均较少,故推荐剂量为400~800IU(10~20μg/d)。维生素D用于治疗骨质疏松症时,剂量可为800~1200IU,还可与其他药物联用。平时选用维生素D丰富的食物,如动物肝脏、鱼肝油、禽蛋类等。适当的户外活动,增加日照,以增加皮肤维生素D的合成。

3. 适量的蛋白质

蛋白质营养低下会抑制骨形成。蛋白质大量摄入时可使尿钙排泄量增加,而经尿丢失过多的钙与骨量减少和髋骨骨折率升高有关。虽然蛋白质过量的摄取(每日摄入量>100g),促进了钙的排出,但高龄老人,尤其是骨质疏松症的患者,普遍公认的问题仍是蛋白质摄入量不够。

4. 确保足够的矿物质、维生素和豆制品

镁、钾、维生素C和维生素K的摄取,对骨钙的维持也是必要的。摄入含有钾、镁较高的蔬菜和水果,可抑制老年人骨密度的减少。维生素C与骨基质中胶原的合成有关。在蔬菜、水果类中,富含镁、钾、维生素C、维生素K和植物性雌激素(Estrogen)的食品很多。大豆和大豆制品等含有丰富的异黄酮,其具有弱的植物性雌激素作用,有望达到对骨质疏松症、更年期综合征、高血脂的预防效果。

5. 改变不良饮食习惯和生活方式

据报道,吸烟有抗雌激素作用,可妨碍钙的吸收,促进尿钙的排泄。喝浓咖啡能增加尿钙排泄、影响身体对钙的吸收,导致骨量降低、骨折增多。过量饮酒也不利于骨骼的新陈代谢。此外,过量的钠、维生素A和磷的摄入也会加速骨质疏松症的发生。在日常生活中应该避免形成上述不良习惯。

6. 适当的运动和体力活动

人体的骨组织是一种有生命的组织,人在运动中会不停地刺激骨组织,骨组织就不容易丢失钙质,骨组织中的骨小梁结构就会排列得比较合理,这样骨质疏松症就不容易发生。运动和体力活动对各年龄段的人预防骨质疏松和骨折都很重要。研究发现,经常参加运动的老人,他们体内的骨密度要高于不爱运动的同年纪老人,并且他们平衡性好,不容易跌跤,这就可以有效地预防骨折的发生。对骨质疏松症比较有意义的锻炼方法是散步、打太极拳和做运动操等,有条件的话可以进行游泳锻炼。

第六节 营养与肿瘤

一、癌症的定义与临床表现

1. 概述

肿瘤（Tumor）指机体在各种致癌因素作用下，局部组织的某一个细胞在基因水平上失去对其生长的正常调控，导致其克隆性异常增生而形成的异常病变。一般分为良性肿瘤和恶性肿瘤两大类。其中良性肿瘤结构和功能接近于相应组织的正常细胞，缓慢生长，不会从原发部位脱落、转移，被完全切除而不复发，能完全治愈，对人体危害较小。恶性肿瘤也称癌症，与正常细胞有较大的差异，生长快，易从瘤体上脱落下来，转移，难彻底治愈，最终可导致患者死亡。区分良性肿瘤和恶性肿瘤的最重要标志是是否具备转移性。

癌症是当前人类的第二大死因，全球发病率和死亡率居前三位的癌症是乳腺癌、肺癌和直肠癌。男性发病率最高的癌症是肺癌，其他依次为结直肠癌、前列腺癌、胃癌和肝癌。女性发病率最高的癌症是乳腺癌，其他依次为结直肠癌、肺癌、宫颈癌和甲状腺癌。2020年中国癌症新病例近457万，约有300万人死于癌症。中国发病率和死亡率居前三位的癌症为肺癌、结直肠癌和胃癌。癌症严重威胁着我国居民的健康和生命，同时因其高昂的治疗费用，给患者家庭及全社会都造成了很大的经济负担。2016年制定的《"健康中国2030"规划纲要》中提出，针对高发地区重点癌症开展早诊早治工作，推动癌症等疾病的机会性筛查；到2030年，实现总体癌症5年生存率提高15%。

2. 临床表现

癌症的临床表现，除明显消瘦外，随发生部位的不同而不同。如肺癌表现为持续性呛咳和痰中带血；胃癌早期无症状或有消化不良，进而会发现上腹疼痛，胃纳差，或上腹部饱胀感；食道癌表现为进行性加重的吞咽困难；大肠癌突出表现为便血，大便习惯的改变、腹痛等；宫颈癌表现为阴道不规则性出血，且多为性交后出血或妇科检查后出血等，不尽相同。

了解一些常见癌症的早期征兆，可帮助早发现、早治疗。凡出现以下征兆应该高度警惕发生癌的可能性。

（1）异常肿块或结节：乳腺、颈部、皮肤和舌等身体浅表部位出血经久不消或出现逐渐增大的肿块。

（2）疣痣增大：体表黑痣和疣等在短期内色泽加深或变浅，迅速增大，脱毛、瘙痒、渗液、溃烂等。特别是在足底、足趾等经常摩擦部位。

（3）异常感觉：吞咽食物的哽咽感、胸骨后闷胀不适、疼痛、食管内异物感。

（4）溃疡不愈：皮肤或黏膜经久不愈的溃疡，有鳞屑、脓苔覆盖、出血和结痂等。

（5）持续性消化不良和食欲减退：食后上腹闷胀，并逐渐消瘦、贫血等。

（6）大便习惯改变：便秘、腹泻交替出现，大便变形，带血或黏液。

（7）持久性声音嘶哑：干渴，痰中带血。

（8）耳鸣，听力减退、不明原因的鼻血、鼻咽分泌物带血和头痛。

（9）无痛性血尿，排尿不畅。
（10）不明原因的发热、乏力、进行性体重减轻。

总之，异常肿块、腔肠出血以及体重减轻是重要的癌症早期报警信号。

二、食物中的致癌物质

致癌物质（Carcinogens）是在一定条件下能诱发人类和动物癌症的物质。包括化学性、物理性以及生物性致癌物质。化学性致癌物引起的人类癌症占80%左右；物理因素引起的占5%~10%；生物性（例如病毒）致癌物引起的占5%左右。饮食成分及其相关因素在癌变的启动、促进和演进所有阶段均起作用。如果饮食中含致癌物质多而含抗癌成分少则会促癌。因此，膳食中摄入致癌物质是导致癌症发生的重要原因之一。食物中的致癌物质主要有下列四大类。

1. 多环芳烃类（Polycyclic aromatic hydrocarbons，PAH）

PAH是含有两个或两个以上苯环的碳氢化合物，是最早发现的一类化学致癌物。其最突出的生物化学特性是具有致癌、致畸及致突变性。PAH有两个主要来源，一是食品加工过程中产生，食品成分在高温烹调，尤其是烘烤或熏制过程发生热解或热聚反应所形成。二是食品被污染，包括植物性食品可吸收土壤、水和大气中污染的多环芳烃；食品加工中受机油和食品包装材料等的污染；在柏油路上晒粮食使粮食受到汽车尾气等污染；污染的水可使水产品受到污染；被微生物污染，微生物可合成微量的多环芳烃。经验证，长期接触苯丙[a]芘这种典型PAH，除能引起肺癌外，还会引起消化道癌、膀胱癌和乳腺癌等癌症。喜欢吃烟熏食品的地区和民族，胃癌和食管癌发病率较高。

2. 杂环胺类化合物

杂环胺类化合物如2-胺基-3-甲基咪唑（4，5-f）喹啉（IQ）和2-胺基-1-甲基-6-苯咪唑（4，5-b）吡啶（PHIP）等是富含蛋白质的食物（如肉、鱼等）在高温加工过程中通过美拉德反应生成的一类致癌和致突变物，致癌的主要靶器官为肝脏，易引起结肠癌和乳腺癌等多种癌症。

3. 亚硝酸盐

亚硝酸盐是在许多植物性食物中含有的或由硝酸盐还原形成的一种化学物质。亚硝酸盐是亚硝胺类化合物的前体物质。在自然界，亚硝酸盐极易和胺化合，生成亚硝胺类致癌物。比如亚硝酸盐能与肉中的肌红蛋白结合形成红色的亚硝基肌红蛋白而使产品美观，因此常用作腌肉的添加剂，但用亚硝酸盐腌制过的肉中发现有N-二甲基亚硝胺和N-亚硝基吡啶等亚硝胺类物质。在人体胃的酸性环境里，亚硝酸盐也可以转化为亚硝胺。亚硝胺类化合物几乎可以引发人体所有脏器肿瘤，其中以消化道癌最为常见，而且可通过胎盘对后代诱发肿瘤或畸形。亚硝胺类化合物普遍存在于腌制食物、熏肉、啤酒和海鱼等食物中。不新鲜的食品（尤其是煮过久放的蔬菜）内亚硝酸盐的含量较高。

4. 黄曲霉毒素

黄曲霉毒素是黄曲霉和寄生曲霉等某些菌株产生的毒素，食品霉变易产生该物污染，主要污染花生、玉米、大米、棉籽等农作物及其制品。黄曲霉毒素是已知的最强烈的致癌物。医学家认为，黄曲霉毒素很可能是肝癌发生的重要原因。在一些肝癌高发区，人们常食用发酵食品，如豆腐乳、豆瓣酱等等，这类食品在制作过程中如方法不当，容易产生黄曲霉毒素。此外，黄曲霉素热稳定性很强，在烹调过程中不易被破坏。

三、膳食营养与癌症预防

食物中的一些营养素有抑制癌变的作用，这类物质称为抑癌物。

1. 多糖

高纤维的食品可能有预防结肠癌、直肠癌、乳腺癌和胰腺癌的作用。保护作用的机制可能是进入结肠的多糖通过发酵产生短链脂肪酸（醋酸、丙酸和丁酸等），从而使结肠内的酸度升高，降低二级胆酸的溶解度和毒性。丁酸有抑制 DNA 合成及刺激细胞分化的作用，从而产生某种保护效应。

植物多糖如枸杞多糖、香菇/猴头菇多糖、黑木耳多糖等生物活性物质，具有很好的防癌和抗癌功效，能大大提高机体的免疫功能，是目前研究和开发的热门课题。

2. 水果和蔬菜

食用新鲜的水果和蔬菜，可降低罹患大多数癌症的风险。研究表明，摄入蔬菜和水果与上皮癌，特别是消化系统（口咽部、食管、胃、结肠、直肠）癌和肺癌的危险性呈负相关。蔬菜和水果的保护作用是由其中的维生素、矿物质、纤维和植物化学物质之间的相互作用产生的。在蔬菜和水果中，被认为与防癌有关的抗氧化剂有：胡萝卜素、番茄红素、叶酸、叶黄素、黄色素等。绿叶蔬菜、胡萝卜、土豆和柑橘类的水果预防癌症作用最强。

维生素 A 对癌症的抑制作用主要是防止上皮组织癌变。维生素 A 可防止 DNA 的内源性氧化损伤，抑制 DNA 的过度合成及基底细胞的增生，使之维持良好的分化状态。此外维生素 A 亦可抑制化学致癌物诱发肿瘤的形成。维生素 A 的前体 β-类胡萝卜素也具有抑制肿瘤发生的作用。

维生素 C 能与亚硝酸形成中间产物，减少体内亚硝酸盐的含量，从而抑制强致癌物亚硝胺的合成。维生素 C 还可降低苯并[a]芘和黄曲霉毒素 B_1 的致癌作用。

大豆中的异黄酮、蛋白酶抑制剂和植酸等成分，可推迟或预防肿瘤的发生。十字花科蔬菜中的吲哚类化合物被认为是主要的抑癌成分，多食用甘蓝、西蓝花、菜花等十字花科蔬菜很可能预防结肠、直肠及甲状腺癌。新鲜蔬菜和豆芽中含有叶绿素，可预防直肠癌和其他肿瘤。四季豆含有蛋白质、膳食纤维、维生素及植物血凝素（PHA），在体外能抑制食管癌和肝癌细胞株生长。葱类蔬菜如大蒜、洋葱、大葱、小葱和韭菜中含有谷胱甘肽，可与致癌物结合，有解毒功能，能预防胃、结肠和直肠癌。萝卜中含有多种酶，可使亚硝胺分解，消除其致癌作用。另外，其中的膳食纤维，能预防大肠癌的发生。

3. 微量元素

某些微量元素对癌症的抑制作用是当今生命科学领域的重要研究课题。目前已知在膳食防癌中有重要作用的微量元素有硒、碘、钼、锗、铁等。硒可防止一系列化学致癌物诱发的肿瘤，特别胃肠道、泌尿生殖系统肿瘤与硒的摄入量呈负相关。碘可预防甲状腺癌、女性乳腺癌、子宫内膜癌和卵巢癌等。钼可抑制食管癌的发病率。缺铁常与食道和胃部肿瘤有关。

4. 抗癌食品

经过医学家们的长期探索，发现许多食物具有一定防癌、抗癌作用，如大豆、大蒜、香菇、木耳、海带、紫菜、海参、牡蛎、番茄、菠菜、胡萝卜、乌龙茶、绿茶等。

总之，癌症的病因很复杂，营养成分与癌症的关系也非常复杂。在兼顾营养需要和降低癌变危险性的前提下,控制或尽可能避免致癌物和促癌物的摄入量,充分发挥抑癌物的作用,平衡膳食结构,就有可能达到膳食抗癌的目的。

第七节 营养与免疫

一、概述

1. 免疫的含义

免疫是机体识别和排除抗原性异物,以维持机体和环境平衡与稳定的一种特异性生理反应。机体的免疫能力可大致分为非特异性免疫(又称先天性免疫)与特异性免疫(又称获得性免疫)两种。非特异性免疫是生物在种系发展过程中不断与病原微生物斗争中形成的,并可遗传给后代的一种免疫功能,它是与人体的组织结构和生理机能密切相关的。特异性免疫是机体在受内外环境因素的刺激而获得的免疫功能,它能识别再次接触的相同抗原,并做出相应的反应,它需要在高度分化的组织和细胞的参与下才能完成。免疫通常对机体是有利的,但在某些条件下也可对机体造成损害,例如过敏是由免疫系统对外来物质过度敏感引起的。

2. 免疫系统的组成及功能

免疫系统是机体执行免疫应答及免疫功能的重要系统,是由免疫器官、免疫细胞和免疫活性物质组成。

(1) 免疫器官 根据分化的早晚和功能不同,可分为中枢免疫器官和外周免疫器官。前者是免疫细胞发生、分化和成熟的场所;后者是T、B淋巴细胞定居和增殖的场所及发生免疫应答的主要部位。

(2) 免疫细胞 免疫细胞是指参与免疫应答或与免疫应答相关的细胞。免疫细胞主要分为淋巴细胞和吞噬细胞两种,前者包括B细胞、T细胞和自然杀伤(NK)细胞等;后者包括巨噬细胞、中性粒细胞和树突状细胞等。

(3) 免疫活性物质 由免疫细胞或其他细胞产生的发挥免疫作用的物质,包括抗体、淋巴因子和溶菌酶等。

免疫系统的功能主要表现为三方面。

①免疫防御:阻止病原微生物入侵或抑制其在体内繁殖与扩散,或者解除病原微生物及其代谢产物对机体的有害作用。

②免疫监视:识别、杀伤和清除体内的突变细胞,防止肿瘤的发生。

③免疫自稳:清除体内损伤或衰老的自身细胞,并进行免疫调节,以维持机体生理平衡。

二、膳食营养与免疫

越来越多的研究表明营养与免疫有着非常密切的关系,营养物质既是机体赖以生存的重要条件之一,又是免疫功能发挥作用的物质基础。合理的膳食可以形成良好的营养基础,从而改善机体的免疫状况,提高抵抗疾病的能力,维护身体的健康。膳食不当会引起营养不良,导致免疫功能低下，疾病易感性升高，这种现象如不及时予以纠正，则会形成恶性循环。因此营养状况对机体免疫作用的影响是显而易见的。

1. 蛋白质与免疫

蛋白质是维持机体免疫防御功能的物质基础。上皮、胸腺、肝、脾等组织器官，以及血清中的抗体和补体等，都主要由蛋白质参与构成，蛋白质的质和量对免疫功能均有影响。最近研究表明，蛋白质摄入不足与免疫系统功能受损有关，特别对细胞免疫有影响，会抑制体内蛋白质的合成，使抗体浓度下降，减弱抗体反应，降低吞噬细胞的功能。严重的蛋白质营养缺乏还会影响免疫器官，如造成胸腺萎缩和体重减轻，当蛋白质营养状况改善后这些受损的免疫功能可以得到恢复。因此，每天应该适量吃一些瘦肉、鱼、虾、蛋、奶及豆制品等富含优质蛋白质的食物。

2. 脂类与免疫

脂肪摄入量从总供能的36%降到25%，可以增强淋巴细胞的反应能力及NK细胞破坏肿瘤细胞的能力。脂肪酸在免疫细胞中有多种功能：为免疫细胞提供能量；构成细胞膜磷脂的组成成分，影响免疫细胞膜的结构和功能；通过影响细胞信号转导的过程而调控基因表达等。改变膳食中脂肪含量及饱和脂肪酸与不饱和脂肪酸的比例，将影响淋巴细胞膜的脂质组成，进而引起淋巴细胞功能改变。在膳食中提倡减少总脂类摄入的同时，应适当增加不饱和脂肪酸的比例，这也是当前提倡食用植物油如橄榄油及茶油等富含不饱和脂肪酸油类的原因之一。

3. 微量营养素与免疫

某些维生素（如维生素A、维生素E、维生素C、维生素B_6、维生素D）和矿物质（如铁、锌、硒和铜）是免疫功能所必需的。50岁以上老年人群中，大约35%有一种或多种微量营养素缺乏，最常见的是铁、锌和维生素C。微量营养素的缺乏降低了老年人的免疫功能，使老年人患癌症和感染性疾病的概率增大。通过营养指导，改善或补充微量营养素可显著提高其免疫功能。

此外，有研究表明，实验组给予低剂量的多种微量营养素（维生素C、维生素E和β-胡萝卜素）可增加免疫功能。值得注意的是微量营养素的过量摄入与免疫功能受损相关，如高剂量维生素E会损伤免疫功能。所以即使缺乏微量营养素也不可盲目补充，尤其是不可私自服用含微量营养素的化学制剂，应在医生指导下服用。合理地补充微量营养素，不仅效果好，也更安全。

三、调节人体免疫功能的食品

1. 花粉食品

花粉含有丰富的蛋白质、糖类、脂肪、维生素和微量元素，还含有黄酮类、酶、激素及核酸等，被称为完全营养食品，有增强免疫功能的作用。

2. 螺旋藻类食品

螺旋藻是新型食品资源，含有藻蓝蛋白，可调节人体免疫功能。

3. 食用菌食品

灵芝、香菇等食用菌中含有的真菌多糖可激活单核巨噬细胞的吞噬功能，刺激或恢复T淋巴细胞和B淋巴细胞，增强淋巴细胞的转化作用，而且增强体液免疫作用。

4. 传统中医食疗食品

枸杞、大枣、杜仲是传统滋阴健肾滋补食品，可以将其作为原料，利用现代工艺技术开发保健食品。

5. 其他

调节免疫增强的成分很多，如植物多糖、双歧杆菌、低聚糖、大豆异黄酮、茶多酚等。

第八节 营养与阿尔茨海默病

一、概述

阿尔茨海默病（Alzheimer's disease，AD）是一种起病隐匿的进行性神经系统退行性疾病，以记忆障碍、失语、失用、失认、视空间技能损害、执行功能障碍以及人格和行为改变等全面性痴呆为特征。该病由德国医生阿洛伊斯·阿尔茨海默博士（1864—1915）于1906年首次发现，并系统描述了其临床症状和病理特征，后医学界为纪念他的贡献以他的名字命名了该病。

AD在全世界范围内患病率逐渐增加，据流行病学数据预测，到2050年，可能会有超过1.39亿人患有AD，届时每年在AD治疗费用上的支出将达到1.8亿美元。随着我国社会人口老龄化程度加深，按目前流行病学及人口统计数据推算，我国阿尔茨海默病患者人数在2030年将达到2075万，2050年将达3003万。这将成为导致老年人群失能的重要原因，并给家庭、社会造成巨大负担。

研究表明，营养因素是AD发生、发展、治疗和康复的密切相关因素。AD患者的认知功能减退、日常生活能力降低、精神行为症状等会促进营养不良的发生。两者关系密切，相互影响。虽然目前尚没有安全、有效的药物来预防、阻止或逆转AD的发生和发展，但是在日常生活辅助中也许可以通过营养素的干预，降低AD风险，延缓其发展。

二、膳食营养与阿尔茨海默病

1. 饮食方式

大样本的人群研究显示，患有认知功能障碍的老年人群饮食结构会偏向于进食大量高脂肪、高蛋白质及精制糖食品。地中海饮食被多个研究证实能够降低AD发病风险，并且这种保护作用不受体力活动和伴随的脑血管病等因素的影响。

2. 营养素

缺乏B族维生素将增加高同型半胱氨酸血症的发生率，进而增加神经元及血管结构的损伤概率。维生素C、维生素E、锌等可有效拮抗自由基引发的氧化损伤，起到显著的神经保护作用。脂肪酸在机体中可直接或间接参与突触发育、神经元生长及增殖等过程，且具有显著的调节神经细胞分化的作用。多不饱和脂肪酸是大脑中枢神经系统必需的结构成分，摄入足够的多不饱和脂肪酸可改变大脑中若干基因表达状态，如果人体缺乏多不饱和脂肪酸则可造成认知功能损伤。有研究发现，高剂量叶酸有助于改善早期认知损伤阿尔茨海默病患者短时记忆，提高DHA、大豆异黄酮等的摄入量，对认知功能有保护作用，而大量摄入金属离子如铁离子等以及胆固醇等能够引起认知功能紊乱。

3. 食物种类

人体日常进食过程中摄入的某些营养素及抗氧化剂可达到预防阿尔茨海默病及认知功能减退的作用。如蔬菜、水果、茶中含有的维生素、多酚类抗氧化剂；鱼油、海产品中含有的不饱和脂肪酸及某些微量元素；葡萄酒、橄榄油中含有的类黄酮等。

三、阿尔茨海默病患者的营养治疗

阿尔茨海默病患者的营养与其年龄、性别、体重、活动量及气候有关。患者活动量一般都减少，因此对热能需要也降低，甚至接近基础代谢。患者每日蛋白质供给量为1~1.5g/（kg体重），脂肪供给量为1g/（kg体重）（某些心血管疾病患者可适当减少）。因老人需热量减少，碳水化合物的摄入量需相应减少。患者饮食中蛋白质、脂肪、碳水化合物三者在热量中所占比例以15%~25%，20%~25%和50%~55%为宜。

患者除了给予合理营养外，在膳食设计及饮食护理中还需注意如下几点。

（1）提供合理均衡的膳食，包括较多的优质蛋白质、充足的维生素、新鲜蔬菜、豆制品；饮食应低脂肪、低碳水化合物、低盐；选择应多样化，粗细搭配，使不同食物所含的营养成分在体内互相补充，发挥更大的生物效应。

（2）烹调上应适应患者的特点，切碎煮软，注意色、香、味，避免油炸食品、糯米等黏性食物，保证易咀嚼、易吞咽和易消化。忌用强刺激性调味品，如辣椒、胡椒等。

（3）了解患者不同的个性、心理特点、饮食习惯和精神症状，因人而异、有的放矢地做好心理护理和饮食安排。

（4）进餐环境应空气清新、通风，餐桌、餐具应清洁无污并进行消毒，患者在餐前洗手。

（5）对病情严重的患者，在进餐时应有人照顾，定时定量，督促进餐或必要时协助喂饲，并防止食物梗阻引起窒息。

课后练习

1. 简述营养不良的分类及各自危害。
2. 简述肥胖的危害及干预措施。
3. 简述糖尿病的分类及发病因素。
4. 膳食纤维如何在糖尿病的预防和治疗中发挥作用？
5. 简述膳食因素在动脉粥样硬化和高血压发病中的作用。
6. 如何通过膳食干预进行动脉粥样硬化和高血压防治？
7. 骨质疏松人群如何获得充足的维生素D？
8. 膳食营养在免疫系统中发挥了哪些作用？缺乏时会产生什么影响？
9. 简述膳食营养对阿尔茨海默病的影响。
10. 案例分析：王女士，年龄48岁，身高158cm，体重70kg。拟将体重减轻至58kg，并在3个月内达到目标。请运用本章所学知识分析王女士目前是否肥胖，并为王女士减重提出合理的建议。

思维导图

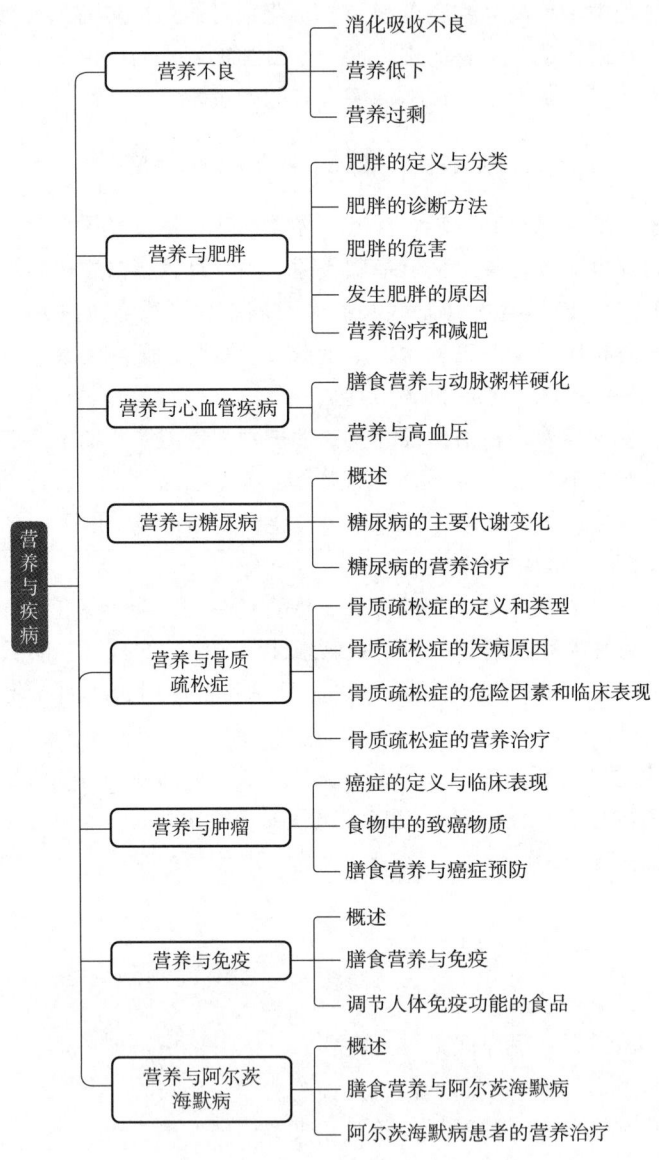

第十一章 综合性实训

实训目标

1. 掌握评价各类食物营养价值的方法，了解常见食物的营养特点。
2. 了解膳食调查的各种方法，能够采用24h膳食回顾方法进行一日膳食调查，评价膳食模式的合理性。
3. 掌握营养配餐的重要性和食谱编制原则及基本方法，能够粗配一日食谱，对其合理性进行评价和调整。
4. 掌握食品标签和营养标签的标识规范，掌握判断食品标签和营养标签是否正确的技能。

实训一　食物营养价值评价

一、目的及意义

通过实训，要求了解平时常见食物的营养价值，重点掌握进行生命活动所需要的能量以及蛋白质、脂肪、碳水化合物、维生素、矿物质等营养物质的主要来源，为今后制作食谱奠定基础。

二、实训内容

（1）评价黄豆、大米、鲫鱼、牛奶、苹果、猪肝的营养价值。
（2）分别比较牛奶与豆浆、绿豆与黄豆、大米与面粉、苹果与橘子、瘦猪肉与猪肝等食物营养价值的异同，分析其营养缺陷。
（3）查食物营养成分表，在表11-1中分别列出上述100g各食物中能量与各种营养素的含量。

表 11-1　　　　　　　　　　食物一般营养成分表

食物名称	可食部/%	能量/kJ	水分/g	蛋白质/g	脂肪/g	膳食纤维/g	碳水化合物/g	胡萝卜素/μg	维生素A（以视黄醇当量计）/μg	维生素B_1/mg	维生素C/mg	维生素B_2/mg	钙/mg	铁/mg	锌/mg	磷/mg	硒/μg

三、实训作业

（1）评价黄豆、大米、鲫鱼、牛奶、苹果、猪肝的营养价值，分析其营养缺陷。

（2）分析牛奶与豆浆、绿豆与黄豆、大米与面粉、苹果与橘子、瘦猪肉与猪肝等食物营养价值的比较结果，提出改进食物营养缺陷的建议。

实训二　膳食调查

一、目的及意义

通过实训，要求了解一日的能量和营养素摄入状况，发现能量与营养素摄入不足或过量相关问题，分析评价膳食模式的合理性，为食谱编制奠定基础。

二、实训内容

膳食调查的方法有称重法、记账法、回顾法、食物频数法和化学分析法等。选择适宜的方法如采用24h膳食回顾方法调查大学生一日通过膳食摄取的能量、各种营养素的数量和质量，评价膳食模式的合理性。

（一）准备

（1）称重法膳食调查的前一天要熟悉第二天的食谱、食物原料和烹调加工方法，并做好记录表格。

（2）熟悉称量场地，熟练称量器具的使用方法。

（3）24h回顾法应详细记录一日进餐情况（包括各种零食），质量的估计尽量准确。

（二）注意事项

（1）废弃率称量时要注意记录好净重和毛重。

（2）记录生熟比值的时候，如果有半成品也要算生熟比。一些需要用水泡开的食物，要注意泡发率。

（3）被调查对象吃某道菜的时候，要尽量按菜中的比例吃各种原料，不要挑食（如青椒炒肉，要避免专门挑青椒吃）。

（4）被调查对象进食的时候要注意不要将菜和主食混杂在一起吃，不要在称量器皿中相互混合。

（5）如果没有办法称量，估算食用量时要特别注意生熟比例等，尽量使估算值接近真实值。

（三）膳食调查报告的内容与评价

1. 计算每人每日各种食物的平均摄入量与膳食结构评价。
2. 平均每人每日营养素摄入量与评价。
3. 能量来源与蛋白质、脂肪的食物评价。
4. 能量、蛋白质和脂肪的食物来源。
5. 三餐提供能量的比例。
6. 分析膳食供给存在的主要问题，并提出具体改善膳食供给的有效措施。

附：膳食评价计算方法

计算每天能量和营养素的膳食供给量。

（1）食物摄入量 具体举例如下。

早餐：鲜牛奶一杯（约150mL），馒头一个（面粉约100g）。

午餐：米饭（大米200g）。

猪肉炒芹菜：猪肉（瘦）50g，芹菜250g，酱油10g，植物油6g，盐2g。

晚餐：米饭（大米200g）。

菠菜豆腐汤：菠菜50g，豆腐50g，虾皮5g，植物油3g，盐2g。

鱼片：草鱼150g，葱5g，淀粉3g，糖2g，酱油3g，醋3g，姜末1g。

（2）计算方法

①将一天摄取食物的餐次、种类、数量（指原材料，按生重计）填入表11-2。

②查食物成分表，计算摄入种类食物的能量和营养素的含量。食物成分表通常是每100g食物的营养素含量，所以必须根据摄入量进行折算，再将相关数据填入表11-2。并根据计算填写表11-3至表11-6。

③记和总记。

a. 小记是按每餐分别汇总各类营养素尤其是能量的摄入量。

b. 总记是将全天的能量和营养素摄入量计算出来并填入总计栏中，然后计算每天摄取的平均值。

(3) 蛋白质

①摄入量按占总能量的 10%~15% 评价。

②质量：优质蛋白应不少于总摄入量的 1/3 以上，若总摄入量不足，则比例应更高。

(4) 维生素和矿物质元素　按 DRIs 评价。

表 11-2　　　　　　　　　食物营养成分计算表

编号：

单位：　　　　　　　　　　　　　　　　　　　　　　　年　　月　　日

餐次	食物名称	质量/g	蛋白质/g	脂肪/g	糖类/g	能量/kJ	钙/mg	磷/mg	铁/mg	维生素A/IU	胡萝卜素/mg	硫胺素/mg	核黄素/mg	烟酸/mg	维生素C/mg	维生素D/mg
早餐																
小计																
中餐																
小计																
晚餐																
小计																
其他(零食等)																
小计																
总计																

表 11-3　膳食评价表

各种营养素	蛋白质/g	脂肪/g	糖类/g	能量/kJ	钙/mg	铁/mg	微克视黄醇当量/μg RE	维生素 B_1/mg	维生素 B_2/mg	烟酸/mg	维生素 C/mg
每日供给量											
平均每日摄入量											
摄入量/供给量×100%											

表 11-4　营养素与来源分配

	蛋白质	能量	铁
动物食物/%			
豆类/%			
植物/%			

表 11-5　一日三餐能量分配

项目	早餐	中餐	晚餐
能量/%			

表 11-6　能量来源分配

类别	能量/kJ	占总能量/%
蛋白质		
脂肪		
碳水化合物		
共计		

实训三　食谱编制

一、目的及意义

通过实训，全面了解和掌握营养配餐的重要性：营养配餐可以将不同人群的膳食营养素参考摄入量具体落实到用膳者的每日膳食中，使其能按需要摄入足够的能量和各种营养素，同时又防止营养素或能量的过高摄入。

二、实训内容

食谱就是把一日各餐主副食品种类、数量、烹调方法制成表格，根据期限不同，有一日食谱、一周食谱之分。

1. 制定食谱目的

(1) 使每日膳食中的能量、营养素的分配能保证满足食用者需要。

(2) 帮助餐厅管理人员、厨师和家庭主妇有计划地供给用膳者膳食。

食谱的编制是根据各种生理情况与劳动情况，居民每日膳食中应供给的各种营养素的数量，以膳食营养调配的原则为基础，以求达到合理膳食的一种措施。

2. 制定食谱的原则

(1) 要使膳食中含有满足用膳者生理需要的能量和各种营养素。

(2) 充分考虑到影响膳食选择的各种因素，根据当时当地生产供应情况，按食物的比例和食物营养的互补原理，尽可能包括多种食物。

(3) 考虑餐厅和厨房的设施条件以及炊事人员的技术水平。

(4) 膳食的感官性状及每餐数量应满足用餐者的食欲、饱腹感及饮食习惯。

(5) 根据用餐者劳动或生活的特点，安排合理的进餐制度。

3. 制定食谱的步骤

(1) 了解用餐者的劳动类别及年龄、性别等生理状况，并计算出平均能量及营养素需要量。

(2) 根据能量需要量，按三大产能营养素供能比例关系，计算出三大产能营养素的需要量。

(3) 根据三大产能营养素的需要量，推算出主食、豆类食品和鱼、肉、禽、蛋等食品的需要量。

(4) 根据维生素 C、维生素 A（胡萝卜素）、膳食纤维的需要量，估计蔬菜和水果的需要量。

(5) 根据用餐者的经济状况，当地食物种类，食物的色、香、味、多样化等特点和上述计算结果以及一日三餐的分配比例，配制成一日食谱。

(6) 一日食谱初步确定后，计算该食谱的营养成分，并与用餐者的营养供给量标准进行比较，如果大致相符，则不予更动，否则就需要增减、更换食物种类。

4. 食谱编制方法

通常有两种食谱编制方法，即营养成分计算法和食品交换份法。目前已有一些食谱编制软件可以使用。

(1) 营养成分计算法　计算实例 1：4 岁女童食谱编制。

①查找总能量和各营养素供给量：从"推荐的每日膳食中营养素供给量"中找出 4 岁女童能量供给量为 5.9MJ（1400kcal），蛋白质为 45g。

②计算碳水化合物、蛋白质、脂肪供给量：蛋白质 45g，供能比按 13% 计；脂肪供能比按 30% 计；碳水化合物按 57% 计。

脂肪：1400×30%/9 = 47（g）

碳水化合物：1400×57%/4 = 200（g）

③参照表 11-7 确定常用食物（牛奶、鸡蛋、蔬菜、水果等）的用量。

表 11-7　　　　　　　　　　　食物用量计算表

食物	用量/g	蛋白质/g	脂肪/g	碳水化合物/g
牛奶	250	250×3.2%A=8	250×3.5%A=9	250×4.6%A=12
鸡蛋	60	60×87%B×12.7%A=7	60×87%B×9%A=5	
蔬菜	150			150×93%B×3.2%A=5
水果	200			200×75%B×13%A=20
谷薯类	200	200×8%A=16		200−(12+5+20)=163
瘦肉类	70	45−(8+7+16)=14	70×0.28%A=20	
食油	13		47−(9+5+20)=13	

注：A 为查"食物成分表"得营养素含量；B 为可食部。

④计算主食用量：用每天碳水化合物摄入总量（200g）减去以上常用食物中碳水化合物量，得谷薯类碳水化合物量（163g），再除以谷薯类碳水化合物含量（76%）得谷薯类用量（215g），为方便起见，选择主食用量为 200g。

⑤计算副食、油脂用量：计算方法同④。

⑥以表 11-7 计算出来的主、副食用量为基础，粗配食谱，见表 11-8。

⑦调整食谱：根据粗配食谱中选用食物的用量，计算该食谱的营养成分，并与食用者的营养素供给量标准进行比较，如果不在 80%~100%，则应进行调整，直至符合要求。

⑧编排一周食谱：一日食谱确定以后，可根据食用者饮食习惯、市场供应情况等因素在同一类食物中更换品种和烹调方法，编排成一周食谱。

表 11-8　　　　　　　　　　　4 岁女童粗配食谱

餐次	饭菜名称	原料名称	食物的量/g
早餐（8：00—）	花卷	富强粉	50
		食油	3
	牛奶		125
早点（10：00—）	蛋糕	面粉	10
		鸡蛋	7
		食油	3
午餐（11：30—）	米饭	中熟米	50
	肉末蒸蛋	瘦猪肉	
		鸡蛋	40
	虾皮丸子白菜汤	虾皮	5
		瘦猪肉丸子	10
		大白菜	100
		鸡油	4
	柑橘		100

续表

餐次	饭菜名称	原料名称	食物的量/g
午点（14：30—）	牛奶		125
	饼干		10
晚餐（17：30—）	饺子	瘦猪肉	30
		韭菜	50
		鸡蛋	13
		标准面粉	75
		食油	3
	苹果		100

（2）食品交换份法　计算实例2：糖尿病人食谱编制。

某女性，65岁，身高160cm，体重60kg，轻体力劳动，空腹血糖7.5mmol/L，餐后2h血糖12mmol/L，血脂正常，用单纯饮食控制。

①食品交换份：是国内外普遍采用的糖尿病膳食计算方法。每一个食品交换份的任何食品所含的能量相似（多定为377kJ，约90kcal），一个交换份的同类食品中蛋白质、脂肪、碳水化合物等营养素含量相似。因此，在制定食谱时同类食品的各种食物可以进行交换。

②计算。

标准体重：160-105=55（kg）

体型：体重范围为44~66kg，该例为60kg，属正常体型

每日供能：55×125×（1-0.2）=5500kJ（1315kcal）

蛋白质：1315×15%÷4=49（g）

脂肪：1315×25%÷9=36（g）

碳水化合物：1315×60%÷4=197（g）

③食谱编制

a. 先设定必需的常用食物用量，比如30g奶粉，1个鸡蛋，500g蔬菜，200g水果，25g大豆等。

b. 用每天应摄入的碳水化合物总量（197g）减去以上常用食物中碳水化合物量，得谷薯类碳水化合物用量（146g），除以相当于1个交换份该类食物所含碳水化合物含量（20g），得谷薯类用量为7个食品交换份（相当于175g），再乘以相当于1个交换份的该类食品所含蛋白质量（2g）得14g；依次类推，计算出蛋白质、脂肪用量，肉类和油脂的用量。

具体编制步骤请参见表11-9、表11-10和上例③~⑧。

表11-9　　　　　　　　　　食品交换份计算表

食物	交换份	质量/g	蛋白质/g	脂肪/g	碳水化合物/g
低脂奶粉	1.5	1.5×20	1.5×5	1.5×3	1.5×6
蔬菜	1	1×500	1×5		1×17
水果	1	1×200	1×1		1×21

续表

食物	交换份	质量/g	蛋白质/g	脂肪/g	碳水化合物/g
大豆	1	1×25	1×9	1×4	1×4
谷薯类	7a	7×25=175	7×2		146A
鸡蛋	1	1×60	1×9	1×6	
兔肉	0.4b	0.4×100=40	3.5B	0.4×6	
食油	1.9c	1.9×10=19		19.1C	
合计	14.8		49	36	97

注：$A = 197 - (9+17+21+4) = 146$

$B = 49 - (7.5+5+1+9+14+9) = 3.5$

$C = 36 - (4.5+4+6+2.4) = 19.1$

A、B、C 是从营养素摄入总量减去表中上面食物该营养素量得到，计算顺序是碳水化合物、蛋白质、脂肪。$a = 146 \div 20 = 7$，$b = 3.5 \div 9 = 0.4$，$c = 19.1 \div 10 = 1.9$。

从表 11-10 可查到，一份谷薯类食物含碳水化合物 20g、兔肉含蛋白质 9g、食油含脂肪 10g。

表 11-10　　　　　　　　　　八类食品交换份的营养价值

分类	每份质量/g	能量/kJ	蛋白质/g	脂肪/g	碳水化合物/g
谷薯类	25	377	2.0	—	20.0
蔬菜类	500	377	5.0	—	17.0
水果类	200	377	1.0	—	21.0
大豆类	25	377	9.0	4.0	4.0
奶类	160	377	5.0	5.0	6.0
蛋类	50	377	9.0	6.0	—
瘦肉类	50	377	9.0	6.0	—
油脂类	10	377	—	10.0	—
硬果	15	377	4.0	7.0	2.0

注：同类食品中的各种食物可以参考附录一"食品交换份表"互相进行交换。

（3）标准人折算系数　如果进餐者属不同类人群，要将不同类的进餐者折算成标准人。标准人是指轻劳动、成年男子、能量供给量为 10.9MJ（2604kcal）的人，以标准人为1.0，将其他类别的人按能量供给量折算成标准人，折算系数参见表 11-11。也可以人数多者为标准人，此时可参照表 11-11 计算折算系数。

计算进餐人数举例：一个幼儿园进餐人数等情况如下。

年龄　　　男　　　女

3 岁—　　101　　100

4 岁—　　85　　　90

5 岁—　　91　　　90

```
6 岁—        95      100
成人          5       15（轻体力劳动）
              8       2（中等体力劳动）
```

该幼儿园折合成标准人人数为：

101×0.52+100×0.50+85×0.56+90×0.54+91×0.62+90×0.58+95×0.65+100×0.62+5×1.0+15×0.88+8×1.15+2×1.04=452（人）

表 11-11　　　　　　　　　　各类人群的热能折算系数

类别	男	女	类别	男	女	类别	男	女
1 岁	0.42	0.40	少年			极轻	0.85	0.81
2 岁	0.46	0.44	13 岁	0.92	0.88	轻	0.92	0.73
3 岁	0.52	0.50	16 岁	1.08	0.92	中	1.04	0.92
4 岁	0.56	0.54	成人	18 岁—		重	1.15	
5 岁	0.62	0.58	极轻	0.92	0.81	60 岁—		
6 岁	0.65	0.62	轻	1.00	0.88	极轻	0.77	0.65
7 岁	0.69	0.66	中	1.15	1.04	轻	0.85	0.73
8 岁	0.73	0.69	重	1.31	1.15	中	0.96	0.8l
9 岁	0.77	0.73	极重	1.54		70 岁—		
10 岁	0.81	0.77	孕妇（4~9 月）		+0.08	极轻	0.69	0.62
11 岁	0.85	0.81	乳母		+0.31	轻	0.77	0.69
12 岁	0.88	0.85	45 岁—			80 岁—	0.62	0.54

5. 简单食谱编制举例

为一位 20 岁的轻体力劳动男性设计一日食谱。

（1）查出能量供给量　从"膳食营养素参考摄入量"中找出 20 岁轻体力劳动成年男性一天能量供给量为 2400kcal。

（2）计算蛋白质、脂肪、碳水化合物供给量　以蛋白质供热比为 12%，脂肪供热比为 25%，碳水化合物供热比为 63% 计。

蛋白质 = 2400×12%÷4 = 72（g）

脂肪 = 2400×25%÷9 = 67（g）

碳水化合物 = 2400×63%÷4 = 378（g）

（3）计算主食用量　主食以粮谷类为主，一般每 100g 米、面等主食产能 350kcal 左右，故可根据所需的碳水化合物量大致计算出主食用量为：

2400×63%÷3.5 = 432（g）

可暂定为 400g。

```
早餐　馒头　小麦标准粉      100g
午餐　米饭　大米            150g
晚餐　米饭　大米            150g
```

(4) 计算副食用量　先确定每日牛奶、鸡蛋等主要副食的用量，牛奶 250mL，鸡蛋 2 个（每个 50g 左右），用每日蛋白质的推荐摄入量（即 RNI）减去主食及以上几种主要副食提供的相应数量，即可得到其他食物应提供的蛋白质的量。

牛奶　　200g
猪肉　　50g
鸡肉　　50g
鸡蛋　　50g

配上蔬菜的品种和数量，计算油脂的数量。

(5) 以步骤（3）、(4) 计算出来的主、副食用量为基础，粗配一日食谱，如表 11-12 所示。

表 11-12　　　　　　　　　　　　糖尿病人粗配食谱

餐次	食物名称	用量	餐次	食物名称	用量
早餐	馒头	面粉 100g	晚餐	米饭	大米 150g
	牛奶	200g		莴笋炒鸡丁	莴笋 100g
	苹果	100g			鸡肉 50g
午餐	米饭	大米 150g			色拉油 7.5g
	青椒肉丝	青椒 100g		小白菜豆腐汤	小白菜 100g
		猪肉 50g			豆腐 100g
		色拉油 7.5g			色拉油 5g
	西红柿蛋花汤	西红柿 100g		酸奶	125g
		鸡蛋 50g			
		色拉油 5g			
	梨	150g			

(6) 调整食谱　根据粗配食谱中各种食物及其用量，通过查阅食物成分表，计算该食谱所提供的各种营养素的量，并与食用者的营养推荐摄入量标准进行比较，如果某种或某些营养素的量与 RNI 偏离（不足或超过）较大，则应进行调整，直至基本符合要求。

(7) 编排一周食谱　一日食谱确定以后，可根据食用者饮食习惯、食物供应情况等因素在同类食物中更换品种和烹调方法，编排一周食谱。

6. 食谱评价

(1) 根据食谱的制订原则，食谱的评价应该包括以下几个方面。

①食谱中所含五大类食物是否齐全？是否做到食物种类多样化？
②各类食物的量是否充足？
③全天能量和营养素摄入是否适宜？
④三餐能量摄入分配是否合理？早餐是否保证了能量和蛋白质的供应？
⑤优质蛋白质占总蛋白质的比例是否恰当？
⑥三种产能营养素（蛋白质、脂肪、碳水化合物）的供能比例是否适宜？

(2) 评价食谱是否科学、合理的过程。

①首先按类别将食物归类排序，并列出每种食物的数量。

②从食物成分表中查出每100g食物所含营养素的量,算出每种食物所含营养素的量,计算公式为:食物中某营养素含量=食物量(g)×可食部分比例×100g食物中营养素含量/100

③将所用食物中的各种营养素分别累计相加,计算出一日食谱中三种能量营养素及其他营养素的量。

④将计算结果与中国营养学会制订的"中国居民膳食中营养素参考摄入量"中同年龄同性别人群的水平比较,进行评价。

⑤根据蛋白质、脂肪、碳水化合物的能量折算系数,分别计算出蛋白质、脂肪、碳水化合物三种营养素提供的能量及占总能量的比例。

⑥计算出动物性及豆类蛋白质占总蛋白质的比例。

⑦计算三餐提供能量的比例。

调整后的食谱如表 11-13 所示。部分食品所含营养素的量如表 11-14 所示。

表 11-13　　　　　　　　　　糖尿病人调整食谱

餐次	食物名称	用量	餐次	食物名称	用量
早餐	馒头	面粉 100g	晚餐	米饭	大米 150g
	小米粥	小米 50g		莴笋炒鸡丁	莴笋 100g
	牛奶	200g			鸡肉 50g
	苹果	100g			色拉油 7.5g
午餐	米饭	大米 150g		菠菜豆腐汤	菠菜 100g
	青椒肉丝	青椒 100g			豆腐 100g
		猪肉 50g			色拉油 5g
		色拉油 7.5g		酸奶	125g
	西红柿蛋花汤	西红柿 100g			
		鸡蛋 50g			
		色拉油 5g			
	芒果	100g			

表 11-14　　　　　　　　　　部分食品所含营养素的量

食品	质量/g	能量/kcal	蛋白质/g	脂肪/g	碳水化合物/g	维生素 A/μg RE	维生素 B_1/mg	维生素 B_2/mg	维生素 C/mg	钙/mg	铁/mg
面粉	100	344	11.2	1.5	73.6	0	0.28	0.08	0	31	3.5
小米	50	179	4.5	1.55	37.55	8.5	0.165	0.05	0	20.5	2.55
大米	250	865	18.5	2	194.75	0	0.275	0.125	0	32.5	5.75
猪肉	50	197.5	6.6	18.5	1.2	9	0.11	0.08	0	3	0.8
鸡胸肉	50	66.5	9.7	2.5	1.25	8	0.035	0.065	0	1.5	0.3
鸡蛋	50	63.36	5.852	3.872	1.232	102.96	0.048	0.119	0	24.64	0.88

续表

食品	质量/g	能量/kcal	蛋白质/g	脂肪/g	碳水化合物/g	维生素A/μgRE	维生素B_1/mg	维生素B_2/mg	维生素C/mg	钙/mg	铁/mg
牛奶	200	108	6	6.4	6.8	48	0.06	0.28	2	208	0.6
酸奶	125	90	3.125	3.375	11.625	32.5	0.0375	0.1875	1.25	147.5	0.5
豆腐	100	81	8.1	3.7	4.2	0	0.04	0.03	0	164	1.9
青椒	100	19.32	1.176	0.252	4.872	47.88	0.025	0.034	52.08	12.6	0.588
西红柿	100	18.43	0.873	0.194	3.88	89.24	0.029	0.029	18.43	9.7	0.388
莴笋	100	8.68	0.62	0.062	1.736	15.5	0.012	0.012	2.48	14.26	0.558
菠菜	100	21.36	2.314	0.267	4.005	433.43	0.036	0.098	28.48	58.74	2.581
苹果	100	39.52	0.152	0.152	10.26	2.28	0.046	0.015	3.04	3.04	0.456
芒果	100	19.2	0.36	0.12	4.98	90	0.006	0.024	13.8	0	0.12
色拉油	25	224.5	0	24.95	0	0	0	0	0	4.5	0.425
合计		2345	79.1	69.4	362	887	1.20	1.23	121.6	735	21.9
标准		2400	75	20%~30%	55%~65%	800	1.4	1.4	100	800	15

三、实训作业

根据自己的身高、体重、从事职业，经济收入，健康状况，饮食习惯等设计一日营养食谱。

实训四 食品标签和配料解读

一、目的及意义

掌握食品标签和配料的定义、标识规范和免除特例。通过实训，掌握判断食品标签和配料标识是否正确的技能。

二、技能知识要点

食品的标签和配料表应符合 GB 7718—2011《食品安全国家标准 预包装食品标签通则》的规定。其中食品标签是指食品包装上的文字、图形、符号及一切说明物，配料是指在制造或加工食品时使用的，并存在（包括以改性的形式存在）于产品中的任何物质，包括食品添加剂。

食品标签强制标识的内容包括：食品名称、配料清单、配料的定量标示、净含量和沥干物（品质）等级以及其他强制标示内容。

同时规定了免除标识的特例：包装物或包装容器的最大表面面积小于 10cm² 时，可以只标示产品名称、净含量、制造者（或经销商）的名称和地址；乙醇含量 10% 或 10% 以上饮料酒、食醋、食用盐、固态食糖类可以免除标示保质期。

包装食品的标签上应标示配料清单，单一配料的食品除外。配料清单应以"配料"或"配料表"作标题。各种配料应按制造或加工食品时加入量的递减顺序一一排列，加入量不超过 2% 的配料可以不按递减顺序排列。如果某种配料是由两种或两种以上的其他配料构成的复合配料，应在配料清单中标示复合配料的名称，再在其后加括号，按加入量的递减顺序标示复合配料的原始配料。当某种复合配料已有国家标准或行业标准，其加入量小于食品总量的 25% 时，不需要标示复合配料的原始配料，但在最终产品中起工艺作用的食品添加剂应一一标示。在食品制造或加工过程中，加入的水应在配料清单中标示。在加工过程中已挥发的水或其他挥发性配料不需要标示。可食用的包装物也应在配料清单中标示原始配料，如食用的胶囊、糖果的糯米纸。

三、实训内容

1. 实物技能训练

购买 6 种不同品种的食品，按照技能知识要点和参考资料判断食品标签和配料是否符合要求。试着购买一种最大表面面积小于 10cm² 的食品，检查其标签标识是否符合要求。

2. 报告要求

以表格形式，逐项列出所判断的食品标签和配料标识项是否合格；汇总发现的不合格项，并说明原因及如何改正。

3. 注意事项

（1）所购买的食品要包括一些小品牌的食品，大品牌的食品标签和配料项一般是符合要求的。

（2）购买的食品每种包装应具有代表性，如罐装、袋装、盒装等。建议采取不同渠道购买，如超市、农贸市场、批发市场等。

4. 参考资料

（1）GB 7718—2011《食品安全国家标准 预包装食品标签通则》。

（2）《中华人民共和国食品安全法》第四章第四十二条。

5. 预包装食品包装标签标明事项

（1）名称、规格、净含量、生产日期。

（2）成分或者配料表。

（3）生产者的名称、地址、联系方式。

（4）保质期。

（5）产品标准代号。

（6）储存条件。

（7）所使用的食品添加剂在国家标准中的通用名称。

（8）生产许可证编号。

（9）法律、法规或者食品安全标准规定必须标明的其他事项。

（10）专供婴幼儿和其他特定人群的主辅食品，其标签还应当标明主要营养成分及其含量。

实训五　营养标签解读

一、目的及意义

掌握食品营养标签的定义、标识规范。通过实训，掌握判断食品营养标签是否正确的技能。

二、技能知识要点

食品营养标签是食品标签的重要内容，它显示了食品的营养特性和相关营养学信息，是消费者了解食品营养组分和特征的重要途径。为指导和规范食品营养标签的标示，引导消费者合理选择食品，促进膳食营养平衡，保护消费者知情权和身体健康，卫生部（现中华人民共和国国家卫生健康委员会）制定了《预包装食品营养标签通则》，于2013年1月1日起施行。

食品营养标签主要基于以下目的：一是指导消费者平衡膳食，在食品标签中标注营养信息将有效预防和减少营养性疾病；二是满足消费者知情权，食品营养标签也有助于向公众宣传和普及营养知识；三是规范企业正确标注，促进食品贸易。

食品企业在标签上标示食品营养成分、营养声称、营养成分功能声称时，应首先标示能量和4种核心营养素——蛋白质、脂肪、碳水化合物、钠及其含量。

营养标签的推荐格式举例见表11-15、表11-16。

表11-15　营养成分表（例一）

项目	每100g或每毫升（mL）或每份	营养素参考值或NRV%	项目	每100g或每毫升（mL）或每份	营养素参考值或NRV%
能量	千焦（kJ）	%	碳水化合物	克（g）	%
蛋白质	克（g）	%	钠	毫克（mg）	%
脂肪	克（g）	%			

表11-16　营养成分表（例二）

项目	每100g或每毫升（mL）或每份	营养素参考值或NRV%	项目	每100g或每毫升（mL）或每份	营养素参考值或NRV%
能量	千焦（kJ）	%	膳食纤维	克（g）	%
蛋白质	克（g）	%	钠	毫克（mg）	%
脂肪（饱和脂肪）	克（g）	%	钙	毫克（mg）	%
胆固醇	克（g）	%	维生素A	微克视黄醇当量（μg RE）	%
碳水化合物	克（g）	%			

注：能量和核心营养成分应为粗体或其他方法使其显著。若再标示除核心和重要营养成分外的其他营养素，应列在推荐的营养成分之下，并用横线隔开。

三、实训内容

1. 实物技能训练

购买 3 种不同品种的食品,每种食品存在不同处理方式,比如脱脂、低钠等,按照技能知识要点和参考资料判断食品营养标签是否符合要求,不同处理方式同一种食品原料产品的特性以及使用对象。食品营养声称和营养成分功能声称的特点。

2. 报告要求

以表格形式逐项列出所判断的食品营养标识项以及食品营养声称和营养成分功能声称是否合格;不同产品特性,如存在不合格项,说明原因及如何改正。

3. 注意事项

不包括婴幼儿配方食品和保健食品。

4. 参考资料

GB 28050—2011《食品安全国家标准　预包装食品营养标签通则》。

附 录

APPENDIX

附录一 食品交换份表

附表 1-1　　谷薯杂豆类食物交换表（/份）

食物种类		质量/g	提供能量和营养成分				食物举例
			能量/kcal	蛋白质/g	脂肪/g	碳水化合物/g	
谷物（初级农产品）		25	90	2.5	0.5	19.0	大米、面粉、玉米面、杂粮等（干、生、非加工类）
主食制品	面制品	35	90	2.5	0.4	18.0	馒头、花卷、大饼、烧饼、面条（湿）、面包等
	米饭	75	90	2.0	0.2	19.4	粳米饭，籼米饭等
全谷物		25	90	2.5	0.7	18.0	糙米、全麦、玉米粒（干）、高粱、小米、荞麦、黄米、燕麦、青稞等
杂豆类		25	90	5.5	0.5	15.0	绿豆、赤小豆、芸豆、蚕豆、豌豆、眉豆等
粉条、粉丝、淀粉类		25	90	0.3	0.0	21.2	粉条、粉丝、团粉、玉米淀粉等
糕点和油炸类		20	90	1.4	2.6	13.0	蛋糕、江米条、油条、油饼等
薯芋类*		100	90	1.9	0.2	20.0	马铃薯、甘薯、木薯、山药、芋头、大薯、豆薯等

注：*每份薯芋类食品的质量为可食部质量。

附表 1-2　　　　　　　　　　蔬菜类食物交换表[a]（/份）

食物种类		质量/g	提供能量和营养成分				食物举例
			能量/kcal	蛋白质/g	脂肪/g	碳水化合物/g	
蔬菜类（综合）[b]		250	90	4.5	0.7	16.0	所有常见蔬菜（不包含干、腌制、罐头类制品）
嫩茎叶花菜类	深色[c]	300	90	7.3	1.2	14.0	油菜、芹菜、乌菜、菠菜、鸡毛菜、香菜、萝卜缨、茴香、苋菜等
	浅色	330	90	7.2	0.5	14.2	大白菜、奶白菜、圆白菜、娃娃菜、菜花、白笋、竹笋等
茄果类		375	90	3.8	0.7	18.0	茄子、番茄、柿子椒、辣椒、西葫芦、黄瓜、丝瓜、南瓜等
根茎类		300	90	3.2	0.5	19.2	红萝卜、白萝卜、胡萝卜、水萝卜等（不包括马铃薯、芋头）
蘑菇类	鲜	275	90	7.6	0.6	14.0	香菇、草菇、平菇、白蘑、金针菇、牛肝菌等鲜蘑菇
	干	30	90	6.6	0.8	17.0	香菇、木耳、茶树菇、榛蘑等干制品
鲜豆类		250	90	6.3	0.7	15.4	豇豆、扁豆、四季豆、刀豆等

注：[a] 表中给出的每份食品质量均为可食部质量。
[b] 如果难以区分蔬菜种类（如混合蔬菜），可按照蔬菜类（综合）的质量进行搭配。
[c] 深色嫩茎叶花菜类特指胡萝卜素含量≥300μg/100g 的蔬菜。

附表 1-3　　　　　　　　　　水果类食物交换份表[a]（/份）

食物种类	质量/g	提供能量和营养成分				食物举例
		能量/kcal	蛋白质/g	脂肪/g	碳水化合物/g	
水果类（综合）[b]	150	90	1.0	0.6	20.0	常见新鲜水果（不包括干制、糖渍、罐头类制品）

续表

食物种类	质量/g	提供能量和营养成分				食物举例
		能量/kcal	蛋白质/g	脂肪/g	碳水化合物/g	
柑橘类	200	90	1.7	0.6	20.0	橘子、橙子、柚子、柠檬
仁果、核果、瓜果类	175	90	0.8	0.4	21.0	苹果、梨、桃、李子、杏、樱桃、甜瓜、西瓜、黄金瓜、哈密瓜等
浆果类	150	90	1.4	0.5	20.0	葡萄、石榴、柿子、桑葚、草莓、无花果、猕猴桃等
枣和热带水果类	75	90	1.1	1.1	18.0	各类鲜枣、芒果、荔枝、桂圆、菠萝、香蕉、榴莲、火龙果等
果干类	25	90	0.7	0.3	19.0	葡萄干、杏干、苹果干等

注:[a] 表中给出的每份食品质量均为可食部质量。

[b] 如果难以区分水果种类（如混合水果），可按照水果类（综合）的质量进行搭配。

附表1-4　　　　　　　　　肉蛋水产品类食物交换表[a]（/份）

食物种类	质量/g	提供能量和营养成分				食物举例
		能量/kcal	蛋白质/g	脂肪/g	碳水化合物/g	
畜禽肉类（综合）[b]	50	90	8.0	6.7	0.7	常见畜禽肉类
畜肉类（脂肪含量≤5%）	80	90	16.0	2.1	1.3	纯瘦肉、牛里脊、羊里脊等
畜肉类（脂肪含量6%~15%）	60	90	11.5	5.3	0.3	猪里脊、羊肉（胸脯肉）等
畜肉类（脂肪含量16%~35%）	30	90	4.5	7.7	0.7	前臀尖、猪大排、猪肉（硬五花）等
畜肉类（脂肪含量≥85%）	10	90	0.2	8.9	0	肥肉、板油等
禽肉类	50	90	8.8	6.0	0.7	鸡、鸭、鹅、火鸡等
蛋类	60	90	7.6	6.6	1.6	鸡蛋、鸭蛋、鹅蛋、鹌鹑蛋等

续表

食物种类	质量/g	提供能量和营养成分				食物举例
		能量/kcal	蛋白质/g	脂肪/g	碳水化合物/g	
水产类（综合）	90	90	14.8	2.9	1.7	常见淡水鱼，海水鱼、虾、蟹、贝类、海参等
鱼类	75	90	13.7	3.2	1.0	鲤鱼、草鱼、鲢鱼、鳙鱼、黄花鱼、带鱼、鲳鱼、鲈鱼等
虾蟹贝类	115	90	15.8	1.5	3.1	河虾、海虾、河蟹、海蟹、河蚌、蛤蜊、蛏子等

注：a 表中给出的每份食品质量均为可食部质量。
b 如果难以区分畜禽肉类食物种类（如混合肉），可按照畜禽肉类（综合）的质量进行搭配。
内脏类（肚、舌、肾、肝、心、肺等）胆固醇含量高，食物营养成分差异较大，如换算每份相当于70g，换算后需复核营养素的变化是否符合要求。

附表1-5　坚果类食物交换表a（/份）

食物种类	质量/g	提供能量和营养成分				食物举例
		能量/kcal	蛋白质/g	脂肪/g	碳水化合物/g	
坚果（综合）	20	90	3.2	5.8	6.5	常见的坚果、种子类
淀粉类坚果（碳水化合物≥40%）	25	90	2.5	0.4	16.8	板栗、白果、芡实、莲子
高脂类坚果（脂肪≥40%）	15	90	3.2	7.7	2.9	花生仁、西瓜子、松子、核桃、葵花子、南瓜子、杏仁、榛子、开心果、芝麻等
中脂类坚果类（脂肪为20%~40%）	20	90	3.2	6.5	5.3	腰果、胡麻子、核桃（鲜）、白芝麻等

注：a 表中给出的每份食品质量均为可食部质量。

附表1-6　大豆、奶及其制品食物交换表（/份）

食物种类		质量/g	提供能量和营养成分				食物举例
			能量/kcal	蛋白质/g	脂肪/g	碳水化合物/g	
大豆类		20	90	6.9	3.3	7.0	黄豆、黑豆、青豆
豆粉		20	90	6.5	3.7	7.5	黄豆粉
豆腐	北豆腐	90	90	11.0	4.3	1.8	北豆腐
	南豆腐	150	90	9.3	3.8	3.9	南豆腐

续表

食物种类		质量/g	提供能量和营养成分				食物举例
			能量/kcal	蛋白质/g	脂肪/g	碳水化合物/g	
豆皮、豆干		50	90	8.5	4.6	3.8	豆腐干、豆腐丝、素鸡、素什锦等
豆浆		330	90	8.0	3.1	8.0	豆浆
液态乳	全脂	150	90	5.0	5.4	7.4	全脂牛奶等
	脱脂	265	90	9.3	0.8	12.2	脱脂牛奶等
发酵奶（全脂）		100	90	2.8	2.6	12.9	发酵奶
奶酪		25	90	5.6	7.0	1.9	奶酪、干酪
奶粉		20	90	4.0	4.5	10.1	全脂奶粉

附表 1-7　　油脂交换表（/份）

食物种类	质量/g	提供能量和营养成分				食物举例
		能量/kcal	蛋白质/g	脂肪/g	碳水化合物/g	
油脂类	10	90	0	10.0	0	猪油、橄榄油、菜籽油、大豆油、玉米油、葵花籽油、稻米油、花生油等

附表 1-8　　特征脂肪酸的油脂来源

特征性脂肪酸	含量水平	油脂来源举例
饱和脂肪酸	≥70%	椰子油、棕榈仁油、类可可脂（65%）等
	≥45%	棕榈液油、猪油、牛油等
不饱和脂肪酸	≥70%	米糠油、稻米油、花生油等
单不饱和脂肪酸	≥70%	茶籽油、橄榄油等
	≥60%	菜籽油等
多不饱和脂肪酸	≥70%	亚麻籽油、核桃油、红花油、葡萄籽油等
	≥50%	大豆油、玉米油、葵花籽油等
DHA+EPA	—	以 DHA 为特征的鱼油等

附表 1-9　　调味料类盐含量换算表（/份）

食物种类	质量/g	盐含量/g	钠含量/mg	主要食物
食用盐	1	1	400	精盐、海盐等
鸡精	2	1	400	鸡精类

续表

食物种类		质量/g	盐含量/g	钠含量/mg	主要食物
	味精	4.8	1	400	味精类
酱类	豆瓣酱等（高盐）	6	1	400	豆瓣酱、辣椒酱、蒜蓉辣酱等
	黄酱等（中盐）	16	1	400	黄酱、甜面酱、海鲜酱等
	酱油	6.5	1	400	酱油，生抽、老抽等
	蚝油	10	1	400	蚝油类
	咸菜类	13	1	400	榨菜、酱八宝菜、腌雪里蕻、腌萝卜干等
	腐乳	17	1	400	红腐乳、白腐乳、臭腐乳等

注：资料来源于 T/CNSS 020—2023《食物交换份》。

附录二　常见食物的份量

附表 2-1　　　　　　　　常见食物的标准份量（以可食部计）

食物类别		食物质量/（g/份）	能量/kcal	备注
	谷类	50~60	160~180	面粉 50g＝70~80g 馒头 大米 50g＝100~120g 米饭
	薯类	80~100	80~90	红薯 80g＝马铃薯 100g （能量相当于 0.5 份谷类）
	蔬菜类	100	15~35	高淀粉类蔬菜，如甜菜、鲜豆类，应注意能量的不同，每份的用量应减少
	水果类	100	40~55	100g 梨和苹果，相当于高糖水果如枣 25g/柿子 65g
畜禽肉类	瘦肉（脂肪含量<10%）	40~50	40~55	瘦肉的脂肪含量<10% 肥瘦肉的脂肪含量 10%~35%
	肥瘦肉（脂肪含量 10%~35%）	20~25	65~80	肥肉、五花肉脂肪含量一般超过 50%，应减少食用
水产品类	鱼类	40~50	50~60	鱼类蛋白质含量 15%~20%，脂肪 1%~8%
	虾贝类		35~50	虾贝类蛋白质含量 5%~15%，脂肪 0.2%~2%
	蛋类（含蛋白质 7g）	40~50	65~80	一般鸡蛋 50g/个，鹌鹑蛋 10g/个，鸭蛋 80g/个左右

续表

食物类别	食物质量/(g/份)	能量/kcal	备注
大豆类（含蛋白质7g）	20~25	65~80	黄豆20g=北豆腐60g=南豆腐110g=内酯豆腐120g=豆干45g=豆浆360~380mL
坚果类（含脂肪5g）	10	40~55	淀粉类坚果相对能量低，如葵花籽仁10g=板栗25g=莲子20g（能量相当于0.5份油脂类）
乳制品 全脂（含蛋白质2.5%~3%）	200~250mL	110	200mL液态奶=20~25g奶酪=20~30g奶粉 全脂液态奶 脂肪含量约3%
乳制品 脱脂（含蛋白质2.5%~3%）	200~250mL	55	脱脂液态奶 脂肪含量约<0.5%
水	200~250mL	0	

注：资料来源中国营养学会《中国居民膳食指南（2022）》。

附录三 中国居民膳食营养素参考摄入量（DRIs，2023）相关表格

附表3-1 膳食能量需要量（EER）

年龄/阶段	男性 PLA I [a]		男性 PLA II [b]		男性 PLA III [c]		女性 PLA I [a]		女性 PLA II [b]		女性 PLA III [c]	
	MJ/d	kcal/d	MJ/d	kcal/d	MJ/d	kcal/d	MJ/d	kcal/d	MJ/d	kcal/d	MJ/d	kcal/d
0岁~	—	—	0.38MJ/(kg·d)	90kcal/(kg·d)	—	—	—	—	0.38MJ/(kg·d)	90kcal/(kg·d)	—	—
0.5岁~	—	—	0.31MJ/(kg·d)	75kcal/(kg·d)	—	—	—	—	0.31MJ/(kg·d)	75kcal/(kg·d)	—	—
1岁~	—	—	3.77	900	—	—	—	—	3.35	800	—	—
2岁~	—	—	4.60	1100	—	—	—	—	4.18	1000	—	—
3岁~	—	—	5.23	1250	—	—	—	—	4.81	1150	—	—
4岁~	—	—	5.44	1300	—	—	—	—	5.23	1250	—	—

续表

年龄/阶段	男性						女性					
	PLA Ⅰ [a]		PLA Ⅱ [b]		PLA Ⅲ [c]		PLA Ⅰ [a]		PLA Ⅱ [b]		PLA Ⅲ [c]	
	MJ/d	kcal/d	MJ/d	kcal/d	MJ/d	kcal/d	MJ/d	kcal/d	MJ/d	kcal/d	MJ/d	kcal/d
5岁~	—	—	5.86	1400	—	—	—	—	5.44	1300	—	—
6岁~	5.86	1400	6.69	1600	7.53	1800	5.44	1300	6.07	1450	6.90	1650
7岁~	6.28	1500	7.11	1700	7.95	1900	5.65	1350	6.49	1550	7.32	1750
8岁~	6.69	1600	7.74	1850	8.79	2100	6.07	1450	7.11	1700	7.95	1900
9岁~	7.11	1700	8.16	1950	9.20	2200	6.49	1550	7.53	1800	8.37	2000
10岁~	7.53	1800	8.58	2050	9.62	2300	6.90	1650	7.95	1900	8.79	2100
11岁~	7.95	1900	9.20	2200	10.25	2450	7.32	1750	8.37	2000	9.41	2250
12岁~	9.62	2300	10.88	2600	12.13	2900	8.16	1950	9.20	2200	10.25	2450
15岁~	10.88	2600	12.34	2950	13.81	3300	8.79	2100	9.83	2350	11.09	2650
18岁~	9.00	2150	10.67	2550	12.55	3000	7.11	1700	8.79	2100	10.25	2450
30岁~	8.58	2050	10.46	2500	12.34	2950	7.11	1700	8.58	2050	10.04	2400
50岁~	8.16	1950	10.04	2400	11.72	2800	6.69	1600	8.16	1950	9.62	2300
65岁~	7.95	1900	9.62	2300	—	—	6.49	1550	7.74	1850	—	—
75岁~	7.53	1800	9.20	2200	—	—	6.28	1500	7.32	1750	—	—
孕早期	—	—	—	—	—	—	+0	+0	+0	+0	+0	+0
孕中期	—	—	—	—	—	—	+1.05	+250	+1.05	+250	+1.05	+250

续表

年龄/阶段	男性						女性					
	PLA Ⅰ[a]		PLA Ⅱ[b]		PLA Ⅲ[c]		PLA Ⅰ[a]		PLA Ⅱ[b]		PLA Ⅲ[c]	
	MJ/d	kcal/d	MJ/d	kcal/d	MJ/d	kcal/d	MJ/d	kcal/d	MJ/d	kcal/d	MJ/d	kcal/d
孕晚期	—	—	—	—	—	—	+1.67	+400	+1.67	+400	+1.67	+400
乳母	—	—	—	—	—	—	+1.67	+400	+1.67	+400	+1.67	+400

注：PAL Ⅰ[a]、PAL Ⅱ[b]和 PAL Ⅲ[c]分别代表低强度身体活动水平、中等强度身体活动水平和高强度身体活动水平。"—"表示未制定或未涉及；"+"表示在相应年龄阶段的成年女性需要量基础上增加的需要量。

资料来源中国营养学会《中国居民膳食营养素参考摄入量（2023 版）》。

附表 3-2　　　　　　　　　　　　蛋白质参考摄入量（RNI）

年龄/阶段	EAR/（g/d）		RNI/（g/d）		AMDR/%E
	男性	女性	男性	女性	
0 岁~	—	—	9（AI）	9（AI）	—
0.5 岁~	—	—	17（AI）	17（AI）	—
1 岁~	20	20	25	25	—
2 岁~	20	20	25	25	—
3 岁~	25	25	30	30	8~20
4 岁~	25	25	30	30	8~20
5 岁~	25	25	30	30	10~20
6 岁~	30	30	35	35	10~20
7 岁~	30	30	40	40	10~20
8 岁~	35	35	40	40	10~20
9 岁~	40	40	45	45	10~20
10 岁~	40	40	50	50	10~20
11 岁~	45	45	55	55	10~20
12 岁~	55	50	70	60	10~20
15 岁~	60	50	75	60	10~20
18 岁~	60	50	65	55	10~20
30 岁~	60	50	65	55	10~20
50 岁~	60	50	65	55	10~20
65 岁~	60	50	72	62	15~20

续表

年龄/阶段	EAR/（g/d） 男性	EAR/（g/d） 女性	RNI/（g/d） 男性	RNI/（g/d） 女性	AMDR/%E
75 岁~	60	50	72	62	15~20
孕早期	—	+0	—	+0	10~20
孕中期	—	+10	—	+15	10~20
孕晚期	—	+25	—	+30	10~20
乳母	—	+20	—	+25	10~20

注："—"表示未制定或未涉及；"+"表示在相应年龄阶段的成年女性需要量基础上增加的需要量。
资料来源中国营养学会《中国居民膳食营养素参考摄入量（2023版）》。

附表 3-3　　宏量营养素可接受范围（AMDR）　　　　单位：E%

年龄/阶段	碳水化合物	总脂肪	蛋白质
0 岁~	—	48（AI）	—
0.5 岁~	—	40（AI）	—
1 岁~	50~65	35（AI）	—
4 岁~	50~65	20~30	8~20
6 岁~	50~65	20~30	10~20
7 岁~	50~65	20~30	10~20
11 岁~	50~65	20~30	10~20
12 岁~	50~65	20~30	10~20
15 岁~	50~65	20~30	10~20
18 岁~	50~65	20~30	10~20
30 岁~	50~65	20~30	10~20
50 岁~	50~65	20~30	10~20
65 岁~	50~65	20~30	15~20
75 岁~	50~65	20~30	15~20
孕早期	50~65	20~30	10~20
孕中期	50~65	20~30	10~20
孕晚期	50~65	20~30	10~20
乳母	50~65	20~30	10~20

注："—"表示未制定。
资料来源中国营养学会《中国居民膳食营养素参考摄入量（2023版）》。

附表 3-4 中国居民膳食矿物质推荐摄入量（RNI）或适宜摄入量（AI）

年龄阶段	钙/(mg/d) RNI	磷/(mg/d) RNI	钾/(mg/d) AI	钠/(mg/d) AI	镁/(mg/d) RNI	氯/(mg/d) AI	铁/(mg/d) RNI 男	铁/(mg/d) RNI 女	碘/(μg/d) RNI	锌/(mg/d) RNI 男	锌/(mg/d) RNI 女	硒/(μg/d) RNI	铜/(mg/d) RNI	氟/(mg/d) AI	铬/(μg/d) AI 男	铬/(μg/d) AI 女	锰/(mg/d) AI 男	锰/(mg/d) AI 女	钼/(μg/d) RNI
0 岁~	200 (AI)	105 (AI)	400	80	20 (AI)	120	0.3 (AI)	0.3 (AI)	85 (AI)	1.5 (AI)	1.5 (AI)	15 (AI)	0.3 (AI)	0.01	0.2	0.2	0.01	0.01	3 (AI)
0.5 岁~	350 (AI)	180 (AI)	600	180	65 (AI)	450	10	10	115 (AI)	3.2	3.2	20 (AI)	0.3 (AI)	0.23	5	5	0.7	0.7	6
1 岁~	500	300	900	500~700[a]	140	800~1100[b]	10	10	90	4.0	4.0	25	0.3	0.6	15	15	2.0	1.5	10
4 岁~	600	350	1100	800	160	1200	10	10	90	5.5	5.5	30	0.4	0.7	15	15	2.0	2.0	12
7 岁~	800	440	1300	900	200	1400	12	12	90	7.0	7.0	40	0.5	0.9	20	20	2.5	2.5	15
9 岁~	1000	550	1600	1100	250	1700	16	16	90	7.0	7.0	45	0.6	1.1	25	25	3.5	3.0	20
12 岁~	1000	700	1800	1400	320	2200	16	18	110	8.5	7.5	60	0.7	1.4	33	30	4.5	4.0	25
15 岁~	1000	720	2000	1600	330	2500	16	18	120	11.5	8.0	60	0.8	1.5	35	30	5.0	4.0	25
18 岁~	800	720	2000	1500	330	2300	12	18	120	12.0	8.5	60	0.8	1.5	35	30	4.5	4.0	25
30 岁~	800	710	2000	1500	320	2300	12	18	120	12.0	8.5	60	0.8	1.5	35	30	4.5	4.0	25
50 岁~	800	710	2000	1500	320	2300	12	10[c] / 18[d]	120	12.5	8.5	60	0.8	1.5	30	25	4.5	4.0	25
65 岁~	800	680	2000	1400	310	2200	12	10	120	12.0	8.5	60	0.8	1.5	30	25	4.5	4.0	25
75 岁~	800	680	2000	1400	300	2200	12	10	120	12.0	8.5	60	0.7	1.5	30	25	4.5	4.0	25
孕早期	+0	+0	+0	+0	+40	+0	—	+0	+110	—	+2.0	+5	+0.1	+0	—	+0	—	+0	+0
孕中期	+0	+0	+0	+0	+40	+0	—	+7	+110	—	+2.0	+5	+0.1	+0	—	+3	—	+0	+0

续表

年龄阶段	钙/(mg/d) RNI	磷/(mg/d) RNI	钾/(mg/d) AI	钠/(mg/d) AI	镁/(mg/d) RNI	氯/(mg/d) AI	铁/(mg/d) RNI 男	铁/(mg/d) RNI 女	碘/(μg/d) RNI	锌/(mg/d) RNI 男	锌/(mg/d) RNI 女	硒/(μg/d) RNI	铜/(mg/d) RNI	氟/(mg/d) AI	铬/(μg/d) AI 男	铬/(μg/d) AI 女	锰/(mg/d) AI 男	锰/(mg/d) AI 女	钼/(μg/d) RNI
孕晚期	+0	+0	+0	+0	+40	+0	—	+11	+110	—	+2.0	+5	+0.1	+0	—	+5	—	+0	+0
乳母	+0	+0	+400	+0	+0	+0	—	+6	+120	—	+4.5	+18	+0.7	+0	—	+5	—	+0.2	+5

注:[a] 1岁~为500mg/d, 2岁~为600mg/d, 3岁~为700mg/d。
[b] 1岁~为800mg/d, 2岁~为900mg/d, 3岁~为1100mg/d。
[c] 无月经。
[d] 有月经。
"—" 表示未制定或未涉及;"+" 表示在相应年龄阶段的成年女性需要量基础上增加的需要量。
资料来源中国营养学会《中国居民膳食营养素参考摄入量(2023版)》。

附表 3-5　中国居民膳食维生素推荐摄入量（RNI）或适宜摄入量（AI）

年龄/阶段	维生素A/(μg RAE/d) RNI 男	维生素A/(μg RAE/d) RNI 女	维生素D/(μg/d) RNI	维生素E/(mg α-TE/d) AI	维生素K/(μg/d) AI	维生素B₁/(mg/d) RNI 男	维生素B₁/(mg/d) RNI 女	维生素B₂/(mg/d) RNI 男	维生素B₂/(mg/d) RNI 女	维生素B₆/(mg/d) RNI	维生素B₁₂/(μg/d) RNI	泛酸/(mg/d) AI	叶酸/(μg DFE/d) RNI	烟酸/(mg NE/d) RNI 男	烟酸/(mg NE/d) RNI 女	胆碱/(mg/d) AI 男	胆碱/(mg/d) AI 女	生物素/(μg/d) AI	维生素C/(mg/d) RNI
0岁~	300 (AI)	300 (AI)	10 (AI)	3	2	0.1 (AI)	0.1 (AI)	0.4 (AI)	0.4 (AI)	0.1 (AI)	0.3 (AI)	1.7	65 (AI)	1 (AI)	1 (AI)	120	120	5	40 (AI)
0.5岁~	350 (AI)	350 (AI)	10 (AI)	4	10	0.3 (AI)	0.3 (AI)	0.6 (AI)	0.6 (AI)	0.3 (AI)	0.6 (AI)	1.9	100 (AI)	2 (AI)	2 (AI)	140	140	10	40 (AI)
1岁~	340	330	10	6	30	0.6	0.6	0.7	0.6	0.6	1	2.1	160	6	5	170	170	17	40
4岁~	390	380	10	7	40	0.9	0.9	0.9	0.8	0.7	1.2	2.5	190	7	6	200	200	20	50
7岁~	430	390	10	9	50	1	0.9	1	0.9	0.8	1.4	3.1	240	9	8	250	250	25	60
9岁~	560	540	10	11	60	1.1	1.0	1.1	1.0	1.0	1.8	3.8	290	10	10	300	300	30	75
12岁~	780	730	10	13	70	1.4	1.2	1.4	1.2	1.3	2.0	4.9	370	13	12	380	380	35	95
15岁~	810	670	10	14	75	1.6	1.3	1.6	1.2	1.4	2.5	5.0	400	15	12	450	380	40	100
18岁~	810	670	10	14	80	1.4	1.2	1.4	1.2	1.4	2.4	5	400	15	12	450	380	40	100
30岁~	770	660	10	14	80	1.4	1.2	1.4	1.2	1.4	2.4	5.0	400	15	12	450	380	40	100
50岁~	770	660	10	14	80	1.4	1.2	1.4	1.2	1.6	2.4	5	400	14	12	450	380	40	100
65岁~	750	660	15	14	80	1.4	1.2	1.4	1.2	1.6	2.4	5	400	14	11	450	380	40	100
75岁~	730	640	15	14	80	1.4	1.2	1.4	1.2	1.6	2.4	5	400	13	10	450	380	40	100
孕早期	—	+0	+0	+0	+0	—	+0	—	+0	+0.8	+0.5	+1.0	+200	—	+0	—	+80	+10	+0
孕中期	—	+70	+0	+0	+0	—	+0.2	—	+0.1	+0.8	+0.5	+1.0	+200	—	+0	—	+80	+10	+15
孕晚期	—	+70	+0	+0	+0	—	+0.3	—	+0.2	+0.8	+0.5	+1.0	+200	—	+0	—	+80	+10	+15
乳母	—	+600	+0	+3	+5	+0.3	+0.3	+0.3	+0.3	+0.3	+0.8	+2.0	+150	+4	+4	—	+120	+10	+50

注："—"表示未涉及；"+"表示在相应年龄阶段的成年女性需要量基础上增加的需要量。
资料来源中国营养学会《中国居民膳食营养素参考摄入量（2023版）》。

附录四 常见身体活动强度和能量消耗表

附表 4-1　　　常见身体活动强度和能量消耗表

运动项目		身体活动强度/MET		能量消耗/（kcal·标准体重/10min）	
		<K3 低强度；<3~6 中强度；<7~9 高强度；<10~11 极高强度		男（6kg）	女（6kg）
家务活动	整理床，站立	低强度	2.0	22	18.7
	洗碗，熨烫衣物	低强度	2.3	25.3	21.5
	收拾餐桌，做饭或准备食物	低强度	2.5	27.5	23.3
	擦窗户	低强度	2.8	30.8	26.1
	手洗衣服	中强度	3.3	36.3	30.8
	扫地、扫院子、拖地板、吸尘	中强度	3.5	38.5	32.7
步行	慢速（3km/h）	低强度	2.5	27.5	23.3
	中速（5km/h）	中强度	3.5	38.5	32.7
	快速（5.5~6km/h）	中强度	4	44	37.3
	很快（7km/h）	中强度	4.5	49.5	42
	下楼	中强度	3	33	28
	上楼	高强度	8	88	74.7
	上下楼	中强度	4.5	49.5	42
跑步	走跑结合（慢跑不超过10min）	中强度	6	66	56
	慢跑，一般	高强度	7	77	65.3
	8km/h，原地	高强度	8	88	74.7
	9km/h	极高强度	10	110	93.3
	跑，上楼	极高强度	15	165	140
自行车	12~16km/h	中强度	4	44	37.3
	16~19km/h	中强度	6	66	56
球类	保龄球	中强度	3	33	28
	高尔夫球	中强度	5	55	47
	篮球，一般	中强度	6	66	56
	篮球，比赛	高强度	7	77	65.3

续表

运动项目		身体活动强度/MET		能量消耗/(kcal·标准体重/10min)	
		<K3 低强度；<3~6 中强度；<7~9 高强度；<10~11 极高强度		男（6kg）	女（6kg）
球类	排球，一般	中强度	3	33	28
	排球，比赛	中强度	4	44	37.3
	乒乓球	中强度	4	44	37.3
	台球	低强度	2.5	27.5	23.3
	网球，一般	中强度	5	55	46.7
	网球，双打	中强度	6	66	56
	网球，单打	高强度	8	88	74.7
	羽毛球，一般	中强度	4.5	49.5	42
	羽毛球，比赛	高强度	7	77	65.3
	足球，一般	高强度	7	77	65.3
	足球，比赛	极高强度	10	110	93.3
跳绳	慢速	高强度	8	88	74.7
	中速，一般	极高强度	10	110	93.3
	快速	极高强度	12	132	112
舞蹈	慢速	中强度	3	33	28
	中速	中强度	4.5	49.5	42
	快速	中强度	5.5	60,5	51.3
游泳	踩水，中等用力，一般	中强度	4	44	37.3
	爬泳（慢），自由泳，仰泳	高强度	8	88	74.7
	蛙泳，一般速度	极高强度	10	110	93.3
	爬泳（快），蝶泳	极高强度	11	121	102.7
其他活动	瑜伽	中强度	4	44	37.3
	单杠	中强度	5	55	46.7
	俯卧撑	中强度	4.5	49.5	42
	太极拳	中强度	3.5	38.5	32.7
	健身操（轻或中等强度）	中强度	5	55	46.7
	轮滑旱冰	高强度	7	77	65.3

注：MET 为代谢当量，Metabolic equivalent；资料来源中国营养学会《中国居民膳食指南（2022）》。

附录五 中国成人 BMI 与健康体重对应关系表

身高/m \ 体重/kg	50	52	54	56	58	60	62	64	66	68	70	72	74	76	78	80	82	84	86	88	90
1.3	29.6	30.8	32.0	33.1	34.3	35.5	36.7	37.9	39.1	40.2	41.4	42.6	43.8	45.0	46.2	47.3	48.5	49.7	50.9	52.1	53.3
1.32	28.7	29.8	31.0	32.1	33.3	34.4	35.6	36.7	37.9	39.0	40.2	41.3	42.5	43.6	44.8	45.9	47.1	48.2	49.4	50.5	51.7
1.34	27.8	29.0	30.1	31.2	32.3	33.4	34.5	35.6	36.8	37.9	39.0	40.1	41.2	42.3	43.4	44.6	45.7	46.8	47.9	49.0	50.1
1.36	27.0	28.1	29.2	30.3	31.4	32.4	33.5	34.6	35.7	36.8	37.8	38.9	40.0	41.1	42.2	43.3	44.3	45.4	46.5	47.6	48.7
1.38	26.3	27.3	28.4	29.4	30.5	31.5	32.6	33.6	34.7	35.7	36.8	37.8	38.9	39.9	41.0	42.0	43.1	44.1	45.2	46.2	47.3
1.4	25.5	26.5	27.6	28.6	29.6	30.6	31.6	32.7	33.7	34.7	35.7	36.7	37.8	38.8	39.8	40.8	41.8	42.9	43.9	44.9	45.9
1.42	24.8	25.8	26.8	27.8	28.8	29.8	30.7	31.7	32.7	33.7	34.7	35.7	36.7	37.7	38.7	39.7	40.7	41.7	42.7	43.6	44.6
1.44	24.1	25.1	26.0	27.0	28.0	28.9	29.9	30.9	31.8	32.8	33.8	34.7	35.7	36.7	37.6	38.6	39.5	40.5	41.5	42.4	43.4
1.46	23.5	24.4	25.3	26.3	27.2	28.1	29.1	30.0	31.0	31.9	32.8	33.8	34.7	35.7	36.6	37.5	38.5	39.4	40.3	41.3	42.2
1.48	22.8	23.7	24.7	25.6	26.5	27.4	28.3	29.2	30.1	31.0	32.0	32.9	33.8	34.7	35.6	36.5	37.4	38.3	39.3	40.2	41.1
1.5	22.2	23.1	24.0	24.9	25.8	26.7	27.6	28.4	29.3	30.2	31.1	32.0	32.9	33.8	34.7	35.6	36.4	37.3	38.2	39.1	40.0
1.52	21.6	22.5	23.4	24.2	25.1	26.0	26.8	27.7	28.6	29.4	30.3	31.2	32.0	32.9	33.8	34.6	35.5	36.4	37.2	38.1	39.0
1.54	21.1	21.9	22.8	23.6	24.5	25.3	26.1	27.0	27.8	28.7	29.5	30.4	31.2	32.0	32.9	33.7	34.6	35.4	36.3	37.1	37.9
1.56	20.5	21.4	22.2	23.0	23.8	24.7	25.5	26.3	27.1	27.9	28.8	29.6	30.4	31.2	32.1	32.9	33.7	34.5	35.3	36.2	37.0
1.58	20.0	20.8	21.6	22.4	23.2	24.0	24.8	25.6	26.4	27.2	28.0	28.8	29.6	30.4	31.2	32.0	32.8	33.6	34.4	35.3	36.1
1.6	19.5	20.3	21.1	21.9	22.7	23.4	24.2	25.0	25.8	26.6	27.3	28.1	28.9	29.7	30.5	31.3	32.0	32.8	33.6	34.4	35.2
1.62	19.1	19.8	20.6	21.3	22.1	22.9	23.6	24.4	25.1	25.9	26.7	27.4	28.2	29.0	29.7	30.5	31.2	32.0	32.8	33.5	34.3
1.64	18.6	19.3	20.1	20.8	21.6	22.3	23.1	23.8	24.5	25.3	26.0	26.8	27.5	28.3	29.0	29.7	30.5	31.2	32.0	32.7	33.5
1.66	18.1	18.9	19.6	20.3	21.0	21.8	22.5	23.2	24.0	24.7	25.4	26.1	26.9	27.6	28.3	29.0	29.8	30.5	31.2	31.9	32.7
1.68	17.7	18.4	19.1	19.8	20.5	21.3	22.0	22.7	23.4	24.1	24.8	25.5	26.2	26.9	27.6	28.3	29.1	29.8	30.5	31.2	31.9
1.7	17.3	18.0	18.7	19.4	20.1	20.8	21.5	22.1	22.8	23.5	24.2	24.9	25.6	26.3	27.0	27.7	28.4	29.1	29.8	30.4	31.1
1.72	16.9	17.6	18.3	18.9	19.6	20.3	21.0	21.6	22.3	23.0	23.7	24.3	25.0	25.7	26.4	27.0	27.7	28.4	29.1	29.7	30.4
1.74	16.5	17.2	17.8	18.5	19.2	19.8	20.5	21.1	21.8	22.5	23.1	23.8	24.4	25.1	25.8	26.4	27.1	27.7	28.4	29.1	29.7
1.76	16.1	16.8	17.4	18.1	18.7	19.4	20.0	20.7	21.3	22.0	22.6	23.2	23.9	24.5	25.2	25.8	26.5	27.1	27.8	28.4	29.1
1.78	15.8	16.4	17.0	17.7	18.3	18.9	19.6	20.2	20.8	21.5	22.1	22.7	23.4	24.0	24.6	25.2	25.9	26.5	27.1	27.8	28.4
1.8	15.4	16.0	16.7	17.3	17.9	18.5	19.1	19.8	20.4	21.0	21.6	22.2	22.8	23.5	24.1	24.7	25.3	25.9	26.5	27.2	27.8
1.82	15.1	15.7	16.3	16.9	17.5	18.1	18.7	19.3	19.9	20.5	21.1	21.7	22.3	22.9	23.5	24.2	24.8	25.4	26.0	26.6	27.2
1.84	14.8	15.4	15.9	16.5	17.1	17.7	18.3	18.9	19.5	20.1	20.7	21.3	21.9	22.4	23.0	23.6	24.2	24.8	25.4	26.0	26.6
1.86	14.5	15.0	15.6	16.2	16.8	17.3	17.9	18.5	19.1	19.7	20.2	20.8	21.4	22.0	22.5	23.1	23.7	24.3	24.9	25.4	26.0
1.88	14.1	14.7	15.3	15.8	16.4	17.0	17.5	18.1	18.7	19.2	19.8	20.4	20.9	21.5	22.1	22.6	23.2	23.8	24.3	24.9	25.5
1.9	13.9	14.4	15.0	15.5	16.1	16.6	17.2	17.7	18.3	18.8	19.4	19.9	20.5	21.1	21.6	22.2	22.7	23.3	23.8	24.4	24.9

体重过低　　体重正常　　超重　　肥胖

注：资料来源《中国成人超重和肥胖预防控制指南（2021）》。

参考文献

[1] 程义勇.《中国居民膳食营养素参考摄入量》的历史与发展[J]. 营养学报, 2021, 43 (2): 105-110.

[2] 程义勇.《中国居民膳食营养素参考摄入量》2013修订版简介[J]. 营养学报, 2014, 36 (4): 313-317.

[3] 邓泽元. 食品营养学[M]. 4版. 北京: 中国农业出版社, 2016.

[4] 丁利君, 成晓玲. 食品营养与健康[M]. 北京: 化学工业出版社, 2016.

[5] 弗朗西斯·显凯维奇·赛泽 (Frances Sienkiewicz Sizer), 埃莉诺·诺斯·惠特尼 (Eleanor Noss Whitney). 营养学(第13版)[M]. 北京: 清华大学出版社, 2017.

[6] 耿越. 食品营养学[M]. 北京: 科学出版社, 2013.

[7] 国家市场监督管理总局. 特殊医学用途配方食品注册管理办法[EB/OL]. (2016-03-07) [2022-12-19]. https://gkml.samr.gov.cn/nsjg/tssps/201903/t20190329_292465.html.

[8] 国家市场监督管理总局. 特殊医学用途配方食品生产许可审查细则[EB/OL]. (2019-02-18) [2022-12-19]. https://www.samr.gov.cn/tssps/sjdt/gzdt/201902/t20190218_290070.html.

[9] 郭顺堂. 现代营养学[M]. 北京: 中国轻工业出版社, 2020.

[10] 黄泽颖. 美国营养标签发展特征及其对我国食品营养标签制度的启示[J]. 食品安全质量检测学报, 2021, 12 (15): 6222-6227.

[11] 李铎. 食品营养学[M]. 北京: 化学工业出版社, 2011.

[12] 刘天助. 特医食品, 满足更多特殊人群需求[N]. 中国食品报, 2023-03-22 (003). DOI: 10.28137/n.cnki.ncspb.2023.000417.

[13] 孙远明, 柳春红. 食品营养学[M]. 3版. 北京: 中国农业大学出版社, 2019.

[14] 单毓娟. 食品营养学[M]. 北京: 科学出版社, 2023.

[15] 市场监管总局制定发布《特殊医学用途配方食品标识指南》[J]. 中国质量与标准导报, 2023 (1): 4.

[16] 王尔茂, 马丽萍. 食品营养与健康(第3版)[M]. 北京: 科学出版社, 2020.

[17] 王培力.《美国食品营养成分标签新规》及中美比较[J]. 中国食品药品监管, 2018 (1): 62-65.

[18] 王宇鸿, 丁原春. 食品营养与健康(第2版)[M]. 北京: 化学工业出版社, 2016.

[19] 杨月欣. 中国食物成分表[M]. 北京: 北京大学医学出版社, 2019.

[20] 杨月欣, 葛可佑. 中国营养科学全书(第2版)[M]. 北京: 人民卫生出版社, 2019.

[21]《预包装食品营养标签通则》(GB 28050—2011) 问答[J]. 中国卫生标准管理, 2012 (10): 2-6.

［22］张泽生. 食品营养学（第三版）［M］. 北京：中国轻工业出版社，2022.

［23］中国营养学会. 中国居民膳食营养素参考摄入量（2013版）［M］. 北京：中国科学出版社，2014.

［24］中国营养学会. 中国居民膳食营养素参考摄入量DRIs（2023版）［M］. 北京：人民卫生出版社，2023.